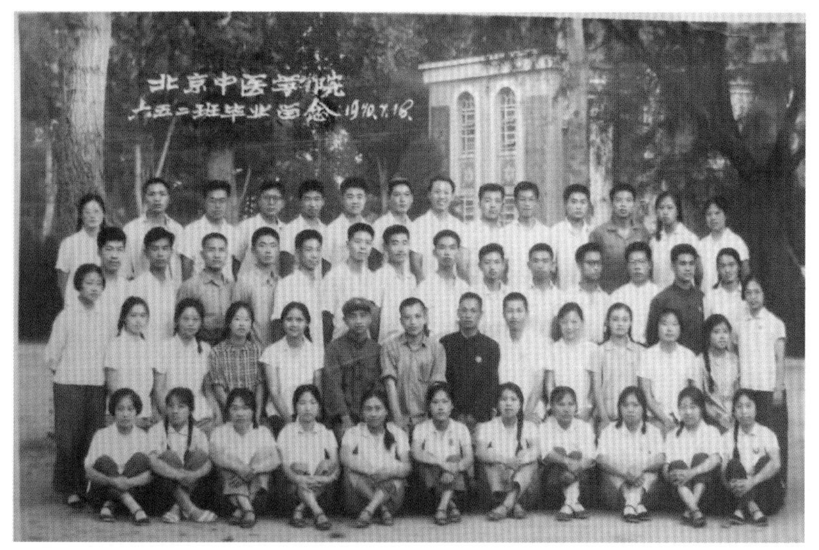

李曰庆教授大学毕业照合影（后排 左六）

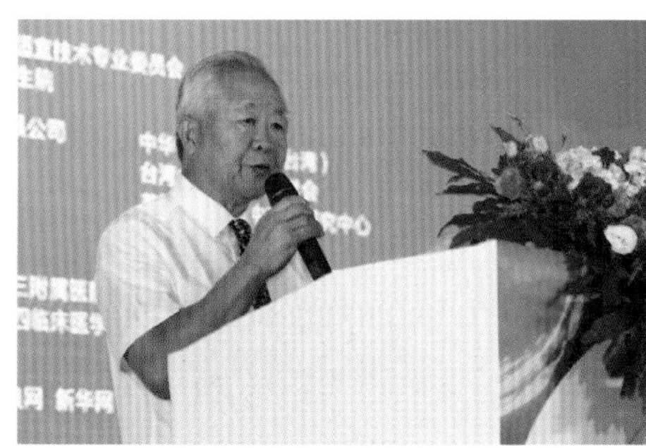

李曰庆教授在“仁医工程”
博鳌高峰论坛开幕式上讲话

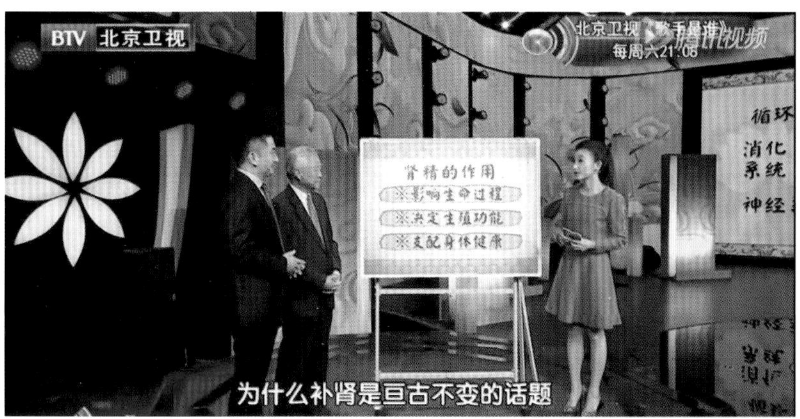

李曰庆教授（左二）和其学术继承人王彬（左一）医生做客北京卫视《养生堂》

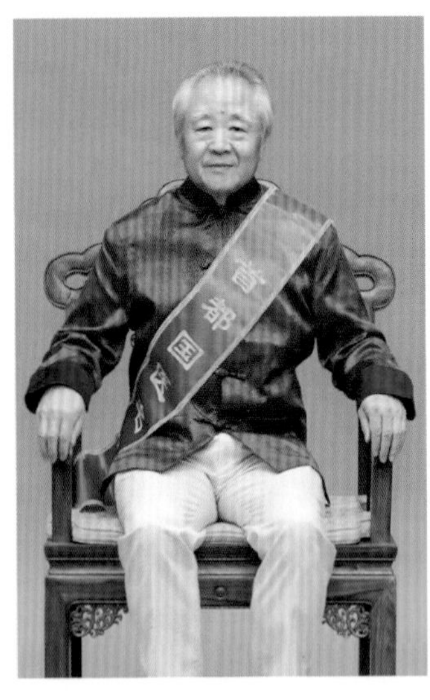

李曰庆教授被授予“首都国医名师”称号

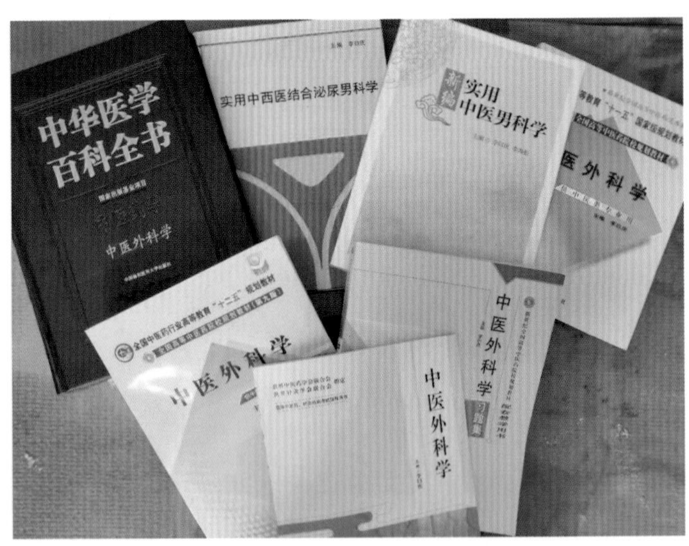

李曰庆教授主编的部分著作

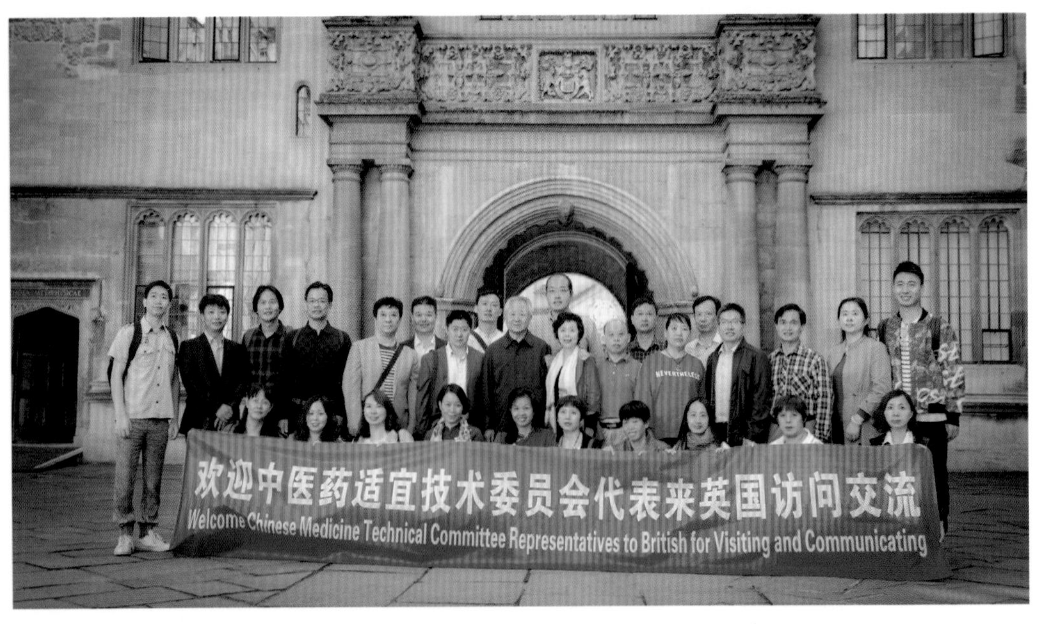

李曰庆教授（二排 左七）率队赴英国进行学术交流

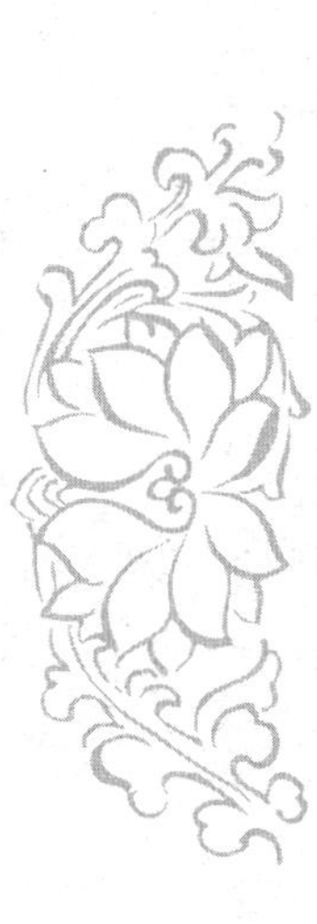

李曰庆临床学术经验集

李曰庆　李海松　主审

王　彬　韩　亮　主编

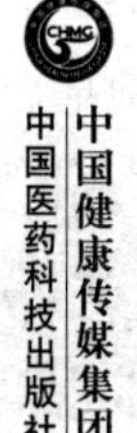

中国健康传媒集团
中国医药科技出版社

内容提要

李曰庆是我国著名中医外科大家，中医男科学开创者之一。本书内容精简实用，反映了他的学术思想和临证经验，是临床工作者的良师益友。本书分别介绍了其学术思想形成的过程、学术特色、组方用药、专病论治、医案医话、及对中医教育与学科建设的看法，并包含其弟子对学术经验的传承与创新。本书有助于系统掌握李曰庆中医方面的临证特色和诊治经验。

图书在版编目（CIP）数据

李曰庆临床学术经验集 / 王彬，韩亮主编 . — 北京：中国医药科技出版社，2020.9

ISBN 978-7-5214-1933-7

Ⅰ . ①李…　Ⅱ . ①王…　②韩…　Ⅲ . ①男性生殖器疾病–中医临床–经验–中国–现代　Ⅳ . ① R277.57

中国版本图书馆 CIP 数据核字（2020）第 134834 号

美术编辑　陈君杞
版式设计　也　在

出版　**中国健康传媒集团** | 中国医药科技出版社
地址　北京市海淀区文慧园北路甲 22 号
邮编　100082
电话　发行：010-62227427　邮购：010-62236938
网址　www.cmstp.com
规格　710 × 1000mm $^1/_{16}$
印张　24
字数　385 千字
版次　2020 年 9 月第 1 版
印次　2020 年 9 月第 1 次印刷
印刷　北京市密东印刷有限公司
经销　全国各地新华书店
书号　ISBN 978-7-5214-1933-7
定价　69.00 元

获取新书信息、投稿、为图书纠错，请扫码联系我们。

编委会

主　审　李曰庆　李海松

主　编　王　彬　韩　亮

编　委（按姓氏笔画排序）

丁彩飞　马建雄　王　彬　王本鹏　王继升

王景尚　厉将斌　代恒恒　孙　松　吕安强

刘春阳　刘清尧　赵　冰　杨　杰　杨　振

杨阿民　张志超　张新荣　陈望强　周春宇

宣志华　莫旭威　党　进　韩　亮　鲍丙豪

管斯琪

参与单位：

1. 李曰庆名医传承工作站（北京中医药大学东直门医院总站）

2. 李曰庆名医传承工作站（北京中医药大学房山医院分站）

3. 李曰庆国家级传承工作室（北京中医医院顺义医院分工作室）

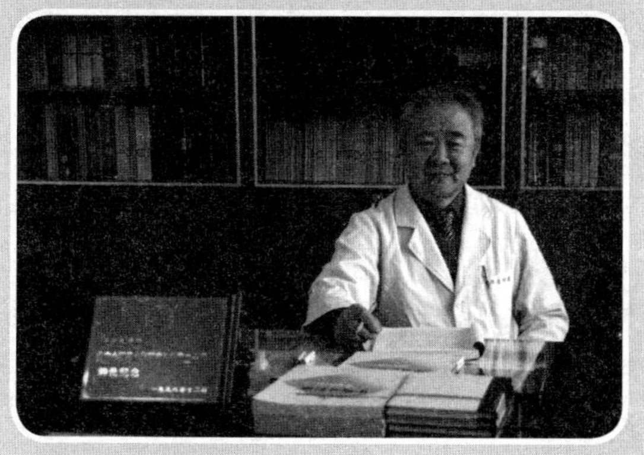

前言

李曰庆毕业于北京中医学院（北京中医药大学前身），是主任医师、二级教授、博士研究生导师，首都国医名师，我国著名中医外科大家，我国中医男科学开创者之一。他从医逾五十载，深耕临床，博采众长，学验宏富，形成了系统的学术思想及诊疗特色。他以传承岐黄之道、培育桃李为己任，注重教学、科研工作。他主编全国中医药行业高等教育“十一五”和“十二五”规划教材《中医外科学》，主持国家十一五科技支撑计划项目“中医外治特色疗法和外治技术示范研究”；先后培养硕士研究生、博士研究生、博士后30余名，培养学术继承人5名；出版学术著作10余部，发表论文百余篇。李曰庆教授为中医药事业的传承做出了杰出的贡献。

为了进一步地传承和发扬李曰庆教授的学术思想，弘扬其博古通今的治学理念，广泛宣传李氏男科的精髓及李氏门生的传承与创新成果，由李曰庆名医工作室组织人员编写了本书。全书共分为七部分：第一部分介绍了李曰庆教授学医、业医，逐步成长为名医的过程，回顾了其学术思想形成的过程，对同道和中医后学有一定的借鉴意义。第二部分：学术特色，李曰庆教授在临证中对古籍经典继承和创新，融会贯通中西医疗法，形成了“辨病与辨证相结合”“宏观与微观相结合”“整体与局部相结合”“标本兼治、男女同治、身心同调”等学术思想，并在实践中提出“补肾生精，微调阴阳，清补结合治疗男性不育症”“从瘀论治慢性前列腺炎”“从肝肾论治阳痿”“从肾虚血瘀论治良性前列腺增生症”等行之有效的治疗思路。第三部分：组方用药，总结收集了李曰庆教授临床上常用中药、自拟方及对这些中药、自拟方的认识。所列验方都是他几十年来临证经验的结晶，每个方都是经过无数病例验证增损凝聚而成，用之鲜有不验者，有些已经获得临床批准上市。第四部分：专病论治，李曰庆教授在运用中医、中西医结合的方法治疗男科及外科常见疾病、疑难疾病方面积累了丰富的经验。他在临证时精于辨证，处方往往不拘一格；同时结合西医学检查手段，明确诊断，防止误诊、漏诊和误治，将西医学的微观检查作为中医手眼的延伸，以提高疗效。第五部分：医论医话，本章收集整理李曰庆教授对男科及中医外科疾病理论的论述，反映其学术思想的原创性及对疾病发生、发展、诊断、治疗的认识。第六部分：传承创新，此部分主要是李曰庆教授学生、弟子及再传弟子对其学术经验的传承与创新，我们精选了最能反映其诊疗经验的学术论著，经撰次整理，辑而成帖。第七部分：中医教育与学科建设，李曰庆教授既是临床大家，又是教育大家，着力推动中医外科、中医男科的学科和学术发展，注重学科专业人才的培养，对自己的学术思想和临床经验从来毫不保留，悉授弟子和学生，与有志者一起为中医外科、中医男科事业的发展贡献毕生精力。

本书内容实用，较为真实地反映了李曰庆教授部分的学术思想和临证经验，是临床工作者的良师益友。通过阅读，读者可窥见其学术思想和临床经验，有助于系统掌握他的临证特色和诊治经验。限于篇幅与编写人员水平，未必尽得其真传，书中难免存在不妥或错误之处，恳请广大读者和同道们批评指正，提出宝贵意见。

本书的顺利出版得益于国家中医药管理局名医传承项目、北京市“薪火传承 3+3 工程”及北京市中医药传承“双百工程”项目的支持，项目的发起单位北京市中医管理局为整理、挖掘、继承京城名老中医的学术经验提供了良好平台，在此表示崇高敬意。同时也向参与这次编纂工作及为编纂工作提出宝贵意见的老师及同仁们表示感谢。

编者

2020 年 5 月

目录

第四章　专病论治　/　63

第五章　医论医话　/　160

第六章　传承创新　/　220

第七章　中医教育与学科建设 / 323

第一章　医家小传

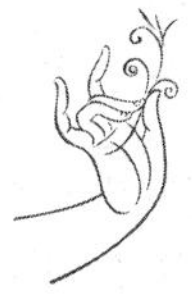

李曰庆（1946—　），男，山东省济南市章丘人。国家第五批、北京市第四批名老中医药专家，首都国医名师，北京中医药大学东直门医院首席教授，海南博鳌超级中医院首任院长。国家中医药管理局重点学科“中医男科学”、“中医外科学”学术带头人。曾任北京中医药大学临床医学院（东直门医院、东方医院）院长，中医药高等教育学会临床教育研究会创会理事长，北京中医药大学临床学位分会主席。享受国务院特殊津贴。从事中医外科、泌尿男科临床、科研和教学工作近 50 年，能熟练应用中西医两法诊治前列腺炎、前列腺增生症、男性不育症、阳痿、早泄、前列腺癌、泌尿系结石等疾病，以及外科疑难疾病。多次组织和主持全国学术会议，曾去美国、英国、法国、捷克、日本、韩国等国家和中国香港地区讲学，受到欢迎。推动和促进了中医外科学、男科学、中医性学学术的发展，受到学术界的尊重与好评。1994 年度被评为国家有突出贡献的中青年专家。作为首席科学家负责完成“十一五”国家科技支撑计划项目“中医外治特色疗法和外治技术示范研究”专项。曾获中华中医药学会科学技术二等奖 1 项，北京市高等院校优秀教学成果一等奖和二等奖各 1 项，国家教委优秀教学成果二等奖 1 项。主编全国中医药行业高等教育“十一五”和“十二五”规划教材《中医外科学》。并主编《中华医学百科全书·中医外科学》分卷、《男子不育》《实用中西医结合泌尿男科学》《中西医结合不育与不孕研究新进展》《前列腺疾病临床荟萃》《性功能障碍研究新进展》《女性性功能障碍诊疗学》《中医外科学题解》《中医外科治疗大成》《新编实用中医男科学》等书，发表论文百余篇。培养博士研究生、硕士研究生、指导博士后 30 余名。其中多位已经是二级教授、博士和硕士生导师，成长为学科带头人、行业学会主任委员或副主任委员、领军人才。

指导国家优秀中医人才10余名。作为国家第五批、北京市第四批名老中医药专家，以及国家中医药管理局李曰庆名医工作室、北京市中医药管理局3+3传承工作站指导老师、首都国医名师，培养学术继承人7名。中国中药协会中医药适宜技术专业委员会主任委员；中国中药协会男科药物研究专业委员会名誉主任委员；中国中药协会皮肤病药物研究专业委员会名誉主任委员；中华中医药学会外科分会名誉主任委员；中华中医药学会男科分会顾问；中国性学会中医性学专业委员会名誉主任委员；北京中医药学会男科专委会名誉主任委员；中国中药协会药物临床评价研究专业委员会副主任委员；全国中医药高等教育学会临床教育研究会创会理事长。曾任中国性学会副理事长；卫生部高级专业技术资格评审委员会副主任委员；卫生部突出贡献专家评审委员会委员；国家食品药品监督管理局药品审评专家；《北京中医药大学学报（临床版）》副主编；《中国临床医生》杂志编委会副主任委员等。

一、出身学院，师从名门

李曰庆学术延承与北京中医药大学东直门医院中医外科的学术发展一脉相承，密不可分。他一向刻苦钻研，品学兼优，1970年毕业于北京中医学院（北京中医药大学前身），并留在北京中医药大学东直门医院从事外科工作。在工作中尊敬师长、勤奋学习，先后师从中医名家方鸣谦先生、施汉章和王沛教授，同时向李乃卿、王尧华、杜玉堂等教授学习手术。之后去湘雅医科大学附一院泌尿外科进修学习1年，跟随张时纯、申鹏飞教授学习。回到东直门医院后牵头成立泌尿外科学组。李曰庆虚心求教，不知疲倦，系统学习和熟练掌握了外科的临床知识与手术技能。并于1985年开始担任东直门医院外一科主任，后兼任中医外科教研室主任。

方鸣谦老师乃著名中医大家方伯屏先生之子，家学渊源，根基深厚，李曰庆跟随其学习获益匪浅。方师幼年随父业医，传承家训，其父著有《医家秘奥》，实用价值颇高，有独特的自家体系。方伯屏先生初授业于淡镜人先生，而淡镜人先生属慎斋学派，同时传承陈贞乙先生的思想。陈贞乙先生又师从查万合先生，查老乃周慎斋先生得意弟子。因此，李曰庆在学术渊源上应源于周慎斋先生。

施汉章教授乃江苏启东人，生于1922年。成年后拜在当地名医陆景文先生门下，随师学习中医内科，弱冠后独自悬壶济世。1957 年又毕业于南京中医学院医科师资班，分配到北京中医学院温病教研室任教。1962 年来东直门医院外科从事医、教、研工作。施老遵古而不泥古，善于汲取古今，融会中西。尤其善于总结临床实践经验，在男科疾病的诊治思路方面提出了“从肝论治阳痿，以逍遥散加味主之”的独到见解，成为李曰庆提出“从肝肾论治阳痿”学术思想的坚实基础。李曰庆在跟随施老学习期间，深受施老之教诲，认真学习施老倡导的“发皇古义，融会新知”的传承创新精神。施老严谨的治学风格、准确的辨证功夫，对李曰庆影响很深。

王沛教授出身科班，17 岁始学习西医，弱冠后研习中医。王师乃中医名家方鸣谦先生之高足。王师自 1976 年始，历经 40 余年，潜心研究和实践中医治疗肿瘤的方法，形成了独树一帜的治疗思路，提倡以中为主、病证结合、内外结合的思想，强调重视补益脾肾，以后天养先天；善用搜风通络之虫类药、生药和有小毒的药物辨证治疗肿瘤；并长于疏肝解郁，调畅情志，在临床上取得了良好的疗效。李曰庆通过跟王师学习，对于肿瘤的诊疗，特别是膀胱癌、前列腺癌等泌尿系统肿瘤的诊治也颇有心得，疗效提高。

二、勤求古训，博采众方

李曰庆是张仲景所倡导的“勤求古训，博采众方”的忠实践行者。中医典籍可谓汗牛充栋，对于“男性不育症”的记载，最早见于《黄帝内经》，书中提出了以“肾为主导”的生育理论。《素问·上古天真论》曰：“丈夫八岁，肾气实，发长齿更；二八，肾气盛，天癸至，精气溢泻，阴阳合，故能有子……”《素问·六节藏象论》曰：“肾者主蛰，封藏之本，精之处也。”其后历代多数医家多推崇生殖以肾为主。正常人肾气充实，肾精充足，故能“有子”。中医认为：肾精的充盈有赖于后天之精的不断补充和濡养，脾胃为后天之本，所以治疗少弱精子症导致的不育症多用调补脾肾之法。由于不育症病因复杂，病程较长，病久多瘀，故治疗过程中可酌加活血养血药物，往往能取得满意疗效。这成为李曰庆“男性不育症多从调补脾肾、活血养血、清补结合、以补为主论治”学术思想的源泉。

在历代诸多涉及男性病论著中，李曰庆比较推崇明代张介宾的《景岳全书》和岳甫嘉所撰《妙一斋医学正印种子编》，认为《景岳全书》能传承创新，在继承前人经验基础上，提出“阳非有余，阴常不足”的观点，独树一帜，倡导温补学术思想，创制了右归丸、左归丸等经典名方，至今仍具很高的临床使用价值。《妙一斋医学正印种子编》一书提出需从“男女双方论治”不孕症，书中专列30余篇男性种子方，以治疗男性不育症，书后补充相关医案8则。尤其是“中和种子丸方”，对于治疗男性不育症有较好的疗效，号称“种子”第一方。使李曰庆提出的“补肾生精、微调阴阳治疗男性不育症”学术观点受到启发。李曰庆不但自己精研该书，还在培养学生的过程中将该书列为必读书目，并指导其弟子撰写相关的读书心得。

三、汇通中西，传承创新

李曰庆视野开阔，治学严谨，兼收并蓄。在临证中对古籍经典继承和创新，融会贯通中西医疗法，在诊治疾病过程中，提倡衷中参西，身心同治，气血同调，标本兼顾，燮理阴阳，重在提高疗效。并与科研单位和企业研发了治疗前列腺增生症的新药“灵泽片”和治疗慢性前列腺炎的新药“解毒活血栓”，取得较好的临床疗效。西医的优势在于检查手段先进，对疾病诊断明确，以免防止误诊、漏诊，贻误病情，引起不必要的医患纠纷。应用好西医学的检查手段是对中医微观辨证的延伸，充分体现了李曰庆辨证与辨病相结合的思想。临床实践中，李曰庆提倡中西医优势互补，共同提高，目的是提高疗效，更好地为患者服务。

四、建设学科，桃李芬芳

李曰庆不但在中西医结合诊疗男科疾病上精益求精，阐发机理，而且着力推动中医外科、中医男科的学科和学术发展，注重学科专业人才的培养，对自己的学术思想和临床经验从来毫不保留，悉授弟子和学生，与有志者一起为中医外科、中医男科事业的发展贡献毕生精力。李曰庆教授曾先后担任中华中医药学会外科分会、中国性学会中医性学专业委员会、北京中医药学会男科专业委员会、中国中药协会中医药适宜技术专业委员会、全国中医药高等教育学会临床教育研究会的主任委员。组织全国行业专家推动学科、学术发展，曾主编全国高等中医药院校十一五和十二五规划教材《中医外科学》。李曰庆在中医外科和中医男科学科建设和发展中贡献突出，被评为国家中医药管理局重点学科“中医外科学”和“中医男科学”的学术带头人。

李曰庆培养的博士研究生李海松、秦国政、裴晓华、张春和等现在都已成长为国家中医药管理局重点学科、重点专科学术带头人和学科带头人。其弟子李元文、白彦萍、史飞、段行武、李军、夏仲元、刘仍海、贾玉森、张书信、王传航、刘春英、黄小波、吕伯东、张丰川、丁彩飞、张志超、闫永吉等众多学生都已成长为国内著名的皮肤科、外科、男科专家和领军人物。而且其中一部分学生在全国各专业委员会中担任主任委员、副主任委员等职务，为中医外科学、男科学的继承与发展做出了卓越的贡献，他们分别是：

李海松，北京中医药学会男科专业委员会主任委员、中国中药协会男科药物研究专委会主任委员。

秦国政，中华中医药学会男科分会主任委员。

裴晓华，中华中医药学会外科分会主任委员、北京中医药学会外科专业委员会主任委员。

李元文，中国性学会中医性学专业委员会主任委员、中国中药协会皮肤病药物研究专委会主任委员。

刘仍海，全国中医药高等教育学会临床教育研究会肛肠专业委员会会长。

王传航，北京中西医结合学会生殖医学专业委员会主任委员。

张书信，北京中医药学会肛肠专业委员会主任委员。

王彬，北京中医药学会男科专业委员会青年学组主任委员。

五、弘扬国粹，心系基层

2015年，已经退休多年的李曰庆意识到，我们国家基层抗生素滥用问题突出，后患无穷。基层中医药发展尚存在很多问题，基层医生中医药服务能力和水平亟待提高。经过与相关协会、行业主管部门及有关专家深入沟通和协商，由其牵头，于2015年6月正式成立中国中药协会中医药适宜技术专业委员会，李曰庆被聘为主任委员。专委会宗旨就是对基层医生进行中医药适宜技术培训，提升其中医药服务能力，更好地为广大群众服务，以造福一方百姓。

多年来，李曰庆带领专委会同仁们，为基层医生做了一些实实在在的事情：

1. 与11所高等中医药院校建立合作关系，成立各省基层医生中医药适宜技术培训基地，利用高等中医院校的师资优势，不定期为基层医生举办各种形式的培训班。

2. 常态化地在中国中医科学院举办基层医生高级培训班，目前已举办儿科、妇科、疼痛科培训班共计19期；并与清华大学合作，开办基层医生中医药文化提高班，目前已成功举办了4期，很受欢迎。

3. 在基层诊所建立供基层医生学习的全国观摩交流基地6家，鼓励基层医生互相交流学习，传承创新，共同提高。

4. 在博鳌举办了四届“仁医工程”千人高峰论坛，邀请院士、国医名师作报告，为基层医生建立学术专业论坛。

5. 组织基层医生到英国牛津大学交流学习，并与英国中医师学会一起举办了4届中医药高峰论坛，传播中医文化和适宜技术。

6. 给基层医生编写了儿科、贴敷为主题的适宜技术教材，以临床实用为原则，供基层医生临证中学习和参考，让基层医生学了就会，会了能用，用了即可见效。

迄今为止，在李曰庆的带领下，专委会共培训了近7万人次的基层医生，受到他们的欢迎和好评。并获得行业主管部门及国家中医药管理局有关领导的赞扬。

基层医生中医药服务能力提升，是一项持久的系统工程。为减少基层医生滥用抗生素，李曰庆组织专委会专家，筛选了针灸、推拿、贴敷等绿色健康、安全有效、易于掌握的中医适宜技术，在基层大力推广。值得一提的是，在接受培训的对象中，很多基层医生都是西医背景。这为基层中医药人才队伍建设，打下了较为厚实的基础。

李曰庆已年逾古稀，但依然不辞辛劳，经常下基层去义诊，亲自指导基层医生诊治病人，言传身教，为基层中医药发展耗费了很多心血和精力。李曰庆常讲：国家发布实施《健康中国2030规划纲要》，要想实现这一宏伟战略目标，基层医疗保障是关键。如果国家医疗卫生网的网底——基层医疗卫生机构服务能力和服务水平不提高，广大人民群众的健康得不到应有保障，没有获得感和幸福感，健康中国的实现将是空中楼阁。

第二章　学术特色

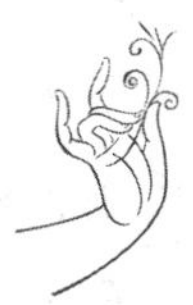

一、紧扣临床，抓准病机

（一）肝肾为根本，调补肝肾为常法

肝肾失调导致的男科疾病最常见，李曰庆教授将调补肝肾作为治疗男科疾病最常用的方法。肾藏精，主生殖，为人之先天之本，肾中精气的盛衰变化决定了人体生、老、病、已不同状态，同时对男性生殖及性功能的维持起决定作用。

男性不育主要与肾虚有关，肾阳虚则无形之精微不能转化成生殖之精，肾阴亏虚则生殖器官失于濡养，生殖之精在发育的过程中不能得到足够的营养；前列腺增生症往往是由患者年老肾虚、膀胱气化功能下降，再加瘀血、败精、痰湿等病理产物，瘀滞于下焦所致；湿热缠绵，伤阴耗气，伤及脾肾，肾气虚则湿热难化，虚实互结，造成慢性前列腺炎迁延不愈；男性更年期综合征是由肾精亏虚，肾气日渐衰退，天癸将竭，肝阴亏损，脾失健运，心肾不交，脑失所养，以致阴阳平衡失调，脏腑功能紊乱，从而出现性欲下降、阳痿、烦躁、易怒、乏力等相关症状表现。同时，肾气亏虚，气化不利，固摄无权，膀胱开阖失常，会出现小便不利或失禁，遗尿，尿频等病症；肾气不固，闭藏失司，常见早泄、遗精等病症。

肝藏血，主疏泄，内寄相火，肝的功能正常，则气机调畅，升降适宜，气血和调，经络通利。当今社会，生活节奏快，社会压力和工作压力大，情志之变多见，影响肝的疏泄功能。如若肝疏泄不及，气机不畅，膀胱气化不足，可见小便不利，点滴而出，如若肝疏泄太过，则膀胱气化过度，可见尿急、尿频；肝气郁结，肝血运行失畅，不能灌溉宗筋，则出现阳痿；肝气郁滞，气郁化火，相火妄动，扰动精室则见遗精、早泄；情志失调、肝郁不疏，或脏腑功能紊乱，肝气郁滞，精关疏泄失职，宗筋失养，或郁结于阴器，则会导致焦虑、眩晕、失眠、性欲低下等男性更年期各种症状发生。

肝肾同居下焦，生化相滋，关系密切。肝肾为母子关系，肝藏血，肾藏精，肝血有赖于肾精的滋养生化，肾精有赖于肝血的转化补充，故有“肝肾同源”之说。在生理功能上，肝肾也相互依赖，共同维持人体脏腑功能的正常发挥。在病理上，相互影响，母病及子，肾病及肝，又可子盗母气，子病及母，肝病及肾。因此李曰庆教授特别强调，男科疾病多肝肾同病，治疗中肝肾同治，滋水涵木。

（二）郁证为诱因，行气解郁当重视

李曰庆教授认为，“郁”在男科疾病的发生、发展、转归等过程中，有着至关重要的作用，是男性疾病常见的致病因素和维持因素。随着现代社会生活节奏的加快、社会竞争日益激烈，男性在社会、家庭中更多地承担着“顶梁柱”的作用，所面临的压力与日俱增，男性疾病的发病率有升高趋势。男科疾病大多发病因素复杂，如慢性前列腺炎、性功能障碍、男性不育症等，病情迁延日久，治疗难以速效，加之男性疾病多涉及个人隐私，患者常常难以启齿，要么羞于就诊，要么自行购买保健品治疗，花销不菲且收效甚微，久而久之会背负严重的心理负担，郁郁寡欢，引起恶性循环。

流行病学调查结果显示，当今社会条件下，情志之变已成为阳痿主要的发病学基础，阳痿患者中往往存在“因郁致痿”“因痿致郁”的恶性循环，使病机变得更加复杂。慢性前列腺炎患者由于躯体症状的长期存在与反复发作，常伴有焦虑、抑郁等精神障碍。慢性前列腺炎患者中有近一半的患者存在精神心理问题，且心理症状可以影响甚至加重其躯体症状，慢性前列腺炎躯体症状与心理症状往往是并存的，相互影响，相互作用，是其缠绵反复的根本原因。此外有研究显示，抑郁状态对前列腺增生症状也有一定的诱发作用。抑郁状态可以加重尿频、遗精等症状。此外，不育患者的负性情绪可使机体内分泌和免疫系统发生功能紊乱，造成精子质量下降。正如《丹溪心法》曰：“气血冲和，万病不生，一有抑郁，诸病生焉，故人身诸病多生于郁。”

李曰庆教授认为男科郁证形成的病理中心多以肝为主，亦可涉及肾、心、

脾，情志抑郁引起的病理产物，如气滞、血瘀、痰浊及湿热等引起上述四脏功能失调，可以是因郁致病，也可因郁致病，“郁”贯穿男科疾病始终。然而，解郁之法不唯疏肝，还有补肾解郁、健脾解郁、养心解郁，以及使用西药抗抑郁药物（盐酸舍曲林、帕罗西丁等）和心理治疗等方法。

（三）血瘀为核心，活血化瘀贯始终

李曰庆教授认为男科疾病的发生与血瘀密切相关。例如，前列腺为“精室”，属于奇恒之腑，奇恒之腑以通为顺，极易瘀阻。长期久坐或手淫过度，前列腺长期处于充血状态，导致气血运行不畅，血脉瘀阻；或因过食辛辣，感受邪毒，湿热蕴结于下焦，湿阻气机致脉络瘀阻；或因情志不畅，气机不调，气血瘀滞；因此，瘀浊阻滞是慢性前列腺炎的核心病机。肝郁、肾虚、湿热等因素都可以导致阴茎气血运行不畅，甚或瘀血阻滞于阴茎脉络，阴茎失去气血濡养则难以奋起，血瘀可以看作阳痿的终极病机。男性不育病因多端，病机复杂，多与肾脾有关，又与血瘀关系密切，瘀血阻于精室，精室化生生殖之精受到影响，可致少精、弱精、死精。前列腺增生症多由肾气衰，气化失司，气血运行不畅，瘀滞日久而成癥瘕，阻塞水道，影响膀胱气化功能，出现小便不利等症状。瘀阻窍道，精液不得施泄，是不射精的基本病机。

李曰庆教授在治疗男科疾病时，将活血化瘀放在重要位置上。根据疾病特点灵活应用益气活血法、补肾活血法、养阴活血法、化瘀解毒法、逐瘀涤痰法、活血凉血法、活血通闭法、活血理气法、活血渗利法。例如常采用补肾益气，活血化瘀治疗前列腺增生；清热利湿，活血化瘀治疗慢性前列腺炎；补肾疏肝，化瘀通络治疗阳痿；滋补肝肾，活血化瘀治疗男性不育；升阳补气，活血化瘀治疗精索静脉曲张；温阳通窍，补肾活血治疗不射精症等。

二、中西融合，精准辨证

（一）辨病与辨证结合

辨病与辨证，都是认识疾病的过程。辨证论治与辨病论治相结合，是现代中医辨治思想的主要特点，正确处理好二者之间的关系，是决定临床疗效的关键。中医学是以“辨证论治”为诊疗特点的，李曰庆教授指出辨

证不仅包括辨寒热虚实属性，也包括辨患者的体质、年龄等个体差异。例如阳痿，年轻人以肝郁为主，老年人以肾虚为主。每一种疾病的发生发展都有一定的规律性，这种规律性正是辨病的基础。例如湿热是阳痿的始动病机，肾虚肝郁是其主要病机特点，血瘀是阳痿的终极病机。辨证与辨病论治相结合，辨病既要辨中医的病，更要辨西医的病。男性不育病因复杂，以精液异常为例，往往面临无证可辨的问题，给临床治疗带来困惑。然而在临床上抓住“肾虚”男性不育的核心病机，应用补肾法治疗少精、弱精往往取到很好的疗效，如补肾名方五子衍宗丸是治疗男性不育的经典方。但由于中医学对疾病的发病及病理机制不够具体，容易导致失治勿治，例如发育或染色体异常导致的无精无精症不是单纯内科治疗能够解决的。所以首先要从病的角度明确诊断。

（二）整体与局部辨证结合

中医男科属于中医外科的分支，整体辨证与局部辨证结合是中医外科辨证的一个特点，诊治男科疾病时一定要注重整体辨证和局部辨证的结合。李曰庆教授指出整体辨证是辨证论治的基本点，局部辨证是辨证论治的延伸点，其更能体现专科辨证的优势。在诊疗男科疾病时，首先应着眼于整体，然后再着眼于局部，把局部病理变化与整体病理反应统一起来。男科病症状虽往往局限于少腹、会阴、生殖器等局部，但临证时切勿仅拘泥于局部，应当考虑脏腑经络之间的紧密联系。

在整体症状不典型或者局部症状明显时，局部辨证就变得尤为重要。局部辨证能有效弥补整体辨证不足，减少漏诊误诊。例如男性不育症的患者在初诊时一定要进行外生殖器的专科检查，发现或排除睾丸、附睾、输精管、精索静脉的异常。例如睾丸特别小，提示生精功能障碍，需要进一步检查，如果是染色体的问题（如克氏症），药物治疗的意义不大，如不加以判断，容易造成失治勿治。如慢性前列腺炎的诊疗中，直肠指诊是非常必要的：李曰庆教授将前列腺腺体饱满，按摩腺体有压痛，局部有结节等辨证为气滞血瘀型；腺体饱满，按摩时流出腺液大量，按后腺体松弛等辨证为湿热蕴结型；按摩前列腺手感松弛，腺液很少辨证为肾虚型等。通过前列腺的局部辨证与整体辨证相结合，从而提高临床治疗前列腺疾患的疗效。

李曰庆教授在治疗男科疾病时，常常在局部与整体辨证相结合的基础上，应用中医外治方法，取得理想的效果。例如，栓剂纳肛，中药坐浴，中药灌肠等治疗结前列腺、精囊疾病；穴位贴敷治疗阳痿、遗精；中药外洗治疗水疝、股癣、早泄等疾病。

（三）宏观与微观辨证相结合

宏观与微观辨证相结合就是将现代检测手段所得的数据作为辨证的依据纳入中医传统的宏观辨证的参考因素之中，将西医学中解剖、细胞、分子生物层面的病情资料作为辨证依据延伸，为临床治疗提供更精确的依据。李曰庆教授将二者有机地结合起来，广泛地应用在男科疾病的诊疗中，临床效果显著。男性不育中患者中，经常会出现单是精液常规的异常，而无“证”可辨的情况，李曰庆教授通过辨精液，将精液参数的微观指标纳入辨证体系，根据“阳化气、阴成形”“阳主动、阴主静”理论，认为精子数量与精液量多取决于肾阴的盈亏，少精症、精液量少者多为阴虚，治宜滋补肾阴；精子活动力多取决于肾阳的盛衰，弱精症者多为阳虚，治宜温补肾阳；精液的液化异常，微观辨证上则多辨证为湿热蕴结、痰凝血瘀，治宜清热利湿，活血化痰。还有一些男性不育患者辨证属肾精亏虚之证，然后给予补肾填精之剂效果不佳。进行精液常规检查发现精液不液化、白细胞增多，精子畸形率高，这种情况下则需要在全身整体辨证基础上考虑精液的微观辨证。在慢性前列腺炎的诊疗中，结合整体辨证结果，也常常参考前列腺液的微观辨证：如前列腺液呈乳白色黏稠，镜检白细胞增多者往往为湿热所致；若前列腺液较清稀，镜检发现白细胞正常，卵磷脂小体明显减少者多为脾肾不足。

三、关注全程，综合治疗

（一）治标与治本相结合

《素问·至真要大论》说：“治病必求于本。”治病求本是指寻找出疾病的根本原因，并针对根本原因进行治疗。后世医家又提出“急则治其标，缓则治其本”的观点。在一些特定疾病的特定阶段，标本兼治是全面考虑患者、家庭、社会因素而采取的一种更适宜的决策。

男科疾病因为常常涉及患者隐私，同时很多男科患者常对疾病的治疗效果和预后缺乏信心，患者往往心理压力大。又如阳痿、早泄这类疾病容易影响夫妻感情，出现家庭矛盾。这时如果单纯从治本出发，可能效果不理想。李曰庆教授在保证疗效的同时，根据具体患者具体病情和处境，酌情兼用西医有优势的治疗方法，以求速效。阳痿患者存在“因郁致痿、因痿致郁”的恶性循环，打破这种循环是阳痿治疗的重要环节。在治疗阳痿患者时，要在短时间内较明显地改善患者的勃起功能，改善晨勃和夜间勃起，以提高患者的性自信，改善男女双方对性生活的满意度，打破上述恶性循环，即急则治其标。在此基础上再通过药物调理等缓治，以达到治本的目的。

标本结合治疗的另外一层意思“不治已病治未病”。例如慢性前列腺炎是一种生活方式疾病，与长期久坐、憋尿、嗜食辛辣刺激食物、性生活不规律有很大关系。因此，慢性前列腺炎久病新愈后，一定要防其复发，除节欲、戒酒、慎味、节劳外，同时要补肾健脾，补先天，养后天。

（二）治病与治人相结合

西医学的发展逐步在与中医学的治疗理念靠拢，突出的变化就是从关注疾病到关注病人本身的一个转变，表现为越来越重视心理因素在发病机制的作用以及对躯体疾病的影响。男科患者常常伴有心理问题，李曰庆教授在临诊时不仅关注疾病本身，还关注患者心理、家庭、社会因素，注重病人整体状态的调理。指出构建良好医患关系，进行有效的医患沟通非常重要。男科疾病患者，由于传统观念影响，对男科疾病，特别是性功能障碍、性传播疾病往往羞于启齿。如果男科医生不能与患者建立良好的医患关系，不能给患者亲切、可以信任的感觉，患者往往不能充分叙述自己的病情，更不能发现导致疾病的某些隐私，因而不可能做出正确的诊断及进行针对性治疗。如有的男科患者就诊时神情紧张，介意旁人目光，说话吞吞吐吐。有的性功能障碍患者说自己肾虚腰痛或者描述一些其他症状。当医生问到性功能如何时，才不好意思的讲出勃起障碍。有些性病患者怕被人知道，故意隐瞒病史。

融洽的医患关系可造就良好的心理氛围和情绪反应，对于患者来说不仅可消除疾病所造成的心理应激，而且可以从良好情绪反应所致的躯体效应中获益，减轻患者的痛苦，缓和焦虑，激发患者的希望及信心，提高患者对医生的配合度。因此，在治疗“病”的同时更要关注“人”，做到治病与治人相结合，身心同治。

（三）男女同治

通俗来讲，“男女同治”有两个含义：一指男妇两科疾病虽然迥异，但治则治理相通，方药可以相参互用；二指男科疾病和妇科疾病，夫妻双方必须相互配合，共同治疗，才能达到治疗效果，即“男女同诊同治”。许多男性患者出于各种原因讳疾忌医，或者就诊时隐瞒病情误导医生，有些情况是女方的治疗意识较强，主动带男方来就诊，向医生交代男方的病情，这样就利于男方疾病的治疗。事实上，很多男科疾病都与两性相关，治疗时也常需要男女同调或得到女方的配合，也就是常说的“男女同治”。例如，在涉及生育问题时，男女任何一方有问题都会影响受孕，建议男女同查，男女同治；在治疗男性性功能障碍时，女方的宽容、鼓励、配合对治疗尤为重要，有些男性性功能问题可能与女性性冷淡、性交疼痛等有关，需要男女同治；在治疗性传播疾病时，男女同治成为治疗效果、防止复发的关键。

（四）内外同治

外治法是中医学宝库中的一个重要组成部分，包括外洗、熏蒸、穴位贴敷、直肠给药等，中医外治法与内治法同宗，都是基于中医的整体观念和辨证论治，李曰庆教授常常配合使用治疗男科疾病以提高疗效。配合内服常用五倍子、枯矾、蝉蜕外洗治疗睾丸鞘膜积；白鲜皮、黄柏、地榆、蝉蜕、苦参、地肤子等外洗治疗阴囊湿疹；丁桂散（丁香，肉桂）敷脐联合前列安栓、热水坐浴治疗慢性前列腺炎；清热利湿解毒中药浓煎灌肠，治疗慢性前列腺炎或精囊炎；温阳通络穴位贴敷治疗勃起功能障碍等。近年来男科疾病患病率正逐渐增长，而中医外治法以其简、便、验、廉等优势正在临床上逐步开展。

李曰庆教授临证中既忠于岐黄之论，又对中西汇通派的论点颇为赞同，形成了中西贯通学术思想。他认为中医理论博大精深，尤其是辨证论治和整体观念在指导男科疾病的诊疗时起到了重要作用，发掘与整理古代中医男科学理论具有重要意义。中医男科理论以临床实践为依据，其产生背景具有时代的特色。古人与今人生活环境不同、生活水平不同、个人体质也有所差异。新时期，男科疾病的发病有了新的特点，这就要求我们要在继承的基础上，不断创新，寻找与之相适应的诊疗方法，即现代中医男科。现代中医男科应该建立在古今理论和临床实践基础上，将西医学中解剖、生理、病理、诊断和中医学阴阳五行、脏腑经络、四诊八纲、整体观念、辨证论治融为一体。遵古师古而不泥古，勇于创新，以疗效为先，实践于临床，是推动男科事业向前发展的动力基础。

第三章　组方用药

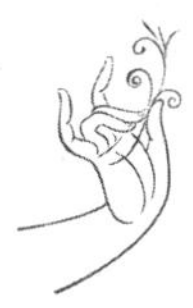

第一节　用药心得

一、祛风发表药

1. 柴胡

【性味归经】苦、辛，微寒。归肝、胆经。

【功　　效】解表退热，疏肝解郁，升举阳气。

【临床应用】用于肝失疏泄、气机郁阻所致的胸胁或少腹胀痛、情志抑郁等症状，阳痿、早泄、遗精、前列腺炎、前列腺增生症、迟发性性腺功能减退症、男性不育症等伴有情志不畅等疾病。常与香附、川芎、白芍同用。亦可用于中气不足、气虚之前列腺炎、精索静脉曲张等，常与升麻、人参等合用。

2. 白芷

【性味归经】辛，温。归肺、胃、大肠经。

【功　　效】解表散寒，祛风止痛，通鼻窍，燥湿止带，消肿排脓。

【临床应用】用于前列腺炎、附睾炎、睾丸炎、精索静脉曲张等所致腰膝酸痛、小腹、会阴坠胀疼痛等病症，常与细辛、川芎等配伍运用。

3. 徐长卿

【性味归经】辛，温。归肝、胃经。

【功　　效】祛风化湿，止痛止痒。

【临床应用】用于前列腺炎、附睾炎、睾丸炎、精索静脉曲张等所致小腹、会阴坠胀疼痛等病症以及阴囊潮湿、包皮龟头炎等。

4. 升麻

【性味归经】辛，甘、微寒。归肺、脾、胃、大肠经。

【功　　效】发表透疹，升阳举陷。

【临床应用】用于小腹、会阴坠胀不适及小便频数等病症，常与黄芪等配伍运用。

二、清热药

1. 知母

【性味归经】味苦、甘，性寒。归肺、胃、肾经。

【功　　效】清热泻火，滋阴润燥。

【临床应用】用于阴虚火旺所致之遗精、早泄、性欲亢进、阳强、血精、阴囊湿疹、子痈、精液不液化等病症。

2. 栀子

【性味归经】苦，寒。归心、肺、三焦经。

【功　　效】泻火除烦，清热利湿，凉血解毒。

【临床应用】本品善清利下焦湿热而通淋，清热凉血以止血，故可治血淋涩痛或热淋证及血精、精囊炎、附睾炎等。

3. 黄芩

【性味归经】苦，寒。归肺、胆、脾、胃、大肠、小肠经。

【功　　效】清热燥湿，泻火解毒。止血，安胎。

【临床应用】用于湿热壅盛所致之遗精、早泄、性欲亢进、阳强、血精、阴囊湿疹、子痈、急性前列腺炎、囊痈等病症。亦可用于上焦肺热所致癃闭。

4. 黄柏

【性味归经】味苦，性寒。归肾、膀胱、大肠经。

【功　　效】清热燥湿，泻火解毒，退热除蒸。

【临床应用】用于湿热壅盛所致之遗精、早泄、性欲亢进、阳强、血精、阴囊湿疹、子痈、急性前列腺炎、囊痈等病症。还可用于下焦湿热引起的阴囊湿痒、睾丸附睾炎、小便灼热、淋沥涩痛等症。

5. 蒲公英

【性味归经】苦、甘，寒。归肝、胃经。

【功　　效】清热解毒，消肿散结，利尿通淋。

【临床应用】用于湿热下注引起的热淋涩痛、前列腺炎、尿路感染、睾丸附睾炎等。

6. 土茯苓

【性味归经】味甘、淡，性平。归肝、胃经。

【功　　效】解毒，除湿。

【临床应用】治疗淋病、梅毒、尖锐湿疣等性传播疾病；还常用以治疗湿热下注所致之遗精、血精、前列腺炎、阴囊湿疹、龟头包皮炎、死精或畸形精子过多等病症。

7. 鱼腥草

【性味归经】辛，微寒。归肺、肾、膀胱经。

【功　　效】清热解毒，消痈排脓，利尿通淋。

【临床应用】既能清热解毒，又能消痈排脓，用以治疗子痈、急性前列腺炎；有清热除湿、利水通淋之效，善清膀胱湿热，以治小便淋沥涩痛、短黄。

8. 败酱草

【性味归经】味辛、苦，性微寒。归胃、大肠、肝经。

【功　　效】清热解毒，消痈排脓，祛风止痛。

【临床应用】热毒蕴结的前列腺炎、睾丸附睾炎、尿路感染等症。

9. 白花蛇舌草

【性味归经】味苦、甘，性寒。归胃、大肠、小肠经。

【功　　效】清热解毒，利湿。

【临床应用】湿热蕴结引起的尿路感染、前列腺炎、睾丸附睾炎，非淋菌性尿道炎等。

10. 半边莲

【性味归经】辛，平。归心、小肠、肺经。

【功　　效】清热解毒，利水消肿。

【临床应用】用于湿热蕴结引起的尿路感染、前列腺炎、睾丸附睾炎，非淋菌性尿道炎等引起的排尿困难、小便短赤。

11. 玄参

【性味归经】味甘、苦、咸，性寒。归肺、胃、肾经。

【功　　效】清热养阴，解毒散结。

【临床应用】用于肺肾阴虚所致之遗精、精液不液化、血精以及热毒壅滞所致之子痈、囊痈、前列腺炎等病症。

三、利湿药

1. 茯苓

【性味归经】味甘、淡，性平。归心、脾、肾经。

【功　　效】利水渗湿，健脾安神。

【临床应用】用于心肾不宁所致的阳痿、遗精、男性更年期综合征、房劳心悸以及水湿阻滞之阴肿、水疝、精液囊肿等病症。

2. 薏苡仁

【性味归经】甘、淡，凉。归脾、胃、肺经。

【功　　效】健脾渗湿，除痹止泻，清热排脓。

【临床应用】用于湿热下注引起的遗精、阳痿、子痈、血精、阴囊湿疹、水疝、颓疝、精液囊肿、附睾郁积等病症。

3. 猪苓

【性味归经】甘淡，平。归肾、膀胱经。

【功　　效】利水渗湿。

【临床应用】用于水湿停滞之小便不利，水肿，淋证。

4. 泽泻

【性味归经】味甘、淡，性寒。归肾、膀胱经。

【功　　效】泄热利湿。

【临床应用】用于湿热下注所致的阳痿、阳强、性欲亢进、遗精、射精疼痛、血精等病症。

5. 车前子

【性味归经】味甘，性微寒。归肺、肾、肝经。

【功　　效】利尿通淋，渗湿止泻，清肝明目。

【临床应用】用于痰湿壅滞所致之阳痿、水疝、遗精、不射精、前列腺炎、前列腺增生、尿潴留等病症。

6. 通草

【性味归经】甘淡，寒。归肺、胃经。

【功　　效】清热利湿

【临床应用】用于湿热下注之小便不利，淋沥涩痛等。

7. 萹蓄

【性味归经】味苦，性微寒。归膀胱经。

【功　　效】利水通淋。

【临床应用】用于湿热淋证，阴囊湿痒等。

8. 石韦

【性味归经】味苦，性微寒。归肺、膀胱经。

【功　　效】利水通淋，凉血止血。

【临床应用】用于湿热淋证，可治疗前列腺增生、前列腺炎引起的小便淋沥，尿路感染引起的小便涩痛、血尿等。

9. 灯心草

【性味归经】甘、淡，微寒。归心、肺、小肠经。

【功　　效】利尿通淋，清心除烦。

【临床应用】用于小便不利，淋沥涩痛。

10. 萆薢

【性味归经】味苦，性微寒。归肝、胃经。

【功　　效】利湿浊，祛风湿。

【临床应用】用于膏淋，白浊（慢性前列腺炎引起的尿道口滴白）等症。

11. 金钱草

【性味归经】甘、咸，微寒。归肝、胆、肾、膀胱经。

【功　　效】利湿退黄，利尿通淋，解毒消肿

【临床应用】用于石淋、热淋等症。

12. 虎杖

【性味归经】味苦，性寒。归肝、肺、胆经。

【功　　效】清热利湿，活血化瘀。

【临床应用】用于热毒蕴结的前列腺炎、尿路感染、睾丸附睾炎等。

四、温里药

1. 附子

【性味归经】辛、甘、热，有毒。归心、脾、肾经

【功　　效】回阳补火，散寒除湿。

【临床应用】用于阳痿、精子成活率低下、不射精、缩阳、色厥、阴冷、睾丸冷痛等属于阳虚寒证者。

2. 肉桂

【性味归经】辛、甘，热。归脾、肾、心、肝经。

【功　　效】补火助阳，散寒止痛，温经通脉。

【临床应用】用于脾肾阳虚的阳痿、早泄、滑精以及寒滞厥少二经之睾丸疼痛、阴冷、阴汗等。

3. 小茴香

【性味归经】味辛，性温。归肝、肾、脾、胃经。

【功　　效】祛寒止痛，理气和胃。

【临床应用】用于少腹、会阴、阴囊、睾丸冷痛等症。

4. 丁香

【性味归经】辛，温。归脾、胃、肺、肾经。

【功　　效】温中降逆，散寒止痛，温肾助阳。

【临床应用】有温肾助阳起痿之功，治疗男子勃起功能障碍。

五、理气药

1. 乌药

【性味归经】味辛，性温。归胃、肾、膀胱经。

【功　　效】行气，散寒，止痛。

【临床应用】用于少腹、会阴、阴囊冷痛及小便频数、尿道口滴白。亦可用于小便费劲、尿等待等前列腺导致的下尿路梗阻症状症。

2. 荔枝核

【性味归经】辛、微苦，温。归肝、胃经。

【功　　效】行气散结，散寒止痛。

【临床应用】用于疝气痛，睾丸肿痛。

3. 川楝子

【性味归经】苦，寒。有小毒。归肝、胃、小肠、膀胱经。

【功　　效】行气止痛，杀虫。

【临床应用】用于前列腺炎、附睾炎、睾丸炎、精索静脉曲张等伴有小腹、会阴、阴囊坠胀疼痛不适者，以及肝郁气滞之胸胁胀痛者。

4. 延胡索

【性味归经】辛、苦。温。归心、肝、脾经。

【功　　效】活血，行气，止痛。

【临床应用】用于气血瘀滞疼痛之前列腺炎、附睾炎、睾丸炎、精索静脉曲张、射精痛、尿道疼痛、腰痛、胸胁胀痛等各种男科疾病伴有疼痛者。

5. 白芥子

【性味归经】味辛，性温。归肺经。

【功　　效】温肺祛痰，利气散结。

【临床应用】用于不射精、阳痿、阴茎痰核、阴茎异常勃起、子痰、子痈、附睾郁积、男子乳疬、痛性结节、慢性前列腺炎、前列腺增生等属痰湿阻络之男科病症。常与白僵蚕、穿山甲配伍同用，以取痰瘀同治之功。

六、消食药

1. 生麦芽

【性味归经】甘，平。归脾、胃、肝经。

【功　　效】消食健胃，回乳消胀。

【临床应用】用于精液不液化、高泌乳素血症等病症。

七、止血药

1. 小蓟

【性味归经】味甘，性凉。归心、肺经。

【功　　效】凉血止血，消散痈肿，利尿。

【临床应用】用于尿血、血精等各种出血证。

2. 白茅根

【性味归经】甘，寒。归肺、胃、膀胱经。

【功　　效】凉血止血，清热利尿，清肺胃热。

【临床应用】用于尿血、湿热下注引起的小便不利等各种病证。

3. 三七

【性味归经】味甘、微苦。性温。归肝、胃经。

【功　　效】散瘀止血，消肿定痛。

【临床应用】用于尿血、血精等出血症及瘀血阻滞的疼痛等症。

4. 蒲黄

【性味归经】甘，平。归肝、心包经。

【功　　效】收涩止血，行血祛瘀，利尿。

【临床应用】炒炭收涩，善能止血，用于血淋、尿血等男科各种出血病证。生用性滑，长于行血，故治瘀血阻滞的疼痛等症。

八、活血药

1. 郁金

【性味归经】辛、苦，寒。归肝、胆、心经。

【功　　效】活血止痛，行气解郁，清心凉血，利胆退黄。

【临床应用】用于尿血、血淋、血精等血热瘀滞的出血病证，气滞血瘀引起的疼痛病证。

2. 乳香

【性味归经】辛、苦，温。归心、肝、脾经。

【功　　效】活血止痛，消肿生肌。

【临床应用】用于气滞血瘀所致的以疼痛为主的男科病症。

3. 没药

【性味归经】辛、苦，平。归心、肝、脾经。

【功　　效】活血止痛，消肿生肌。

【临床应用】用于气滞血瘀所致的以疼痛为主的男科病症。

4. 丹参

【性味归经】味苦，性微寒。归心、心包、肝经。

【功　　效】活血祛瘀，凉血消痈，除烦安神。

【临床应用】用于前列腺增生、慢性前列腺炎、阴茎痰核、阴茎异常勃起、血精、痛性结节、男子乳疬、阴茎阴囊睾丸外伤、阳痿等属瘀血阻滞之病症。

5. 益母草

【性味归经】辛、苦，微寒。归心、肝、膀胱经。

【功　　效】活血调经，利水消肿，清热解毒。

【临床应用】用于前列腺增生、慢性前列腺炎、阴茎痰核、阴茎异常勃起、血精、痛性结节、男子乳疬、阴茎阴囊睾丸外伤、阳痿等属瘀血阻滞之病症。

6. 牛膝

【性味归经】味苦、酸，性平。归肝、肾经。

【功　　效】活血化瘀，引血下行，补肝肾，强筋骨，利尿通淋。

【临床应用】用于阳痿、血精、不射精、阳强、阴茎痰核、慢性子痈、阴茎阴囊及睾丸外伤、精索静脉曲张、前列腺炎、前列腺增生、精液不液化、痛性结节、附睾郁积等。

7. 莪术

【性味归经】辛、苦，温。归肝、脾经。

【功　　效】行气破血，消积止痛。

【临床应用】用于阴茎痰核、慢性子痈、阴茎阴囊及睾丸外伤、精索静脉曲张、前列腺炎、前列腺增生、精液不液化、痛性结节、附睾郁积等。

8. 三棱

【性味归经】辛、苦，平。归肝、脾经。

【功　　效】破血行气，消积止痛。

【临床应用】用于阴茎痰核、慢性子痈、阴茎阴囊及睾丸外伤、精索静脉曲张、前列腺炎、前列腺增生、精液不液化、痛性结节、附睾郁积等。

9. 水蛭

【性味归经】咸、苦，平，有小毒。归肝经。

【功　　效】破血逐瘀。

【临床应用】用于血瘀络阻所致之阳痿、前列腺增生、慢性前列腺炎、阴茎痰核、精索静脉曲张以及睾丸、阴囊、阴茎等部位的外伤血肿、瘀阻等病症。

10. 穿山甲

【性味归经】咸，微寒。归肝、胃经。

【功　　效】活血通经，导滞通精，消肿排脓。

【临床应用】用于血瘀阻络、精道瘀阻所致之阳痿、不射精、阳强、阴茎痰核、慢性子痈、血疝、精索静脉曲张、前列腺增生、前列腺炎、痛性结节、男子乳疬、附睾郁积等。

11. 牡蛎

【性味归经】咸，微寒。归肝、肾经。

【功　　效】平肝潜阳，软坚散结，收敛固涩。

【临床应用】用于遗精、滑精、早泄、阴茎痰核、前列腺增生、慢性前列腺炎、痛性结节等病症。

12. 地龙

【性味归经】咸，寒。归肝、脾、膀胱经。

【功　　效】清热息风，通络利尿。

【临床应用】用于阳痿、不射精、阴茎痰核、阳强、子痈、前列腺炎、精液不液化等病症。

13. 蜈蚣

【性味归经】辛，温，有毒。归肝经。

【功　　效】息风止痉，解毒散结，通络止痛。

【临床应用】用于肝郁、血瘀所致的阳痿及不射精、阴茎痰核、慢性子痈、精索静脉曲张等病症。

14. 僵蚕

【性味归经】咸、辛，平。归肝、肺经。

【功　　效】息风止痉，祛风止痛，解毒散结。

【临床应用】用于痰浊阻滞宗筋脉道所致的阳痿、阴茎痰核、子痰、慢性子痈、不射精等症。

15. 凌霄花

【性味归经】辛，微寒。归肝、心包经。

【功　　效】破瘀通经，凉血祛风。

【临床应用】用于瘀血阻滞之前列腺炎、阳痿、前列腺增生症、附睾炎、精索静脉曲张等病症。

16. 赤芍

【性味归经】苦，微寒。归肝经。

【功　　效】清热凉血，散瘀止痛。

【临床应用】用于肝经热盛之子痈；肝郁气滞血瘀之前列腺炎、阳痿、前列腺增生症、附睾炎等病症。

17. 泽兰

【性味归经】苦、辛，微温。归肝、脾经。

【功　　效】活血化瘀，行水消肿。

【临床应用】用于气滞血瘀之前列腺炎、阳痿、前列腺增生症、精索静脉曲张、附睾炎等所致疼痛不适者。

18. 川芎

【性味归经】辛，温。归肝、胆、心包经。

【功　　效】活血行气，祛风止痛。

【临床应用】用于气滞血瘀疼痛之前列腺炎、附睾炎、睾丸炎、精索静脉曲张、射精痛、腰痛、胸胁胀痛等各种男科疾病伴有疼痛者。

19. 鬼箭羽

【性味归经】苦，辛，寒。

【功　　效】破血痛经，解毒消肿。

【临床应用】用于气滞血瘀疼痛之前列腺炎、附睾炎、睾丸炎、精索静脉曲张、射精痛、腰痛、胸胁胀痛及糖尿病导致的阳痿等男科疾病。

九、安神药

1. 磁石

【性味归经】辛、咸，寒。归肝、心、肾经。

【功　　效】潜阳安神，聪耳明目，纳气平喘。

【临床应用】用于肾虚精亏、心胆气怯所致之性欲低下、阳痿、遗精、早泄等病症。

2. 龙骨

【性味归经】甘、涩，微寒。归心、肝经。

【功　　效】平肝潜阳，镇静安神，收敛固涩。

【临床应用】用于遗精、早泄、虚汗、尿血等病症。

3. 琥珀

【性味归经】甘，平。归心、肝、膀胱经。

【功　　效】定惊安神，活血散瘀，利尿通淋。

【临床应用】用于血淋、石淋、热淋、小便出血、癃闭不通等证。

4. 石菖蒲

【性味归经】味辛，性温。归心、胃经。

【功　　效】芳香化湿，开窍醒神。

【临床应用】用于心肾不宁所致之阳痿、早泄、遗精以及精窍瘀阻所致之不射精、射精不爽等病症。

十、补虚药

补气药

1. 黄芪

【性味归经】甘，温。归肺、脾经。

【功　　效】补气生精，利尿托毒。

【应　　用】用于肺脾气虚之尿频、小便不利、遗精、不射精、阳痿、房劳伤、精子成活率降低、精子活动力低下以及子痈、囊痈、子痰等破溃久不收口等病症。常与党参、当归等配伍运用。

2. 山药

【性味归经】甘，平。归脾、肺、肾经。

【功　　效】益气养阴，补脾肺肾，固精止带。

【应　　用】用于肺肾阴虚所致的阳痿、早泄、遗精、不育及慢性前列腺炎、精囊炎等。

3. 刺五加

【性味归经】甘、微苦，温。归脾、肺、心、肾经。

【功　　效】益气健脾，补肾安神。

【临床应用】用于脾肾不足所致的阳痿。

4. 红景天

【性味归经】甘、苦，性平。归肺、心经。

【功　　效】益气活血。

【临床应用】用于气血不足之少弱精症，阳痿、精索静脉曲张等。

补阳药

1. 九香虫

【性味归经】咸，温。归脾、肝、肾经。

【功　　效】行气止痛，温肾助阳。

【临床应用】用于肾阳亏虚、寒滞肝脉而致的阳痿、阴冷、子痈、缩阳、阴茎痰核等病症。

2. 鹿茸

【性味归经】甘、咸，温。归肝、肾经。

【功　　效】补肾阳，益精血，强筋健骨。

【临床应用】用于肾阳不足，精血亏虚所致的阳痿、遗精、滑泄、腰膝酸软、筋骨乏力、头晕耳鸣及精神不振等症。

3. 淫羊藿

【性味归经】辛、甘，温。归肝、肾经。

【功　　效】温补肾阳，益气强精。

【临床应用】用于肾阳不足、精气亏虚之性欲低下、阳痿以及因少精、精子成活率低、精子活力低下等所致的不育症。

4. 巴戟天

【性味归经】甘、辛，微温。归肾、肝经。

【功　　效】补肾阳，强筋骨，祛风湿。

【临床应用】用于阳痿、遗精、不育等属肾阳亏虚兼夹寒湿所致者。

5. 仙茅

【性味归经】辛、热；有毒。归肾、肝脾经。

【功　　效】补肾阳，强筋骨，祛寒湿。

【临床应用】用于肾阳不足，命门火衰的阳痿，精冷，遗尿、尿频。

6. 续断

【性味归经】苦、甘、辛、微温。归肝、肾经。

【功　　效】补肝肾，强筋骨。

【临床应用】用于伴有腰膝酸软的阳痿、遗精、慢性前列腺炎等。

7. 杜仲

【性味归经】甘，温。归肝、肾经。

【功　　效】补肝肾，强筋骨。

【临床应用】用于肝肾虚寒之阳痿、遗精、阴冷、阴汗、睾丸冷痛等。

8. 肉苁蓉

【性味归经】甘、咸，温。归肾、大肠经。

【功　　效】补肾阳，益精血。

【临床应用】用于肾精亏虚、肾阳不足而致的阳痿、遗精、早泄、不育、阴冷、更年期综合征等。

9. 锁阳

【性味归经】苦，温。归脾、肾、大肠经。

【功　　效】补肾阳，益精血。

【临床应用】用于阳痿、遗精、早泄、不育等属肾阳不足、精气亏虚所致者。

10. 补骨脂

【性味归经】辛、苦，温。归肾、脾经。

【功　　效】温肾助阳，纳气，止泻。

【临床应用】用于阳痿、遗精，遗尿、尿频，腰膝冷痛，肾虚作喘。

11. 益智仁

【性味归经】辛，温。归肾、脾经。

【功　　效】暖肾固精缩尿。

【临床应用】用于治疗肾气虚寒之遗精、早泄、遗尿、尿有余沥、夜尿增多等症。

12. 菟丝子

【性味归经】辛、甘，平。归肾、肝、脾经。

【功　　效】补肾益精，养肝明目，止泻安胎。

【临床应用】用于治疗肾气虚寒之阳痿、白浊、遗精、早泄、遗尿、尿有余沥、夜尿增多等症。

13. 沙苑子

【性味归经】甘，温。归肝、肾经。

【功　　效】温补肝肾，固精，缩尿。

【临床应用】用于肾虚腰痛，遗精早泄，白浊带下，小便余沥，眩晕目昏，男性不育。

14. 蛤蚧

【性味归经】咸，平。归肺、肾经。

【功　　效】补肺气，助肾阳；益精血，定喘嗽。

【临床应用】用于肾阳不足，精血亏虚之性欲低下、阳痿、遗精、早泄、精少不育等病症。

15. 韭菜子

【性味归经】辛、甘，温。归肾、肝经。

【功　　效】温补肝肾，壮阳固精。

【临床应用】可固精止遗，缩尿，以治肾虚滑脱诸证；用治肾阳虚衰，下元虚冷之阳痿不举，遗精遗尿；治肝肾不足，筋骨痿软，步履艰难，屈伸不利。

16. 阳起石

【性味归经】咸，微温。归肾经。

【功　　效】温肾壮阳。

【临床应用】用于肾阳衰微、下元虚寒所致男子阳痿滑泄。

17. 蛇床子

【性味归经】辛、苦，温。有小毒。归肾经。

【功　　效】杀虫止痒，燥湿，温肾壮阳。

【临床应用】用于肾阳亏虚之阳痿、早泄、不射精、房劳伤、男性不育症、前列腺增生症、腰膝酸痛、尿频等病症。

补血药

1. 熟地黄

【性味归经】甘，微温。归肝、肾经。

【功　　效】补血养肝，滋肾育阴。

【临床应用】用于肾阴不足的遗精，肝肾精血亏虚的男性不育、阳痿，腰膝酸软、眩晕耳鸣、须发早白、心悸失眠等症。

2. 当归

【性味归经】甘、辛，温。归肝、心、脾经。

【功　　效】补血调经，活血止痛，润肠通便。

【临床应用】用于血虚导致精血不足之男性不育症，血瘀之前列腺炎、阳痿、前列腺增生症、精索静脉曲张、附睾炎等所致疼痛不适者。

3. 何首乌

【性味归经】甘、涩，微温；归肝、肾经。

【功　　效】补益精血，固肾乌须。

【临床应用】用于精血亏虚之遗精、滑精、不育、阳痿等症。

补阴药

1. 枸杞子

【性味归经】甘，平。归肝、肾经。

【功　　效】补肝肾，明目。

【临床应用】用于肝肾阴亏、精气不足所致之阳痿、遗精、少精、精子成活率降低、精子活力低下、更年期综合征等病症。

2. 墨旱莲

【性味归经】甘、酸，寒。归肝、肾经。

【功　　效】滋补肝肾，凉血止血。

【临床应用】用于肝肾阴虚的血精、血尿、遗精、腰酸、耳鸣等症。

3. 女贞子

【性味归经】甘、苦，凉。归肝、肾经。

【功　　效】滋补肝肾。

【临床应用】用于肝肾阴虚的血精、血尿、遗精、腰酸、耳鸣等症。

4. 龟甲

【性味归经】甘，寒。归肾、肝、心经。

【功　　效】滋阴，潜阳，益肾健骨，养血补心。

【临床应用】用于肝肾阴虚火旺的遗精、盗汗、早泄、健忘、腰酸、耳鸣等症。

5. 龟甲胶

【性味归经】咸、甘，凉。归肝、肾、心经。

【功　　效】滋阴，养血，止血。

【临床应用】精血亏虚之弱精子症、少精子症、死精子症、无精子症等男性不育症。

6. 鹿角胶

【性味归经】味甘咸。性温。归肝、肾经。

【功　　效】补肝肾，益精血。

【临床应用】用于肾阳不足、精血亏虚之阳痿、早泄、遗精、迟发性性腺功能减退症、精子活动力低下、精子少之男性不育症等病症。

十一、收涩药

1. 山茱萸

【性味归经】酸、涩，微温。归肝、肾经。

【功　　效】补益肝肾，收敛固涩。

【临床应用】用于肝肾亏虚所致的阳痿、遗精、早泄、阴汗不止、男性更年期综合征等。

2. 覆盆子

【性味归经】甘、酸、微温。归肝、肾经。

【功　　效】益肾，固精，缩尿。

【临床应用】用于肾虚阳痿及肾虚不固之遗精、滑精、遗尿、尿频等症。

3. 桑螵蛸

【性味归经】甘、咸，平。归肝、肾经。

【功　　效】补肾助阳，固精缩尿。

【临床应用】用于肾虚之遗溺、尿频、滑精、阳痿、早泄等症。

4. 金樱子

【性味归经】酸、涩、平。归肾、膀胱、大肠经。

【功　　效】固精缩尿。

【临床应用】用于肾虚滑精、遗精、遗尿、尿频等。

5. 海螵蛸

【性味归经】咸、涩，微温。归肝、肾经。

【功　　效】固精止带，收敛止血，制酸止痛，收湿敛疮。

【临床应用】用于肾虚之遗溺、尿频、滑精、阳痿、早泄等症。

6. 芡实

【性味归经】甘、平、涩。归脾、肾经。

【功　　效】益肾固精，健脾止泻，除湿止带。

【临床应用】用于肾虚遗精、滑精、早泄、小便不禁等症。

7. 鸡内金

【性味归经】甘，平。归脾、胃、小肠、膀胱经。

【功　　效】消食健胃，涩精止遗。

【临床应用】用于肾精不固之遗精、早泄、遗尿等病症；亦可用于脾虚湿盛之精液不液化。

8. 五味子

【性味归经】酸，甘，温。归肺、心、肾经。

【功　　效】敛肺滋肾，生津敛汗，涩精止泻，宁心安神。

【临床应用】用于阳痿、遗精、滑精、不育、男性更年期综合征等。

9. 露蜂房

【性味归经】甘，平。归胃经。

【功　　效】攻毒杀虫，祛风止痛。

【临床应用】用于肾虚之阳痿、早泄、遗精、遗尿、精子活动力低下、精子畸形率高之男性不育症等。

第二节　自拟方

一、男性不育症

（一）生精1号方

［组成］生地、熟地、山萸肉、肉苁蓉、菟丝子、枸杞子、五味子、覆盆子、鹿角胶、鱼鳔胶、生黄芪、丹参、淫羊藿、炒杜仲、萆薢、虎杖。

［功效］滋补肾阴，益精填髓。

［主治］男性不育症，肾精不足、阴阳两虚证。

［方解］方中熟地性温，能温补精血，乃补血之要药；生地性凉，善滋阴凉血活血，二地同用补血而不滋腻，性质不温不寒；山萸肉补肝肾，涩精气，温肾益精；三药联用，性稍偏温能鼓舞肾气，取阴中求阳之意，达到益肾温阳而又无伤阴动火之患。菟丝子既能温补肾阳，补益肾阴，且可补脾以资化源；枸杞子滋补肝肾而益精；二者为质地滋腻性味纯厚的药物以补精血，正如《内经》所说“精不足者，补之以味”。覆盆子补肾助阳，固肾涩精；五味子既能益肾填精，又可固涩肾精，为补敛并具之佳品；黄芪、丹参益气活血。肉苁蓉、淫羊藿、炒杜仲之品性温，能补肾助阳，益精填髓，以增加精子前

行的动力。鱼鳔、鹿二胶皆为血肉有情之品，峻补精髓，鱼鳔胶偏于补阴，鹿角胶偏于补阳，在补阴之中配伍补阳药，取“阳中求阴”之义。虎杖、萆薢清热利湿，防止温药过热。诸药合用，共奏滋补肾阴、益精填髓之效。

（二）生精2号方

［组成］熟地、山药、山萸肉、枸杞子、菟丝子、覆盆子、五味子、车前子、生黄芪、当归、人参、茯苓、黄精、仙茅、淫羊藿。

［功效］益肾填精、补气养血。

［主治］男性不育症，肾精不足、气血亏虚证（弱精子症为主）。

［方解］李曰庆教授认为弱精子症基本病机为脾肾亏虚。临床辨治应以补肾健脾法作为基本治则，在辨证论治的基础上，兼以清利湿热、疏肝、活血、益气、补血等。

方中熟地黄益精填髓、补血滋阴，其补阴平和而不伤阳，壮水之主以为君；山萸肉色赤入血分，味酸入肝，能补肾精养肝血，兼可固肾涩精，以增熟地补肝肾、助封藏之功；山药甘平，补益脾阴，亦能固肾益精，以后天之精濡养先天之精；三药配合，肝脾肾三脏并补；菟丝子既能温补肾阳，补益肾阴，且可补脾以资化源；枸杞子滋补肝肾而益精；覆盆子补肾助阳，固肾涩精；五味子既能益肾填精，又可固涩肾精，为补敛并具之佳品；车前子利湿泄浊，防诸药滋腻恋邪，为佐药。黄芪大补肺脾之气，以资化源，使气旺血生，又能另滋阴厚重之品补而不滞；当归养血合营，调肝活血，能使浮阳秘敛，阳生阴长；人参甘温益气，健脾养胃；茯苓淡渗健脾，能泄；黄精性味甘平，补脾气，养胃阴，润心肺；淫羊藿、仙茅性温，能补肾助阳，益精填髓，以增加精子前行的动力。诸药合用，共奏益肾填精、补气养血之功。

［现代研究］枸杞多糖可以促进精原干细胞的体外增殖，并对多种因素诱导的损伤后的生精细胞有显著的修复作用；菟丝子对于调节生殖内分泌有确切作用，其主要成分菟丝子黄酮可以保护雄性动物的生殖器官、促进睾丸发育、防止生精细胞的氧化损伤与凋亡；适量的菟丝子水提物能显著提高精子悬液过氧化物酶活力，降低MDA含量，抑制精子膜脂质过氧化反应，对精子膜结构和功能具有明显的保护作用。人参、黄芪等益气健脾中药能影响“不

育症”模型小鼠DNA的合成，促进蛋白质的生成，对体外精子的各种运动参数有明显促进作用；对活性氧所致的精子损伤有拮抗作用，促使腺体保持年轻水平。

（三）生精3号

［组成］熟地、生地、山萸肉、五味子、菟丝子、枸杞子、覆盆子、车前子、鹿角胶、龟板胶、牛膝、丹参、当归、麦冬、沙参。

［功效］滋补肾阴，益精填髓。

［主治］男性不育症，肾精不足证（少精子症为主）。

［方解］李曰庆教授认为少精子症的基本病机为肾精（阴）亏虚。临床辨治以养阴填精作为基本治则，进而辨证论治，兼以清利湿热、疏肝解郁、益气养血等。

方中熟地性温，能温补精血，乃补血之要药；生地性凉，善滋阴凉血活血，二地同用补血而不滋腻，性质不温不寒；山萸肉补肝肾，涩精气，温肾益精；三药联用，性稍偏温能鼓舞肾气，取阴中求阳之意，达到益肾温阳而又无伤阴动火之患。菟丝子既能温补肾阳，补益肾阴，且可补脾以资化源；枸杞子滋补肝肾而益精；二者为质地滋腻性味纯厚的药物以补精血，正如《内经》所说“精不足者，补之以味”。覆盆子补肾助阳，固肾涩精；五味子既能益肾填精，又可固涩肾精，为补敛并具之佳品；车前子滑利精道，有助于精子排泄，使补而不滞，精道开阖有度。龟、鹿二胶皆为血肉有情之品，峻补精髓，龟板胶偏于补阴，鹿角胶偏于补阳，在补阴之中配伍补阳药，取“阳中求阴”之义。牛膝补肝肾强腰膝，引药下行。当归、丹参养血活血。天冬、麦冬养阴滋肾，助精子生成。阴诸药合用，共奏滋补肾阴、益精填髓之效。

（四）精液不液化方

［组成］白术、鸡内金、生麦芽、太子参、黄芪、浙贝母、夏枯草、生牡蛎、海藻、昆布、丹参、水蛭、王不留行、皂角刺、当归。

［功效］益气健脾，化痰活血。

［主治］精液不液化，脾失健运，痰瘀互结证。

［方解］李曰庆教授认为精液不液化症以“脾失健运，痰瘀互结”为基本

病机，且多夹肾虚、湿热等兼证，病机特点为虚实错杂，临床上常运用“益气健脾，化痰活血”的基本思路治疗本病，每获良效。

方中白术健脾益气，燥湿和中，能除痰饮眩悸；鸡内金健胃消食，涩精止遗，善化瘀积，与白术合用，为消化瘀积之要药，更为健补脾胃之妙品；生麦芽健脾和胃，运化痰湿，疏肝行气；太子参健脾益气，补中兼清，用治脾虚不化，痰湿内蕴之精液不液化症最为适宜，重在微调阴阳，可使补而不过热，以防痰热互结；黄芪补气升阳，利水消肿，以治中焦失运所致“土不制水”；浙贝母宣肺清热，化痰止咳，开郁散结；夏枯草清肝散结，消瘰除痰；生牡蛎软坚散结，重镇安神，补阴潜阳，与浙贝母、夏枯草配伍消火散结；海藻、昆布消痰利水，软坚散结，善化顽痰；丹参、水蛭、王不留行合用，借丹参善化瘀滞，水蛭善行通络，引诸药深入，以消精室瘀血，其效明显，又以王不留行长于除下焦瘀阻，通利精溺二道，使精室血行通畅，败精瘀血得除，精液得化；皂角刺、当归辛散温通，养血活血，消散精室之瘀结，畅通精窍，以疗精液不液化。诸药合用，共奏益气健脾、化痰活血之功。

（五）化精丸

［组成］熟地、知母、五味子、麦冬、茯苓、山药、玄参、泽泻、山萸肉、黄柏、丹皮。

［功效］滋阴健脾，兼清虚热。

［主治］不育症、精液不液化；阴虚火旺，兼有湿热型。

［方解］本方是李曰庆教授结合自己多年临床经验自拟的方剂，专治精液不液化引起的不育症。李曰庆教授认为精液不液化的患者多为阴虚火旺并兼有湿热，在治疗方面要滋阴降火，同时兼顾滋补肾阴、健脾除湿。故本方以六味地黄丸基础方进行加减，加入了五味子、知母、麦冬、玄参加大了全方滋阴降火的功效；加入黄柏清湿热。

（六）左归丸方

［组成］熟地、菟丝子、川牛膝、龟板胶、鹿角胶、山药、山萸肉、枸杞子。

［功效］滋阴补肾，填精益髓。

［主治］男性不育、精液不液化，肾精亏虚型。

［方解］左归丸是补肾阴的代表方剂，具有滋阴补肾、填精益髓的功效。方中重用熟地黄滋阴补肾、填精益髓；以龟板胶、鹿角胶等血肉有情之品，峻补精髓，其中龟板胶甘、咸、寒，善于补肝肾之阴，又有潜阳的作用；鹿角胶甘、咸、微温，益精补血之中又能温补肾阳，与方中其他滋补肾阴的药物相配，有阴中求阳之意。山药健脾滋肾；山茱萸养肝滋阴；枸杞子补益肝肾、益精；菟丝子平补阴阳；川牛膝补益肝肾、强壮筋骨。李曰庆教授认为本方并非是通过单一因素改善肾虚的状况，而是对精子的发生、发育、成熟等阶段都有积极的影响。

（七）活血生精方

［组成］熟地、菟丝子、丹参、川牛膝、黄芪、水蛭、枸杞子、红景天、黄精。

［功效］补肾活血。

［主治］男性不育伴有精索静脉曲张。

［方解］李曰庆教授认为本病血瘀为患，如《医林改错》曰："青筋显露，非筋也，现于皮肤者血管也，血管青者，内有瘀血也。"精索静脉曲张的基本病理是血瘀，气血运行不畅、瘀血阻滞脉络是病机的关键，瘀血日久，睾丸失养导致不育。经过多年的临床实践和结合中西医医理分析，认为贯穿精索静脉曲张性不育这一疾病全过程的基本病理变化是精室血络瘀阻、血不化精。化瘀通络、生精活血应为治疗男性不育的基本方法。

方中熟地黄、菟丝子、枸杞子、黄精补肾养阴填精；丹参、川牛膝活血化瘀通络；川牛膝又可引药下行，直达病所；水蛭专入血分，搜剔瘀血，散结通络，配以黄芪、红景天，其作用有以下两个方面：一则气帅血行，益气活血，二则红景天、黄芪得水蛭，补而不壅滞，使水蛭破血而不伤正。其作用机制可能与改善局部血液循环、增加睾丸和附睾的动脉血供应，改善生精内环境，提高睾丸的生精功能有关。

二、慢性前列腺炎

（一）CP1号方

［组成］丹参、王不留行、白芍、炙甘草、延胡索、黄芪、青皮、柴胡、

白芷、川楝子、乌药、桂枝、小茴香、水蛭、红花。

［功效］活血化瘀，行气止痛。

［主治］精浊（前列腺炎），气滞血瘀证。

［症见］病程日久，少腹、会阴、睾丸、腰骶、腹股沟坠胀隐痛或痛如针刺，时轻时重，在久坐、受凉时加重，舌暗或有瘀点瘀斑，脉多沉涩。

［方解］慢性前列腺炎病程较长，病久入络，脉络瘀阻，气滞血瘀，患者多表现为会阴、少腹、腰骶、腹股沟、睾丸等部位不同程度的疼痛，多为酸痛、胀痛或刺痛，指诊多表现为前列腺压痛明显，质地不均偏硬，可触及结节，前列腺液量少或无，镜检白细胞计数多正常。故李曰庆教授针对此类患者提出治宜行气活血，祛瘀止痛。

方中丹参功善祛瘀止痛，活血通经，广治瘀血诸疾，《本草汇言》云其善治血分，去滞生新；王不留行善活血通经，下乳消肿，利尿通淋，其性行而不住，《本草纲目》言其能走血分，乃阳明冲任之药；白芍功主补血敛阴，柔肝止痛，平抑肝阳，与炙甘相配共奏酸甘化阴、调和肝脾之功；延胡索辛苦而温，既入血分，又入气分，专通气血，活血行气止痛效强，专治一身上下诸痛；黄芪为补气之要药，补气升提，达气行血行，有补而不滞之效；青皮其性苦辛而温，其气峻烈，沉降下行，功善疏肝破气；柴胡因其性轻扬宣散，功效和解透热，疏肝解郁，升举阳气，与黄芪相配则增强其升阳举陷之功，与青皮相配以增其疏肝解郁之力；白芷功能解表散寒，祛风止痛，消肿排脓；川楝子味苦而性寒，功善疏肝泄热，行气止痛，主上下部腹痛；乌药味辛性温，既可行脾胃气滞，又可疏肝气郁，其通散三焦，入肾与膀胱而温阳化气、缩尿止遗，与小茴香相配其温中散寒、行气止痛之力更显；桂枝功能发汗解肌，温通经脉，助阳化气，平冲降气；水蛭、红花活血化瘀，通络止痛。全方补泻兼施，去瘀生新，共奏活血化瘀，行气止痛之效。

［现代研究］丹参可以改善微循环，使血流速度增快，红细胞 2，3- 二磷酸甘油酸（RBC2，3-DPG）增高，抗血小板聚集和抑制血小板释放，改善微循环（包括心肌的微循环）作用；通过增加 cAMP 水平、抑制 TXB2 合成、影响血小板能量代谢等抑制血小板聚集，通过激活纤溶酶原变成纤溶酶而使已凝固的纤维蛋白发生溶解作用以及通过对凝血系统和血小板功能的影响而发生抗血栓作用；红花黄色素对内源性和外源性凝血有明显的抑制作用，可显

著延长凝血酶原时间和凝血时间，对凝血过程中血小板黏附、血栓形成、纤维蛋白交胶等过程均有抑制作用。水蛭中的水蛭素是迄今发现的最强的凝血酶特异性抑制剂，通过和凝血酶的直接结合而发挥抗凝作用，最终达到抗凝、抗栓、纤溶的目的。

采用本方治疗60例慢性前列腺炎随机对照临床研究，结果显示：治疗组痊愈5例（8.47%），显效19例（32.20%），有效28（47.46%）总有效率88.14%。对照组痊愈3例（5.56%），显效13例（24.07%），有效22例（40.74%），总有效率70.37%。两组治疗前后NIH-CPSI积分的自身对比差异均有显著性（$P < 0.01$）；组间比较，治疗组较对照组第4周和第8周NIH-CPSI总分、疼痛和生活质量评分差异均有显著性（$P < 0.05$）。结论：本方通过缓解疼痛不适症状和改善患者的生活质量可以有效地治疗慢性前列腺炎。

（二）CP2号

［组成］绵萆薢、石菖蒲、车前子、茯苓、黄柏、苍术、川牛膝、薏苡仁、土茯苓、菟丝子、生甘草、黄芪、白芷。

［功效］清热利湿。

［主治］精浊（前列腺炎），湿热下注证。

［症见］尿频，尿急，尿痛，尿道灼热感，排尿终末或大便时偶有白浊，会阴、腰骶、阴囊、睾丸、少腹坠胀疼痛，阴囊潮湿，尿后滴沥，舌红苔黄或黄腻，脉滑数或弦数。

［方解］李曰庆教授指出，慢性前列腺炎多发生于中青年，往往由于平素恣食辛辣厚味之品，或饮酒过度，损伤脾胃，运化失司，水湿停聚，郁而化热，湿热蕴结于下焦；或外感湿热火毒，火热之邪下迫膀胱，致膀胱气化不利；或因房事忍精不泄，败精酿湿化热，清浊不分，水道不利而发生本病。临床表现为尿频、尿急，或伴尿道灼热刺痒，偶有尿痛，会阴及小腹胀痛，腰骶部酸痛不适，指诊多表现为前列腺饱满，有压痛，前列腺液镜检白细胞增多。故治疗宜清热解毒，祛湿通淋。

方中绵萆薢功效利湿浊，除风痹，止带，善利湿祛风，治淋浊痛痹，《本草害利》解其“既可除膀胱宿水，又能止失溺便频”；石菖蒲化痰开窍，化湿行气，祛风利痹，消肿止痛，有“温脾胃，涩小便”之力；车前子能清热利尿，渗湿通淋,《神农本草经》云车前子“主气癃，止痛，利水道小便，除湿痹”，为治淋证要药；茯苓功能渗湿利水，益脾和胃，宁心安神，性甘淡而平，甘则能补，淡则能渗，性平和，既能扶正，又能祛邪；黄柏清热燥湿，泻火除蒸，主清利下焦湿热；苍术芳香化湿，辛苦升散，外解风湿之邪，内化湿浊之郁，对湿邪为患，不论表里上下，皆可随证伍用；川牛膝既善活血通经，又能补益肝肾、利水通淋，其在消散腹内癥瘕的同时，兼有补益之效，可久服而不伤正；薏苡仁药性缓和，故为清补淡渗之品，虽号为补脾，实则乃渗湿利水之功。前人有认为“薏苡仁上清肺热，下理脾湿”确为经验之论；土茯苓能解毒，除湿浊，通利关节；菟丝子禀气中和，既可补阳，又可益阴，具有温而不燥、补而不滞的特点，为平补肾、肝、脾之良药，用之以消诸药凉遏之弊；甘草生用性凉，能清热解毒，直入玉茎，可解湿热所致玉茎疼痛；黄芪为补气之要药，补气升提，达气行血行，以防大剂量清热利湿之品伤精耗气；白芷能解表散寒，祛风止痛，又能消肿排脓，用之尤宜。诸药相配，能使湿热清而不伤正。

［现代研究］石菖蒲中所含成分对金黄色葡萄球菌、白色葡萄球菌、乙型链球菌、粪链球菌、肺炎杆菌等均有抑制作用。黄柏具有广泛的抗病原微生物的作用，对金黄色葡萄球菌、肺炎链球菌、白喉杆菌、炭疽杆菌、大肠埃希菌、伤寒杆菌、副伤寒杆菌、绿脓杆菌和脑膜炎双球菌均有抑制作用。白芷在体外对变形杆菌、伤寒杆菌、副伤寒杆菌、绿脓杆菌、革兰阳性菌等均有抑制作用。研究表明含有车前子的方剂治疗前列腺炎有效利率高达86%~93%。萆薢具有抗真菌作用；菟丝子对免疫具有促进作用，同时具有免疫调节的作用。

（三）CP3号

［组成］黄芪、党参、升麻、柴胡、当归、青皮、王不留行、菟丝子、茯苓、炒白术、水蛭。

［功效］补中益气，活血化瘀。

［主治］精浊（前列腺炎）气虚血瘀证。

［症见］病久体弱，腰骶酸痛，倦怠乏力，精神萎靡，少腹拘急，手足不温，小便频数而清长，滴沥不尽，阳事不举，劳则精浊溢出，舌淡苔白，脉

沉无力。

［方解］慢性前列腺炎长期不愈，病情复杂，尤其是老年患者，脾肾阳虚，瘀血阻络。李曰庆教授认为，本证由于久病或过服苦寒，戕伐脾肾阳气，而老年患者多阳气亏虚，气化不利，封藏不固，湿邪瘀血为患。常表现为尿频，尿后淋沥不尽，腰膝酸软，手足不温，神疲乏力，性欲减退，甚则阳痿、遗精。舌淡胖有齿痕，苔白，脉细弱。指诊多表现为前列腺压痛不明显，前列腺液量少，镜检白细胞多接近正常，卵磷脂小体明显减少。治宜温肾活血，健脾化湿。

方中黄芪为补气之要药，补气升提，使气行血行，有补而不滞之功；党参补气生津养血，且不燥不腻，性禀中和；升麻轻浮上行，辛可升散，寒可清热，能发散肌表风邪，治阳明头痛，又善升脾胃之阳气，故为脏气下陷的必用之品；柴胡因其性轻扬宣散，功效和解透热，疏肝解郁，升举阳气；其中，柴胡升肝胆之清阳，行气于左，升麻升阳明之清气，行气于右，二者合用，一左一右，直升胃之清阳，可用于清阳下陷之慢性前列腺炎尿频、滴白等症；当归，甘温而润，辛香善走，既可补血，又可活血，且能润肠，兼有行气止痛之功；青皮其气峻烈，沉降下行，功善疏肝破气；王不留行善活血通经，下乳消肿，利尿通淋，其性行而不住；菟丝子禀气中和，既可补阳，又可益阴，具有温而不燥、补而不滞的特点，为平补肾、肝、脾之良药，对慢性前列腺炎之小便不禁、尿有余沥尤佳；炒白术功效健脾益气，燥湿利水，善健脾胃，消痰水，止泄泻，为后天资生之要药，故能于肺、肝、肾、心四脏皆能有所补益也；水蛭性质走窜，能入络脉，善破血逐瘀，以疗癥瘕积聚之证，前列腺居于下焦深部，病理多湿多瘀，以水蛭破血开瘀用之尤宜。诸药合用，补泻兼顾，共奏补气活血之功。

［现代研究］黄芪具有明显的抗炎作用，对气虚型前列腺炎疗效较好，黄芪皂苷能对抗组胺和5-HT引起的大鼠毛细血管通透性增加，减轻组织肿胀。

（四）CP4号

［组成］柴胡、当归、白芍、薄荷、茯苓、丹皮、白术、百合、知母、五味子、栀子。

［功效］疏肝解郁、养血健脾。

［主治］慢性前列腺炎，肝郁脾虚证。

［症见］会阴部，或外生殖器区，或下腹部，或耻骨上区，或腰骶及肛周坠胀不适，隐隐作痛，小便淋沥不畅；常伴胸闷、善太息、性情急躁、焦虑抑郁等，症状随情绪波动加重。舌淡红，苔薄白，脉弦。

［方解］《灵枢·经脉》云："肝足厥阴之脉……循股阴，入毛中，过阴器，抵少腹。"又载："主肝所生病者：……狐疝，遗溺，癃闭。"李曰庆教授认为前列腺所处之精室应归属中医"奇恒之府"，其生理特点是"亦藏亦泄"，由于其盲端结构，病理变化"多滞多瘀"，加之下焦疾病多伤于湿邪，累及肝肾，故精浊常耗伤阳气，缠绵难愈，反复发作。临床上，慢性前列腺炎患者既有局部气血失调，瘀阻精室，又有精神紧张以致肝气郁结，肝失疏泄，水湿停滞，血瘀脉络，伴有下腹、会阴酸胀疼痛，小便频数；木郁克土，脾失运化，中气不足，难以固摄津液，故见腹胀，食少，便溏，滴白；五志过极皆从火化，肝郁日久生热，耗伤阴液，可有口干、手心热等表现。治宜疏肝解郁，清心健脾。

方中柴胡疏肝解郁，使肝气得以条达，为君药；当归甘辛苦温，养血和血；白芍酸苦微寒，养血敛阴，柔肝缓急，为臣药。肝气郁结，肝失疏泄，水湿停滞，血瘀脉络，则见前列腺炎盆底区不适。三药同用，补肝体而助肝用，血和则肝和，血充则肝柔。白术、茯苓健脾祛湿，使运化有权，气血有源，炙甘草益气补中，缓肝之急。方中加入薄荷少许，疏散郁遏之气，透达肝经郁热；方中丹皮清血中之伏火，山栀善清肝热，并导热下行，能治肝郁血虚日久，生热化火诸症；百合甘寒清润而不腻，知母甘寒降火而不燥，百合偏于补，知母偏于泻，二药配伍，一润一清，一补一泻，共奏润肺清热、宁心安神之功，四药合用，尤宜于慢性前列腺炎伴抑郁焦虑情绪患者。五味子能补肾涩精止遗，乃补敛并具之佳品，善治梦遗泄精，无论寒热皆可配伍用之，配伍用之可改善前列腺炎便后滴白之症。诸药合用，共奏疏肝解郁、养血健脾之效。

［现代研究］李曰庆教授学术团队以"疏肝解郁法"为主治疗慢性前列腺炎/慢性盆底疼痛综合征患者 377 例。结果：治疗组与对照组治愈率分别为 66% 和 36%，有效率分别为 93% 和 70%，两组治愈率及有效率比较，有非常显著性差异（$P < 0.01$），且治疗组无不良反应。结论：疏肝解郁法治疗肝气

郁结型慢性前列腺炎 / 慢性盆底疼痛综合征，由于抓住了本病病人肝气不舒，情志郁结，精神障碍的基本病理机制进行治疗，使肝气得疏，郁滞得行，气机条畅而其病自愈。疗效明显优于湿热夹瘀夹虚的传统治疗方法。

（五）CP5 号

［组成］萆薢、土茯苓、苍术、川牛膝、泽泻、小茴香、乌药、肉桂、石菖蒲、当归、生甘草。

［功效］温阳暖肝，健脾化湿。

［主治］慢性前列腺炎，寒湿凝滞型。

［症见］本证型患者典型的临床表现为小便混浊，滴白，尿末淋沥，会阴、小腹部坠胀，阴囊潮湿，腰部酸痛，怕冷喜暖，劳累后加重，可伴性欲减退、阳痿，舌苔白腻。

［方解］方中用茯苓、苍术、川牛膝健脾、燥湿；小茴香、乌药、肉桂温阳暖肝；白茅根通利小便，使热从小便出；土茯苓清热解毒利湿功效强；王不留行、益母草清热解毒、利尿通淋、活血；萆薢、泽泻利湿化浊；石菖蒲化湿；当归补血活血润燥，可以防止方中大量化湿、燥湿之药伤阴液；生甘草调和诸药，兼有清热缓急之功效。

（六）CP6 号

［组成］知母、黄柏、熟地、生地、山萸肉、茯苓、泽泻、怀牛膝、玄参、赤芍、白芍、王不留行、五味子。

［功效］滋阴化浊，清泄相火。

［主治］慢性前列腺炎，肝肾阴虚型。

［症见］多发于中年人，患者典型临床表现为会阴部坠胀，尿后淋沥，尿道不适，腰膝酸软，头晕眼花，失眠多梦，五心烦热，遗精早泄。舌质红，苔白或少。

［方解］方用知柏地黄汤去掉丹皮、山药，滋肾阴、降相火；生地黄清热养阴；王不留行活血通经、利尿通淋；赤芍清热凉血、散瘀止痛；白芍养血敛阴、柔肝止痛；玄参清热凉血、滋阴降火；五味子补肾滋阴生津。

（七）丁桂散（外用）

［组成］丁香、肉桂。

［功效］温经散寒、行气止痛。

丁桂散源于清代马培之《外科传薪集》，原方组成为：丁香 9g、肉桂 30g，功效：温经散寒，行气止痛，敷脐主治寒疝腹痛等疾病。李曰庆教授、李海松教授等使用丁桂散敷脐治疗慢性前列腺炎 30 余年，经治患者 1 万余人，疗效满意。丁桂散由丁香和肉桂两味药组成，其中丁香具有行气止痛活血的作用，肉桂具有温经通络散寒的作用，两者结合有温经散寒、行气止痛之效，故在临床中医家多用于治疗寒邪气郁所导致的疼痛。神阙穴是任脉的要穴，位于腹中部，脐中央。会阴穴在会阴部，男性当阴囊根部与肛门连线的中点。这两穴位均属于任脉，而任脉与督脉、冲脉同出于胞中，被称为“一源而三歧”。三脉经气相通，内联五脏六腑，外连四肢百骸，内通外联，承上启下，在防治疾病中具有十分重要的作用。《难经・二十八难》提出“任脉者，起于中极之下”，《灵枢・营气》又提到任脉“络阴器”。从解剖学来看，脐部具有以下特点：角质层薄，屏障功能弱，药物最易穿透表皮弥散，利于药物的吸收；分布有丰富的静脉网，药物经皮吸收迅速；脐窝的自然凹陷，有利于长时间地保留药物，便于药效的吸收而发挥其疗效。所以，丁桂散贴敷神阙穴及会阴穴是具有中医特色的外治法之一，不仅可以大大减轻患者的痛苦，而且可以节约患者的经济支出。

三、性功能障碍

（一）补肾疏肝汤

［组成］淫羊藿、巴戟天、仙茅、鹿角胶、山萸肉、柴胡、当归、白芍、远志、丹皮、水蛭、蜈蚣、蛤蚧。

［功效］补肾疏肝。

［主治］阳痿（肾虚肝郁证）。

［方解］李曰庆学术团队通过对 131 部有关阳痿论治内容古医籍的研究，发现因七情所伤和房事不当而致阳痿多被古代医家所认可。并通过对 717 例阳痿患者的中医证型分布特征进行调查研究，结果发现有证可辨者中证候与

肝、肾有关者比例最高。因此，认为现代社会条件下阳痿的中医发病学规律是：房劳伤非其主因，情志变化为其主要发病学基础，肾虚所致的阳痿则与年龄变化呈正相关，实多虚少是普遍规律；在脏腑定位方面主要以“肝肾为中心”而涉及五脏；在病因方面，与肾虚、肝郁关系最为密切，血瘀、湿热次之，脾虚、寒邪再次之，而肺虚、火邪等引起阳痿的可能较小。阳痿的临床治疗多以补肾疏肝为主。

方中仙茅、淫羊藿为二仙汤主药，配合鹿角胶起温阳补肾、填精益髓以助元阳；巴戟天补肾阳，强筋骨，祛风湿，为治疗阳痿遗精之要药；肝体阴而用阳，厥阴经又循阴器，同时取逍遥散中的核心药物柴胡、当归、白芍组合以疏肝解郁、养血和血，又养肝阴，肝气条达则疏利，经络气行畅达；佐以山萸肉肝肾同补、阴中求阳，牡丹皮、远志清热、安神，丹皮具有凉血化瘀之功效；水蛭活血破积，通行络脉，使血行通畅，经络风熄，宗筋得以气血濡养；蜈蚣性善走窜，故能通达内外，活血通络，息风止痉，能补肾助阳；蛤蚧补肺益肾，纳气定喘，固精助阳。

［现代研究］淫羊藿主要成分为黄酮、木酯素、生物碱亚乳和多糖，大量实验研究表明，淫羊藿可促进性激素分泌，用其灌胃灌胃后可使肾阳虚大鼠抑制肾阳虚血清睾酮含量明显上升。因此，淫羊藿可以通过调节血清睾酮含量从而影响男性的勃起功能。蛤蚧、仙茅提取物同样具有双相性激素样作用，研究表明，本药对可使正常小鼠睾丸显著增重，可使动物前列腺和精囊、子宫、卵巢增重，说明仙茅、蛤蚧有补肾壮阳作用，其补肾壮阳有效成分可能为仙茅素；研究显示，鹿角胶可以使成年大鼠性欲提高，有效缩短勃起潜伏期，并对大鼠精囊腺、前列腺有明显增重作用；白芍发挥作用的药理成分为白芍总苷，其主要成分可以明显改善阴茎血管内皮保护功能及阴茎血流动力学，从而对阴茎的勃起功能起到促进作用。

（二）通络息风起痿汤

［组成］柴胡、当归、白芍、刺蒺藜、青皮、郁金、川牛膝、水蛭、蜈蚣、巴戟天、淫羊藿、锁阳、雄蚕蛾。

［功效］活血化瘀，通络息风。

［主治］勃起功能障碍（阳痿）瘀血阻络，络风内动证。

［方解］李曰庆教授认为男性勃起功能障碍亦多以“瘀血阻络，引动内风”为基本病机，这与本病病程较长、病久入血入络有密切关系，并且瘀血既是病理产物，也是致病因素，因此更应该重视瘀血在勃起功能障碍中的作用。此型患者，虽以瘀阻脉络为基础，但多夹兼证，常以“湿热、痰浊为启动因素，肝郁为病理特点，肾虚为变化趋势”，故提出在临床上运用“活血化瘀，通络息风”的基本思路治疗本病，常获良效。

方中柴胡善肝解郁，条达肝气，疏散之中又兼活血化瘀，能推陈致新；白芍能养血柔肝，平肝止痛，行血散邪；当归能行能散，善活血化瘀，疏肝通络，疗气血之瘀滞；刺蒺藜平肝疏肝，祛风明目，能令肝气条达，精血下注宗筋；青皮苦辛性温，苦能疏泄下行，辛能升散温通，故疏肝理气，散结止痛之效优；郁金能活血散瘀，又能行气解郁，属入血分之气药，其性寒沉降，有清心收敛之力，既可引血入下焦汇于宗筋，又能解郁而化火所生内热；巴戟天补肾助阳，强筋健骨，兼除风湿；淫羊藿气味皆厚，能甘温补阳，为温肾强阳起痿之良药；锁阳补肾助阳，益精养血，有兴阳益精之效，其性温润而不燥烈，有平稳补肾之功；川牛膝活血通经，补益肝肾，能引血下行，使精血下注宗筋；川续断补益肝肾，强筋健骨，兼活血祛瘀，能补散兼施；水蛭活血破积，通行络脉，使血行通畅，经络风息，宗筋得以气血濡养；蜈蚣性善走窜，故能通达内外，活血通络，息风止痉，能补肾助阳；雄蚕蛾补养肝肾，擅强养宗筋，因其性走窜，为通补并施之上品。诸药合用，共奏活血化瘀、通络息风、疏肝振痿之功效。

［现代研究］活血化瘀药物均有较好的抗血小板聚集及抗血栓形成的作用，其改善血管内皮功能、抗动脉粥样硬化及稳定动脉粥样硬化斑块作用较为肯定。水蛭能降低全血比黏度，降低血管阻力，扩张毛细血管，解除小动脉痉挛，改善微循环，其扩血管，抗凝、解聚、抗栓等作用为活血通络法治疗 ED 奠定了基础。蜈蚣具有改善微循环、降低血黏度、促进活血散结等作用，使输入阴茎血流量增加，为治疗 ED 的专药。

（三）兴阳活血汤

［组成］丹参、柴胡、白芍、枳壳、远志、蛇床子、淫羊藿、山茱萸、郁金、花椒、五味子、蜂房、鹿角胶、蜈蚣。

[功效] 疏肝解郁，补肾活血。

[主治] 勃起功能障碍（阳痿）肝郁肾虚，瘀血阻络。

[方解] 方中以柴胡、丹参、白芍疏肝解郁、理气活血起痿为君药；以蜈蚣、蜂房、蛇床子等走窜通络、益肾兴阳为臣药；以郁金、枳壳、山萸肉等助君、臣之味，强疏肝、活血、益肾之功为佐药；分别伍心、脾、肺三脏之药远志、川椒、五味子，以调和三脏功能，助肝肾之用为使药。纵观全方，既能疏肝解郁使气机条达、血行通畅，又能扶助肾气以振阳势，同时改善血液瘀滞状态，使血液畅行宗筋，阳气透达阴茎，从而阴茎得血之充、得阳之动而坚举。此外，本方还在以肝肾为中心的基础上，佐有心、脾、肺三脏治药各一味，取其调和三脏功能以助肝肾之用，既能无病防传，又能有病防变，以使五脏调和，气血通畅，而阳事正常。

[现代研究] 方中蜈蚣、蜂房传统未见用治阳痿的记载，但现代用动物药治疗阳痿有显著效果者首推此二者，有单用效者、也有为主药效者。用蜈蚣治阳痿，取其通达走窜之性以理气疏达血脉、安神镇惊、振阳起痿，用时不得去其头足和烘烤，以保气味之全，否则反损药力而难达预期效果；用蜂房治阳痿，取其温运脾阳、调肝通络以起痿之功。该方为治疗阳痿的经验方。经20多年的临床使用，效果良好。

曾采用小样本随机对照方法和文献对照方法进行临床研究。结果表明，采用疏肝活血益肾法治疗ED，其疗效明显优于采用单纯补肾法治疗的临床对照组（$P < 0.01$）和采用补肾活血法治疗的文献对照组（$P < 0.01$）。初步药效学研究结果表明：该药能够增加去势雄性大白鼠除前列腺外的各生殖器官重量及脏器指数，具有同化激素活性作用，能够提高去势雄性大白鼠阴茎对外部刺激的兴奋性，能够缩短去势雄性大白鼠阴茎勃起潜伏期，能够提高雄性小白鼠性功能并增强其交配能力。初步的临床与实验研究结果提示该药能提高男性性功能，增强其性交能力，因其不会促使前列腺增重，所以更适用于中老年ED患者。通过临床研究，发现该药能改善微循环，降低血黏度，从而改善周围血管的血液灌注，阴茎血液灌注良好，则阳痿得以改善而恢复正常性功能。

（四）糖尿病性勃起功能障碍方

［组成］生地黄、熟地黄、当归、黄芩、黄柏、黄连、黄芪、天花粉、水蛭、蜈蚣、三七、枸杞、鬼箭羽、女贞子。

［功效］滋阴泻火，活血通络。

［主治］糖尿病勃起功能障碍，阴虚火旺，瘀血阻络。

［方解］李曰庆教授认为糖尿病性勃起功能障碍，是由消渴病日久，气血渐衰，气血不行，脉络瘀滞，宗筋失充引起的。因此在治疗糖尿病性勃起功能障碍时，既要重视消渴病阴虚燥热的基本病机，又要重视脉络瘀阻的关键病机。治疗时要滋阴清热与活血化瘀并举，兼顾活血通络。

方中熟地性温，能温补精血，乃补血之要药；生地性凉，善滋阴凉血活血，二地同用滋补肾阴而不腻，性质不温不寒；枸杞子、女贞子滋补肝肾而益精，二者为质地滋腻性味纯厚的药物以补精血；当归、三七、黄芪补气活血，充实脉络，以气推动脉络血行；黄柏、黄连、天花粉清热润燥，清降虚火；蜈蚣、水蛭活血化瘀，祛风通络。李教授治疗糖尿病造成的血管性勃起功能障碍时常加入鬼箭羽，取其活血降糖兼具止渴之效。全方共奏滋阴泻火、活血通络之功。

（五）早泄方

［组成］知母、黄柏、五味子、白果、煅龙骨、煅牡蛎、金樱子、桑螵蛸、菖蒲、远志、刺五加、茯神、酸枣仁、贯叶金丝桃。

［功效］滋阴降火，宁心益肾。

［主治］早泄，心肾不交，相火妄动。

［方解］中医对早泄的认识较早，并在诸多论著中有详尽论述，如《秘本种子金丹》中载有“男子玉茎包皮柔嫩，少一挨，痒不可当，故每次交合，阳精已泄，阴精未流，名曰鸡精”,《沈氏尊生书》描述为“未交即泄，或乍交即泄”,《辨证录·种嗣门》云“男子有精滑之极，一到妇女之门即便泄精，欲勉强图欢不得，且泄精甚薄”。李曰庆教授认为早泄一病，首当责之于心肾。心居上焦，为君主之官，神明之主，所行房事受心神支配，喻嘉言也在《医门法律》中提到“心为情欲之府”。肾居下焦，为作强之官，水火之宅，司精关开阖。心中所寄君火一旦为欲念所动，则心气下行于肝肾，肝肾相火起而

应之，自然阳道振奋，泌精外出。故早泄以“心神不宁，相火妄动”为基本病机，且多夹兼证，病机特点为虚实错杂，并强调早泄的治疗当辨证与辨病相结合，中医与西医相结合，身心同治，男女同调，故每获良效。临床上常运用“清心宁神，滋阴降火”的基本思路治疗大法。

方中知母清热泻火，生津润燥；黄柏清热燥湿，泻火除蒸，二药合用能补肾阴而敛降相火，使精关开阖有度。石菖蒲开心窍，通心气，止遗尿，令心明而益智，安肾而止滑遗，水火既济，能强记而闭守；远志善安心气，定神智，止梦遗，使君心宁静而心气自通于肾，乃通心肾之妙药；刺五加辛微苦温，既善补脾胃之气以助运化，又可温肾助阳以暖脾土，且兼宁心安神之功；三药合用，以疗情欲过盛，心烦不宁、焦虑惶恐之早泄尤宜。五味子能补肾涩精止遗，乃补敛并具之佳品，善治梦遗泄精，无论寒热皆可配伍用之；金樱子功专固敛，善能固精止遗，常用于肾气不足，精关不固之遗精、滑精；桑螵蛸补火助阳，固肾收涩，能益肾固精，适宜肾失固涩且肾阳不足之早泄患者；白果能补气养心，益肾滋阴，善收敛固涩，缩尿止遗；龙骨甘涩性平，能镇静安神，敛汗涩精；牡蛎重镇安神，潜阳补阴，软坚散结；二药合用共奏安肾宁心之功，为治遗精滑泄之要药，此两味是李曰庆教授常用药对；茯神性味归经与茯苓相同，但茯苓入脾肾之用多，茯神入心之用多，能开心益智，怡养精神；酸枣仁色赤入心，善宁心安神；养肝敛阴，用之可敛精止遗。诸药合用，共奏滋阴降火、宁心益肾之效。

［现代研究］五味子溶液对高级中枢神经系统有抑制作用，能影响皮层的内抑制过程，使内抑制过程加强和集中，使大脑皮层兴奋过程和抑制过程趋于平衡酸；刺五加提取物对中枢神经系统有镇静作用，能延长已烯醛麻醉时间，降低已烯醛麻醉后的兴奋性；金樱子水提物能使大鼠排尿次数减少，排尿间隔时间延长，每次排尿增多证明其有固摄收敛的作用，同时能抑制家兔离体空肠平滑肌的自主收缩，拮抗乙酰胆碱、氯化钡引起的家兔空肠平滑肌、大鼠离体膀胱平滑肌的痉挛性收缩；枣仁可镇静催眠，有对抗中枢兴奋剂的作用，有抗士的宁所致的小鼠惊厥作用，适宜于治疗因兴奋度较高引起的早泄。

（六）早泄外洗方

［组成］五倍子、蛇床子、川乌、草乌、细辛、川椒、冰片。

浓煎后外用，每日外洗 1~2 次，每次 10~15 分钟，用纱布沾湿浸洗龟头部。

适用于龟头神经过度敏感的早泄患者。

（七）不射精方

［组成］肉苁蓉、黄精、生麻黄、细辛、马钱子、水蛭、琥珀、王不留行、柴胡、白芍、刺蒺藜、石菖蒲、远志、郁金、威灵仙、路路通。

［功效］补肾健脾，温阳化气，活血通窍。

［主治］不射精，脾肾亏虚，瘀血阻窍。

［方解］不射精症属男科的疑难杂病之一，也是男性不育症的原因，中医对本病认识较早，隋代巢元方《诸病源候论》曰："精不射出，但聚于阴头亦无子。"明代赵献可《医贯》有"久战而不施泄"之说。因其病因极其复杂，治疗手段有限，故是中医疑难杂症之一。李曰庆教授以"精气亏虚，瘀血阻窍"作为本病的核心病机，临床治疗时擅用精简而效专的药对组合，以增强药力，直达病所，在"益肾填精，温阳化气，活血通窍"的基础上兼以解郁、化痰、利湿，故常能迅速取效。

方中肉苁蓉补肾阳，益精血，其补肾益精，暖而不燥，滑而不泄，用治肾虚精亏、精液稀薄等症；黄精性能补诸虚，填精髓，为平补肺脾肾三脏之品，二药合用补肾填精，促使精液化生，提高精液质量；麻黄温阳通窍；细辛能散能通，善走窜全身，宣泄郁滞，祛风散寒，通利九窍；马钱子散结消肿，活血通络止痛，透达关节之力，远胜它药；水蛭入肝经，走血分，行脉络，破血逐瘀，散结消癥，功效峻猛，用之能活血破积，通行络脉，使精室血行通畅，败精瘀血得除，精液盈满自能排出；琥珀能活血散瘀、利尿通淋，善治湿热、瘀血、癥瘕积聚阻塞溺道而致小便不利，能除瘀血、开精窍；王不留行善通利血脉，性走而不守，亦有利尿通淋之功，且入下焦血分、水分，对瘀阻精道之证尤宜；柴胡疏肝解郁，条达肝气，疏散之中又能推陈致新；白芍能养血柔肝，行血散邪；白蒺藜能疏肝而散郁结，尚入血分而活血，可用治胸闷、胁胀、乳闭诸症；石菖蒲化痰开窍，除湿和胃；远志能祛痰开窍，消散痈肿；郁金能解郁开窍，兼有清心之功；威灵仙既能走表祛风，又通行十二经络，故善祛风除湿，通络止痛；路路通能祛风活络，利水消肿，兼可通闭。诸药合用，共奏补肾健脾，温阳化气，活血通窍之功。

［现代研究］肉苁蓉尚能提高性欲，降低射精阈值，研究表明，肉苁蓉能促使精液生成，提高精液质量，其所含甜菜碱及麦角甾苷具有雄性激素样作用。黄精则能够使胰岛素受体与胰岛素结合率提高，从而起到调节血糖的作用，因此，对糖尿病并发神经损害所致的不射精用之最佳。现代药理研究证实，麻黄具有兴奋中枢神经作用，能增强兴奋性及精道平滑肌收缩力，同时增加膀胱括约肌肌力，有利于促进射精。马钱子所含的士的宁成分对整个中枢神经系统都有兴奋作用，首先兴奋脊髓的反射功能，其次兴奋延髓的呼吸中枢及血管运动中枢，并能提高大脑皮质的感觉中枢功能。因此，用于不射精患者可以提高其神经兴奋度，较快达到射精阈值，但本品毒性较大，应用时应注意使用量最好在每天 0.3~0.5g（打粉冲服）为宜，可保证安全和疗效。

四、良性前列腺增生症

（一）益肾消癃汤

［组成］熟地、山萸肉、菟丝子、莪术、川牛膝、王不留行、水蛭、黄芪、薏苡仁、黄柏、白果、五味子、乌药、桂枝。

［功效］补肾益气、化瘀消癥、固精缩尿。

［主治］精癃（良性前列腺增生症）肾虚血瘀证。

［方解］良性前列腺增生症（BPH）又称前列腺肥大、前列腺瘤样增生，临床上以尿频、尿急和进行性排尿困难等症状为主要表现，严重者可发生尿失禁或尿潴留，甚至引起肾功能损害。BPH 的发病率随着年龄的增长而逐渐升高，已经成为引起中老年男性排尿障碍原因中最为常见的一种慢性进展性疾病。本病属于中医“癃闭”“精癃”的范畴，其病位在膀胱与精室。李曰庆教授认为 BPH 以肾虚、血瘀为主，多夹兼证，病机特点为虚实错杂，临床上善于运用“补肾益气，活血消癥”的基本思路治疗本病。

方中熟地黄益精填髓、补血滋阴，其补阴平和而不伤阳；山茱萸补益肝肾，涩精缩尿，其性温而不燥，补而不腻，既能补肾益精，又能温肾助阳；菟丝子补益肾阴、肾阳，为平补阴阳之品，对肾气不足，下元虚损之小便不禁、尿有余沥尤佳；乌药通散三焦，入肾与膀胱而温阳化气、缩尿止遗；桂枝助阳化气善治肾阳亏损、下元虚寒、肾气不足之证；黄芪为补气之要药，补气升提，达气行血行，有补而不滞之效；莪术具有散泄之力，能破血行气，对癥瘕积聚，气滞血瘀所致诸证作用强烈，尤其对瘀阻日久而成的癥瘕痞块作用较好，莪术破血行气之峻猛，配合黄芪去性存用，化瘀消癥而不伤气；川牛膝既善活血通经，又能补益肝肾、利水通淋，其在消散腹内癥瘕的同时，兼有补益之效，可久服而不伤正；水蛭破血逐瘀，以疗癥瘕积聚之重证；王不留行通利血脉，性走而不守，又有利尿通淋之功，入下焦血分、水分，对治疗精癃瘀阻水道之证尤宜；白果敛肺定喘，止带浊，有缩小便之功，并能"通任督之脉，走膀胱而引群药"可作引经之药，故对尿频、尿急之症宜；五味子既能益肾填精，又可固涩肾精，为补敛并具之佳品；薏苡仁、黄柏清利下焦湿热，并对全方温燥之药起佐治作用。全方补消结合，攻补兼施，共奏补肾益气、化瘀消癥、固精缩尿之效。

［现代研究］温肾药物可改善内分泌调节功能。对于老年男性下丘脑－垂体－性腺轴的功能减退有改善作用，促进性激素平衡失调的改善。活血化瘀药能改善循环，达到通瘀化结、消炎、促进组织修复和抑制组织增生等目的。抑制增生的前列腺组织新生血管形成，可能是益气活血化瘀中药抗 BPH 的作用机制之一。黄芪具有增强机体免疫功能、利尿、抗衰老作用，对包括 bcl-2、bax 在内的多种凋亡调控基因的表达都有调控作用。王不留行能提高动物睾丸促性腺激素的反应性，可对老年前列腺肥大者下丘脑－垂体－性腺轴功能减退有一定改善作用，改善整个机体功能，恢复激素水平。川牛膝能抗炎消肿及扩张血管、改善微循环，促进炎性病变的吸收。黄柏有抗炎、抗氧化、抑制免疫等作用，可能通过减少 TNF-α 的产生和释放，下调 TNF-α/IL-10 起到对前列腺组织的保护作用。

（二）BPH 2 号方

［组成］黄芪、菟丝子、牛膝、肉桂、穿山甲、水蛭、王不留行、泽泻、肉苁蓉、浙贝母。

［功效］益气补肾、祛瘀通窍。

［主治］精癃（良性前列腺增生症）气虚血瘀。

［方解］方中气虚当补气，以黄芪为首选，而且重用，一般60g以上，力专效宏，直达下焦，鼓动真气运行；菟丝子温脾肾，益阳精；肉苁蓉补肾阳兼益精血，补阳而不燥，并具润肠通便之功，能通后窍以利前窍；牛膝既具活血祛瘀，又具补肝肾、通淋涩的作用，还可导诸药下行，直达病所；穿山甲对良性前列腺增生症有特殊作用，能通经络直达病所，以行血散结为功，与王不留行配伍以增强活血利尿之功；水蛭为通经消癥、破血祛瘀的要药，其破瘀之功强而不伤血，散结之力胜而不耗气，是消癥通淋之良药，因本病为慢性病，败精痰瘀凝结下焦，造成窍道阻塞，一般活血化瘀药很难奏效，必用虫类活血药，取其性行散，善于走窜且能穿透前列腺包膜而直达病所；肉桂温肾助阳，少量可助膀胱气化；借浙贝母化痰散结之力以疏通经络，调畅气机，祛除难化难除之积；泽泻归肾经，清热利湿，引火从小便而出，使其补中有泻。全方合用，共奏补肾益气、祛瘀通窍之功。

［现代研究］穿山甲能改善微循环、抗炎消肿，增加药物的渗透作用，从而提高疗效；水蛭可软化增生之前列腺，还有较好的解痉作用，可解除前列腺肿大压迫尿道括约肌之痉挛。川牛膝能抗炎消肿及扩张血管、改善微循环，促进炎性病变的吸收。

（三）灵泽方

［组成］乌灵菌粉、莪术、浙贝母、泽泻。

［功效］益肾活血，散结利水。

［主治］精癃（良性前列腺增生）肾虚血瘀湿阻证。

［方解］对于良性前列腺增生肾虚血瘀湿阻证的治疗，李曰庆教授经过多年总结自拟灵泽方，临床随证加减，疗效喜人。方中仅有乌灵菌粉、莪术、浙贝母、泽泻四味中药，药味虽少但配伍精妙，对于良性前列腺增生肾虚血瘀湿阻证较轻患者，往往可仅用该四味中药抑或使用以灵泽方为原型而研制的中成药“灵泽片”进行治疗，从而体现中医药价廉效显之特点。

方中以乌灵菌粉为补肾除湿利尿之品，李曰庆教授认为老年男性“肾虚血瘀”为本病发病之病理基础，故治疗上必不可忽视补肾之品的使用，同时乌灵菌粉一药兼有养心安神之效，对于长期受前列腺增生困扰而出现情志抑郁的病患来说更为合适；莪术辛散苦泄，走而不守，入血分又入气分，能破积聚，攻癥瘕，行滞气消食积，为攻坚破积之峻品；浙贝母具有清热化痰、开郁散结的作用，两药兼用可降低前列腺的湿重和缩小前列腺直径。泽泻性寒，入肾、膀胱经，寒可泄热，淡能渗湿利水，《药性论》云其：主肾虚精自出，治五淋，利膀胱热，宣通水道。诸药合用共奏补肾活血，散结利水之功。

五、血精

（一）清热凉血汤

［组成］生地黄、酒大黄、水牛角、黄柏、薏苡仁、川牛膝、大蓟、小蓟、当归、白茅根、白花蛇舌草、仙鹤草、紫草、虎杖、三七、黄连、蒲黄。

［功效］清热利湿，凉血止血。

［主治］血精，湿热下注，热迫血行。

［方解］李曰庆教授将理血、清源、固本为治疗血精基本治则，“初用止血以塞其流，中用清热凉血以澄其源，末用补血以怀其旧”。新发血精患者，平素多酗酒熬夜，可致湿热内生，下注精室，灼伤精络，迫血妄行，故见血精；湿热瘀滞，精道不畅，可见射精痛，阴茎疼痛，睾丸、小腹、腹股沟区胀痛；湿邪下注膀胱，则小便短赤，尿频、尿急，偶有排尿时疼痛。治疗宜清热利湿，凉血止血为主。

方以小蓟饮子合大黄黄连泻心汤为主，清热祛湿，凉血止血。生地、水牛角、小蓟、蒲黄、大蓟凉血止血，兼能祛瘀，血精止而不留瘀；仙鹤草收敛止血；紫草、三七活血散瘀止血；当归养血和血；白茅根、白花蛇舌草、虎杖清热解毒兼能利湿；黄柏、薏苡仁、川牛膝、黄连清热活血，燥湿利水，引药下行，直达病所。甘草缓急止痛，调和诸药。全方共奏清热利湿、凉血止血之功，下焦热清则血止淋通，诸症可愈。

［现代研究］水牛角有明显缩短出血时间，降低毛细血管的通透性，增强网状内皮系统的吞噬功能；地榆所含的地榆碱有收敛止血、抗病原微生物的作用；生地含地黄素和生物碱等，能升高血小板和白细胞，还有抗炎、抗菌和免疫抑制作用；白茅根、大小蓟均有不同程度的止血、抗菌、抗炎、抗过敏等作用；黄连、黄柏清利下焦湿热，具有降温、解热、抗炎和增强白细胞的吞噬能力。三七主要成分有皂苷、黄酮苷等，可收缩血管、抗炎、镇痛等。

（二）益气止血汤

［组成］党参、炒白术、生黄芪、山药、升麻、柴胡、炒杜仲、菟丝子、血余炭、仙鹤草、蒲黄炭、熟地、山萸肉、桂枝、茯苓、芡实、炒枣仁、当归、白芍。

［功效］补脾益肾，益气止血。

［主治］血精，脾肾阳虚，气不摄血。

［方解］李曰庆教授强调血精症治疗之中不可过敛、过行或过补，过敛则留瘀，过行则血甚，过补则滋腻。部分患者先天禀赋不足，后天脾胃虚损，或因血精一病失治误治，日久反复，致使脾肾阳虚，可见食少腹胀，腰膝酸软怕冷，会阴部坠胀不适，大便溏泻，尿频，夜尿多。脾肾阳虚，固摄无权，统摄失司，血溢精流，而成血精。如《诸病源候论·虚劳精血出候》所言："肾藏精，精者血之所成也。虚劳则生七情六极，气血俱损，肾家偏虚，不能藏精，故精血俱出也。"此型患者治宜补脾益肾，益气止血。

方中党参、炒白术、生黄芪、山药、芡实、茯苓补气健脾；菟丝子、山萸肉、熟地、桂枝、炒杜仲补肾温阳；升麻、柴胡升阳举陷；血余炭、仙鹤草、蒲黄炭收敛止血；当归、白芍养血活血，以防过敛留瘀。守法守方，灵活加减，诸药合用共奏补脾益肾、益气止血之功。

［现代研究］仙鹤草可使凝血时间缩短；当归、白芍所含生物碱有镇痛、抑菌作用；黄芪皂苷和所含生物碱能增强特异性和非特异性免疫功能，另有抗病毒、抗衰老等作用；蒲黄能改善微循环，有抗血栓等功效。

六、男性更年期综合征

（一）益肾宁心方

［组成］熟地黄、山萸肉、枸杞子、盐杜仲、菟丝子、黄连、肉桂、巴戟天、淫羊藿、柴胡、枳壳、白芍、当归、五味子、丹参、炒酸枣仁、炙甘草。

［功效］益肾宁心，交通心肾。

［主治］男性更年期综合征，心肾不交。

［方解］男性更年期综合征，是指在男子"六八"到"八八"这一从中年向老年过渡阶段，由于机体逐渐衰老，内分泌功能逐渐减退，从而引起体内

一系列平衡失调，使神经系统功能及精神活动稳定性减弱而出现的以自主神经功能紊乱、精神、心理障碍和性功能改变为主要症状的一组症候群，可伴有或无血清睾酮水平减低。更年期是男性生理过程中的必经阶段，随着生活压力的增加，越来越多的男性患者寻求帮助来度过这个特殊的阶段。李曰庆教授认为“肾精日损，天癸渐衰”是男性更年期的根本原因。由此导致阴阳失衡，气血脏腑功能失常，并产生心、肝、脾等脏腑功能的异常。心肾不交是其常见证型，故本病治疗多从益肾宁心，交通心肾，佐以疏肝解郁，调和阴阳入手，往往效如桴鼓。

方中熟地黄益精填髓、补血滋阴，其补阴平和而不伤阳，壮水之主以为君；山萸肉色赤入血分，味酸入肝，能补肾精养肝血，兼可固肾涩精，以增熟地补肝肾、助封藏之功；菟丝子既能温补肾阳，补益肾阴，且可补脾以资化源；枸杞子滋补肝肾而益精；杜仲补益肝肾，强筋壮骨；淫羊藿、巴戟天能补肾助阳，益精填髓；肉桂温补肾阳，填精补髓，引火下行；佐以黄连清心降火，交通心肾，又防诸药燥热；五味子、丹参、酸枣仁养心安神，益肾活血。柴胡疏肝解郁，使肝气得以条达；当归甘辛苦温，养血和血；白芍酸苦微寒，养血敛阴，柔肝缓急，三药同用，补肝体而助肝用，血和则肝和，血充则肝柔。甘草调和诸药。全方共举，共奏益肾宁心，交通心肾之功。

［现代研究］黄连－肉桂药对具有良好的心血管系统作用，可极显著性地抑制心电图 ST 段及 T 波的抬高，通过减少动物活动次数来发挥其良性调节心率的作用，具有镇静、催眠、抗惊厥的功效。对氯苯丙氨酸（PCPA）致失眠的大鼠药效研究显示，该药对实验性失眠的治疗作用可能与升高脑组织 5- 羟色胺、去甲肾上腺素、肾上腺素、多巴胺和外周血清促肾上腺皮质激素的含量有关。目前，交通心肾、引火归原的交泰丸治疗失眠症的作用及机制已有心电图、脑组织单胺类神经递质等实验研究数据的支撑。酸枣仁具有中枢神经系统镇静、催眠作用，对长期失眠的患者所出现的阴血不足、阴阳不交有良好疗效。其有效成分酸枣仁皂苷和黄酮类，同时具有镇痛、降温的良好功效；酸枣仁－五味子醇提物与水提物以及醇水双提物均能显著减少个体自主活动次数，注射阈剂量戊巴比妥钠导致的睡眠时间也得到相应的延长；酸枣仁－五味子药对醇水双提物可显著提高 GABA、GABAARα1 和 GABAARγ2 的

表达，降低 Glu 含量及 Glu/GABA 比例，对 PCPA 所致的失眠具有一定的治疗作用。

七、男科杂病

（一）皮肤病外洗方

［组成］苦参、黄柏、马齿苋、土槿皮、生地榆、芒硝、冰片。

［功效］清热利湿，解毒消肿。

［主治］龟头包皮炎、阴囊湿疹，股癣，湿热下注证。

［方解］此类疾病常由于禀赋不耐，饮食失节，或过食辛辣刺激油腻动风之物，使脾胃受损，失其健运，湿热内生，男性特殊部位又多兼外淫毒邪，内外两邪相搏，湿热毒邪浸淫肌肤所致。因发病部位居于下焦，多见湿邪下注，往往缠绵不愈或反复发作；包皮、阴囊部位皮肤薄嫩，湿热毒邪浸淫多见局部发红、水肿、破溃，瘙痒剧烈，故外治之法宜用“清热解毒，祛湿止痒”之品，方能奏效。

方中苦参清热燥湿，杀虫，利尿，善治赤白带下，阴肿阴痒，湿疹湿疮，皮肤瘙痒，疥癣麻风，内服外洗皆可用之；黄柏清热燥湿，泻火除蒸，外用可解毒疗疮，因其归肾、膀胱经，长于清下焦湿热。《本草纲目》记载：“苦参、黄柏之苦寒，皆能补肾，盖取其苦能燥湿，寒能除热也。热生风，湿生虫，故又能治风杀虫。”马齿苋清热解毒，利水祛湿，散血消肿，除尘杀菌，消炎止痛，止血凉血；土槿皮祛风除湿，杀虫止痒，善治外阴湿疹，阴囊瘙痒；地榆有凉血止血、清热解毒之功效，外用能消肿敛疮，止血宜炒炭用，泻火解毒宜生用，对疮痈肿痛、湿疹、阴痒疗效较好；芒硝泻下通便，润燥软坚，外用可清火消肿，对乳痈、痔疮、包皮炎等水肿疼痛效佳；冰片清香宣散，开窍醒神，外用清热解毒、防腐生肌，善治喉痹耳聋，口疮齿肿，疮痈痔疮，目赤肿痛。诸药合用，共奏清热利湿、解毒消肿之功。

［现代研究］苦参碱可降低过敏介质的释放，为免疫抑制剂，苦参碱体内外均有抗菌作用，体内作用强度与氯霉素相当，醇浸膏体外有抗滴虫作用，其强度与蛇麻子相近。黄柏抗菌有效成分为小檗碱，故其药理作用与黄连大体相似，体外试验对金黄色葡萄球菌、肺炎球菌、白喉杆菌、草绿色链球菌、痢疾杆菌（宋内氏除外）、溶血性链球菌、脑膜炎球菌、霍乱弧菌、炭疽杆菌

均有效或有较强的抑制作用。马齿苋对痢疾杆菌、大肠杆菌等多种细菌都有强力的抑制作用，有“天然抗生素”的美称。土槿皮酸对多种常见致病真菌均有不同程度的抗菌作用，与水杨酸配伍，有利于抑制和杀灭寄生于皮肤深部的真菌。地榆也有明显的抗菌作用，对大多数细菌、真菌有不同程度的抑制作用；外用亦可抗炎消肿，促进水肿吸收，伤口愈合。

（二）阴茎硬结方

［组成］熟地、生麻黄、肉桂、鹿角胶、白芥子、生甘草、半夏、陈皮、香附、郁金、乳香、没药、红花、水蛭、川牛膝。

［功效］温阳补血，化痰祛瘀。

［主治］阴茎硬结症，阳虚寒凝、痰瘀互结证。

［方解］李曰庆教授认为阴茎硬结为阳虚血弱，寒凝痰滞，气血不畅，痹阻阴茎经脉所致。营血虚弱，寒凝痰滞，气血不畅，故局部漫肿无头，皮色不变，酸痛无热，并见全身虚寒证候，治宜温阳补血以治其本，化痰祛瘀以疗其标。

方中熟地黄滋补阴血，填精益髓，此为“阴中求阳”之法，使阳气生化有充足的物质基础；配用鹿角胶，补肾助阳，强壮筋骨，两药合用，养血助阳，以治其本。寒凝湿滞，非温通而不足以化，故用肉桂、姜炭温阳散寒通血脉，半夏、陈皮燥湿化痰，芳香醒脾，使气顺痰消，以治其标。配以麻黄，开腠理，宣散体表之寒凝；用白芥子祛痰除湿，宣通气血，可除皮里膜外之痰，两药合用，既宣通气血，又令熟地黄、鹿角胶补而不滞。郁金活血凉血止痛，香附行气解郁止痛，二药合用，则有祛痰行气止痛之功，用于痰凝血瘀之阴茎硬结尤宜；乳香、没药、红花功善化瘀行气，活血止痛，祛瘀消肿；水蛭通经消癥、破血祛瘀，其破瘀之功强而不伤血，散结之力胜而不耗气；川牛膝补肝肾，强腰膝，活血化瘀同时能补益肝肾，以防诸药性烈而伤精耗气，并能引药下行至宗筋；生甘草解毒、调和诸药，为使药。综观全方，补阴药与温阳药合用，辛散药与滋补药配伍，使寒湿得宣而不伤正，精血得充而不恋邪，用治阴茎硬结，可化温阳补血，化痰祛瘀。

（三）硬结外洗方

［组成］莪术、血竭、川芎、芒硝、乳香、没药、红花、白芷、冰片。

［功效］活血散瘀，定痛止血。

［主治］阴茎硬结，瘀血阻络。

［方解］方中主以血竭止痛祛瘀，并能收敛止血；又佐以乳香、没药祛瘀行气，红花活血祛瘀，并配伍气味辛香、走窜通络之川芎、冰片，助诸活血祛瘀药以散瘀止痛，活血通络；白芷祛风燥湿，疏通血脉，消肿止痛，外用擅长治疗疮痈肿毒。诸药配伍，既可祛瘀行气，止痛消肿，又可生肌止血，收敛清热，是外敷、内服的常用伤科方剂。

（四）排石通淋汤

［组成］金钱草、海金沙、鸡内金、石韦、泽泻、黄芪、乌药、肉苁蓉、补骨脂、厚朴、枳壳、大黄、芒硝、黄柏、怀牛膝、丹参、琥珀、生甘草。

［功效］行气活血，化湿通淋。

［主治］肾输尿管结石，气滞血瘀，湿浊瘀阻。

［方解］李曰庆教授认为，人体水液代谢的障碍是结石形成的根本原因。肾主水而司二便，“膀胱为州都之官，气化而能出焉”，若肾气不足，则膀胱气化不利，尿液滞留，杂质沉集结为砂石。故治疗本病多从益肾着手。然而人体水液的正常代谢尚赖肺之宣发肃降通调水道、肝之疏泄、脾胃之升清降浊功能等，是五脏相互协同，共同完成的。任何一脏腑功能异常，均能导致水液代谢的异常，从而导致本病的发生。因此，在治疗上，不能忽视其他脏器的影响。李曰庆教授指出中医治疗本病，应以整体调节为重，不能单纯依靠排石。故在临证中，经常于补肾利尿排石的基础上，配合以宣肺利水、疏肝理气、健脾燥湿、行气活血等方法，以提高疗效。

方中金钱草、海金沙、鸡内金，三金并用，为治疗石淋之要药，能通淋化石，其中金钱草直开溺窍，为治石淋之要药；石韦、泽泻利尿通淋，丹参活血化瘀；厚朴、枳壳行气止痛，能引石下移；芒硝泻下，能化七十二石；大黄、黄柏清热利湿，兼能化瘀；甘草缓急，调和诸药，并能清热解毒疗玉茎刺痛；琥珀活血散瘀、止血开窍、为利水祛浊之要药，配合川牛膝牛膝引诸药下行，直达病所；本方点睛配伍为加用乌药、黄芪、肉苁蓉、补骨脂补肾益气，温阳益精，既能推动结石异物排出，又能防其他诸药久用、过用产生凉遏之弊。诸药合用，共奏行气活血、化湿通淋之功。

［现代研究］金钱草、石韦、泽泻、海金沙等均有明显利尿作用，可增加尿酸、氯化钠等的排出，使尿液呈弱酸性，可促进碱性结石的溶解。其中金钱草可以增加输尿管动作电位，并有利尿效果，有利于推动输尿管结石下移，促进结石排出；厚朴、枳壳可增强平滑肌的兴奋性，促进输尿管的蠕动；大黄、厚朴，不仅能抗酸消炎，尚能调节尿路平滑肌的舒缩，有助于结石在尿路的移动，黄柏、大黄可抗菌消炎，碱化尿液，有助于酸性结石的溶解。

（五）益气升阳汤

［组成］黄芪、党参、桂枝、菟丝子、山萸肉、益智仁、乌药、五味子、白果、柴胡、白芍、钩藤、枳壳、萆薢、金钱草、防己。

［功效］益气通淋，固肾调肝。

［主治］尿频（膀胱过度活动症）肾气亏虚，肝失条达。

［方解］李曰庆教授认为本病病位在膀胱，涉及肝、脾、肾、肺。实证病位多在膀胱和肝，虚证病位多在肾和脾，湿热、血瘀多为致病因素。湿热是始发病因，脾肾气虚是基本病机，肝失疏泄是病机特点。将“益气通淋，固肾调肝”作为本病的基本治法。

方中黄芪能补气升阳，利水消肿，为补脾益气之良药；党参能补益中气；二药合用善治脾气虚弱，中焦失运所致“土不制水”之证。桂枝辛温，能助阳化气，气味均厚，能散、能行，补元阳而温煦他脏，从而使膀胱得以气化，水道得以通畅，小便自行；熟地黄善益精填髓、补血滋阴，其补阴平和而不伤阳；山茱萸滋肝肾之阴，涩精缩尿，其性温而不燥，补而不腻，既能补肾益精，又能温肾助阳；菟丝子不燥不腻，善能补益肾阴、肾阳，为平补阴阳之品，对肾气不足，下元虚损之小便不禁、尿有余沥尤佳；柴胡疏肝解郁，条达肝气，疏散之中又兼活血化瘀，能推陈致新；白芍养血柔肝，平肝止痛，行血散邪；枳壳理气宽中，行滞消胀，上三药取自《伤寒论》四逆散，具有透邪解郁、疏肝理脾之功。李曰庆教授认为肝郁或肝疏泄太过，容易化火，常用钩藤一药。钩藤善于息风止痉，清肝热，平肝阳。白果甘苦涩性平，入肺经，能敛肺定喘，缩小便。白果、五味子能敛肺固涩，缩泉止尿，二药联用取其相须之意，增强敛肺之功，“敛肺关盖”以缓解尿频、尿急的症状。萆薢利湿去浊，祛风除痹，利水湿而分清泌浊；金钱草清热利湿通淋，善治湿热下注膀胱所致小便不利，量大方可奏效；防己祛风除湿止痛，又能清热。诸药合用，共奏益气通淋、固肾调肝之功。

[现代研究] 药理学研究显示，黄芪皂苷能够缓解尿道内口括约肌紧张度，促进尿道内口扩张开放；益智仁、乌药取自《妇人良方》缩泉丸，具有温肾祛寒，缩小便的功效，实验研究显示：缩泉丸能降低膀胱过度活动症大鼠膀胱充盈期盆神经的放电冲动，减少逼尿肌非排尿性收缩，降低膀胱压力。钩藤碱可以明显降低 OAB 大鼠的膀胱最大容量、漏尿点压、膀胱充盈压，降低逼尿肌肌条收缩频率。防己主要有效成分粉防己碱，具有 Ca^{2+} 通道阻滞作用，可对大鼠膀胱平滑肌起抑制作用，降低膀胱平滑肌收缩力。

（六）温阳蠲饮汤

[组成] 小茴香、橘核、荔枝核、乌药、益母草、红花、川楝子、川牛膝、茯苓、滑石、萆薢、炒薏米、生黄芪、生白术、黄柏、桂枝。

[功效] 温阳化气，活血利水。

[主治] 鞘膜积液（水疝），阳虚水停证。

[方解] 鞘膜积液属于中医“水疝”范畴。李曰庆教授认为水疝的原因主要为寒湿之气结于囊中，而出现积水现象。水疝的主要病机为脾肾阳虚，气化失司，寒湿凝滞，水瘀内停。治疗则以“温阳化气”为大法，佐以“活血行水”来论治。

方中重用桂枝为主药，桂枝辛温入膀胱经，可温命门之火，促膀胱气化，鼓动肾气，又能助脾气蒸腾，使水津得肾阳的蒸动而运行，则小便自利。小茴香、乌药、橘核、荔枝核、红花温阳活血，理气化瘀，散寒化湿，疏通经络。茯苓、生白术健脾补中，以助脾阳利水渗湿。阴囊为肝经所主，患者有胸胁胀闷、心烦易怒等肝气不疏之症，故用川芎、川楝子等，疏肝行气，解郁畅情；滑石、萆薢、黄柏清热利湿，防湿郁日久化热；益母草清热活血利水，使病邪从小便而去；川牛膝可引药下行而直达下焦病所。全方共奏温阳化气、活血利水之功，则水去肿消。

第四章　专病论治

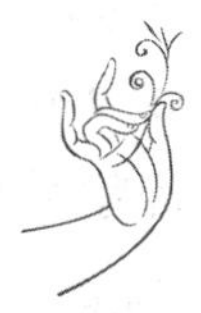

第一节　前列腺、精囊疾病

一、前列腺炎

前列腺炎是指前列腺在病原体或某些非感染因素作用下，患者出现以骨盆区域疼痛或不适、排尿异常等症状为特征的一组疾病。是中青年男性常见的一种生殖系炎症性疾病，50% 男性在一生中的某个阶段会受前列腺炎的困扰。临床上有细菌性和非细菌性、特异性和非特异性的区别，其中以慢性非细菌性前列腺炎最为多见，占 90%~95%。慢性前列腺炎发病机制、病理生理学改变还不十分清楚。临床上以发病缓慢、病情顽固、反复发作、缠绵难愈为特点。

前列腺炎属于中医学“精浊”“淋证”“白浊”等范畴。

（一）病因病机

李曰庆教授认为本病与肝、肾、膀胱等脏腑功能失常有关，病位主要在精室。在经脉则与足厥阴肝经、足少阴肾经、足太阴脾经、足太阳膀胱经、任脉、督脉最为密切。

其病因多为外感毒邪湿热，蕴结于下焦，或饮食不节，滋生湿热，湿热下注，致下焦膀胱气化不利，扰动精室，精与浊相混，而成精浊之证，湿热为其发作的主要诱因。湿热日久缠绵难愈，久则伤阴耗气，伤及脾肾，或肾虚及脾，湿热内生，肾气虚则湿愈难化，且精易下泄，由实转虚，虚实互结而发本病，肾虚为其发病基础。湿热不得清利，相火不得疏泄，湿热之邪入于营血，血与邪互结，血为之瘀结，乃至精道气血瘀滞，瘀滞是其发展趋势。

故湿热瘀结是本病主要病因，气滞血瘀贯穿本病始终，久治不愈则气虚血瘀。湿热、瘀血、肾虚是前列腺炎三大主因，湿热内蕴、瘀血内阻及肾虚三大病理变化往往互为因果，使前列腺炎病情缠绵难愈。所以，慢性前列腺炎的中医病机是肾虚为本，湿热为标，瘀滞为变。即湿热为患为始；瘀血内阻为趋势；湿热瘀结为特征；肾虚为内在基础。

（二）辨治要点

1. 基本病机 李曰庆教授认为慢性前列腺炎的基本病机是湿热瘀阻。前列腺炎病机虽然有肾虚、血瘀、肝郁、湿热等不同，但一般来说，湿热为患为共识；瘀血内阻为趋势；湿热瘀结为特征；肾虚为内在基础；气滞血瘀贯穿本病始终。

2. 辨病论治 前列腺炎不同分型临床表现、病因及治疗各异。前列腺炎临床表现以排尿异常的下尿路症状及前列腺骨盆区域疼痛不适为主，临床上很多疾病都可以引起骨盆区域的疼痛及下尿路症状表现，如精索静脉曲张、腹股沟疝、间质性膀胱炎、前列腺增生、膀胱过度活动征等。因此，临床治疗前列腺炎的首要明确诊断、确定分型，以免失治勿治。

3. 活血化瘀 中医称前列腺为精室，是奇恒之府，具有易虚易瘀的特点；其典型的临床表现以前列腺骨盆区域疼痛为主的，而其疼痛症状容易缠绵反复，符合中医“不通则痛”“久痛入络”等理论。李曰庆教授指出前列腺炎的病机特点逐步从湿热转变为血瘀肝郁为主要特点，而治疗则应该在活血疏肝的基础上辨证论治，从而能够更加有针对性的治疗。

4. 中西结合 李曰庆教授认为中西医在改善前列腺炎的不同症状上，各有优劣。如西医学在抗感染、解除排尿梗阻等方面有优势，而中医的优势在于改善躯体症状、缓解疼痛等方面。因此，对于以前列腺骨盆区域疼痛为主，兼以排尿异常、精神障碍等表现的前列腺炎，常常需要中西结合治疗。使用西药治疗排尿异常，采用中医中药缓解疼痛症状及躯体症状。另外，对明显伴有焦虑、抑郁等精神障碍的患者使用西药的抗焦虑抑郁药物要明显优于疏肝解郁的中药。

5. 身心同治 前列腺炎患者精神障碍表现突出，主要表现为焦虑、抑郁等精神障碍。其精神障碍表现与躯体症状密切相关，相互影响，进一步加重临床表现，甚至成为前列腺炎缠绵难愈的重要因素之一，严重影响患者的生活质量与心理健康。所以，前列腺炎身心同治应该作为治疗的关键，必须重视。必要的时候需要配合抗焦虑抑郁的药物，而尽早规范的药物干预，往往能够使患者受益，达到满意的治疗效果。

6. 综合治疗 李曰庆教授指出前列腺炎的临床治疗方法具有多样化的特点，既有多样的治疗药物，也有繁多的治疗方法，同时还要对患者进行健康教育。对于前列腺炎患者，首先要实施包括健康教育、调整饮食和生活方式在内的基础治疗，如科普疾病相关知识，限制饮酒和辛辣刺激食物，避免受凉、憋尿、久坐，适度体育锻炼，规律性生活，情志舒畅等；其次，要根据患者的临床症状表现，明确中医证型，制定个体化的综合药物治疗方案；最后，要重视外治法在前列腺炎治疗中的地位，目前临床中使用较多的外治方法有温水坐浴、栓剂纳肛、药物敷脐、生物反馈疗法、会阴超声治疗等等。这些外治方法对于缓解前列腺炎的疼痛不适等症状都有一定的疗效。尤其是栓剂纳肛这一方法，由于操作方便，疗效明显，患者易于接受，已经在临床推广普及。而温水坐浴则成为很多患者的家庭辅助疗法。

（三）经典案例

验案 1

李某，男，31 岁，职员，2009 年 7 月 24 日初诊。

［主诉］睾丸隐痛、腹股沟发凉半年。患者自半年前自觉左腿内侧及睾丸隐痛，腹股沟部位发凉，思想压力较大。舌暗苔薄白，脉弦滑。经查泌尿生殖系统 B 超及前列腺液、精液常规，未见异常。查体：双侧睾丸、附睾正常，无结节，无触痛，无精索静脉曲张。曾服癃闭舒、舍尼通、可多华治疗，效果不佳。

［诊断］Ⅲ B 型前列腺炎（精浊）。

［辨证］气滞血瘀。

［治法］行气活血止痛。

［处方］柴胡 10g　当归 10g　白芍 12g　萆薢 15g
川芎 15g　白芷 10g　川牛膝 10g　红花 10g
橘核 10g　王不留行 15g　枳壳 10g　乌药 10g

茯苓 15g　　延胡索 12g

14 剂，水煎服，日 1 剂。嘱其戒酒，忌食辛辣，避免久坐，保持正常性生活。

二诊：2009 年 8 月 7 日：药后症状消失，舌暗苔薄白，脉细。处方：柴胡 10g、白芍 12g、枳壳 10g、合欢花 10g、珍珠母 30g（先煎）、川芎 15g、橘核 10g、乌药 10g、红花 10g、山萸肉 10g、怀牛膝 10g、茯苓 15g，守方 1 月余，随访未再复发。

按：历代医家向来重视调畅气血在治疗中的作用,《素问·至真要大论》曰："必先五胜，疏其血气，令其条达，而致和平。"张子和亦认为"《内经》一书，惟以气血流通为贵"。近现代名医，譬如施今墨、关幼波等均极力主张在八纲辨证之外增加气血两纲。由此可见畅达气血是调治诸多疾病的有效方法，李曰庆教授受其启发临床辨治泌尿男科疾病多从调理气血入手，常收满意疗效。气血冲和则百病不生，一旦气滞血凝，脏腑经脉失其所养，疾病由生。因此，李曰庆教授诊治泌尿男科疾病非常重视气血流畅这个重要环节。患者睾丸隐痛腹股沟发凉，据其舌暗苔白、脉象弦滑知其非为阳虚，而是肝气不舒、阳气不得布散之故，径用四逆散加减即获显效。

验案 2

李某，男，24 岁，大四学生。2017 年 6 月 7 日初诊。

［主诉］尿不尽伴阴囊潮湿 1 年，加重 2 月。1 年前出现尿不尽感，伴有阴囊潮湿瘙痒，自服药物后症状稍有减轻，近 2 月来症状加重，尿不尽，每次排尿均要重复 2~3 次，睡前尿意频繁，不能入睡，自服头孢类抗生素 2 周，症状无改善，面临考研，严重影响学习，遂来诊。刻下：失眠多梦，精神紧张，口黏口苦，腰酸耳鸣，阴囊汗出，时有会阴部坠胀不适，尿不尽，大便黏腻，晨起大便时，尿道有白色分泌物，舌红体胖，苔黄厚腻，脉滑细数。理化检查未见明显异常。

［诊断］慢性前列腺炎（精浊）。

［辨证］心肾不交证（肾虚湿热，痰热扰心）。

［治法］清热利湿，交通心肾。

［方剂］知柏地黄丸合柴芩温胆汤。

［处方］知母 10g　黄柏 10g　生地 10g　蛇床子 10g
泽泻 10g　茯苓 10g　丹皮 10g　柴胡 12g
黄芩 10g　竹茹 20g　半夏 9g　陈皮 12g
牛膝 10g　土茯苓 30g　赤芍 20g　王不留行 30g

14 剂，免煎颗粒剂，早晚分服。盐酸舍曲林 50mg，睡前 1 次口服，配合生活方式改变。原方加减继服 40 剂，诸症悉除。

按：李曰庆教授认为慢性前列腺炎病机是肾虚为本，湿热为标，血瘀为变。总结归纳慢性前列腺炎的六字病机“肾虚、血瘀、湿热”。《景岳全书淋浊》中提到“有浊在精者，必由相火妄动，淫欲逆精，以致精离其位，不能闭藏，则源流相继，淫逆而下；热移膀胱，则溺孔涩痛，清浊并至”。病程日久，久病多瘀，气滞血瘀使疾病缠绵难愈。病情反复发作使患者心情抑郁，肝郁气滞，气郁化火，炼津为痰，痰热扰心，从而出现失眠，多梦口苦口黏，所以治宜清热利湿，交通心肾。

验案 3

张某，男，32 岁，2014 年 10 月 26 日就诊。

［主诉］下腹部及会阴部坠胀隐痛不适 6 月余。

［病史］下腹部及会阴部坠胀隐痛不适 6 月余，伴尿频，尿道不适，小便色黄，阴囊潮湿，舌红苔腻稍黄，脉弦滑。指诊：前列腺质地均匀，未触及结节，轻度压痛。尿常规未见异常。

［诊断］慢性前列腺炎。

［辨证］湿热瘀滞。

［治法］清热利湿，活血止痛。

［处方］知母 10g　黄柏 10g　川芎 12g　白芷 10g
生芪 20g　延胡索 10g　香附 10g　萹蓄 15g
萆薢 15g　川牛膝 10g　益母草 10g　王不留行 15g
白芍 12g　桂枝 10g　生甘草 6g

水煎服，日 1 剂。嘱其戒酒，忌食辛辣，避免久坐，保持正常性生活。

二诊：7 天后复诊，患者诉排尿症状减轻，仍有阴囊潮湿及会阴部不适，舌淡红，苔白腻，脉弦滑。再以上方去知母，加苍术 10g、乌药 10g、继服

14剂。

三诊：患者排尿症状及阴囊潮湿消失，会阴部疼痛不适减轻，舌淡红，苔白，脉弦滑。再以上方去萹蓄，加乳香、没药各6g，继服14剂后诸症消失。

按：慢性前列腺炎多发生于中青年，往往由于平素恣食辛辣厚味之品，或饮酒过度，损伤脾胃，运化失司，水湿停聚，郁而化热，湿热蕴结于下焦；或外感湿热火毒，火热之邪下迫膀胱，致膀胱气化不利；或因房事忍精不泄，败精酿湿化热，清浊不分，水道不利而发生本病。临床表现为尿频、尿急，或伴尿道灼热刺痒，偶有尿痛，会阴及小腹胀痛，腰骶部酸痛不适小便短赤，舌红苔黄腻，脉滑数或弦滑。治宜清利湿热，活血通淋。李曰庆教授用三妙丸合八正散加减治疗，收效颇佳。其经验方主要由黄柏、川芎、白芷、生黄芪、车前子、川牛膝、王不留行等药组成，具有清热利湿、活血化瘀之功效。其中黄柏、车前子清利下焦湿热，利尿通淋；川芎为血中之气药，行气活血止痛；白芷有消肿排脓止痛之功；川牛膝既活血化瘀通利小便，又能滋补肝肾；王不留行具有活血通经、消肿敛疮之功效；生黄芪既可补气升阳，又能脱毒生肌。尿道灼热涩痛者，加海金沙10g、鸡内金9g；尿道发痒者加威灵仙15g；伴排尿困难者加通草6g；尿血者加大蓟、小蓟各15g；大便干加生大黄3g；小腹及会阴胀痛明显者加川楝子10g。

验案4

王某，男，29岁，2015年4月12日就诊。

[病史]左侧睾丸及会阴部胀痛4月余，伴小便淋沥不尽，易出汗，早泄，舌淡苔薄黄，脉弦细。指诊：前列腺稍肿大，质地均匀，未触及结节，压痛明显。尿常规正常。

[诊断]慢性前列腺炎。

[辨证]气滞血瘀。

[治法]行气活血，祛瘀止痛，佐以清利之品。

[处方]知母10g　黄柏12g　萆薢20g　川芎10g
白芷10g　川牛膝10g　延胡索10g　川楝子10g
小茴香6g　乌药12g　乳没各6g　炙甘草6g
煅龙牡先煎，各30g

水煎服，日1剂。前列安栓纳肛，每日1次，每次1粒，嘱患者临睡前排便，温水坐浴15分钟后将前列安栓塞入肛门。嘱患者戒酒，忌食辛辣刺激食物，避免久坐，保持正常性生活。

二诊：7天后复诊，患者诉睾丸及会阴部胀痛减轻，自汗减轻，仍有小便淋沥不尽，早泄，舌淡红，苔薄黄，脉弦细。再以上方去乳、没，加车前子10g、王不留行15g，继服14剂。

三诊：患者睾丸胀痛消，会阴部略有不适，自汗止，排尿通畅，早泄减轻，近日情绪郁闷，舌淡苔白，脉弦细。再以上方去小茴香、煅龙牡，加柴胡10g、白芍10g、茯神15g，继服14剂诸症消。

按：慢性前列腺炎病久入络，脉络瘀阻，气滞血瘀，故疾病缠绵难愈。患者表现为会阴、少腹、腰骶、腹股沟、睾丸等部位不同程度的疼痛。

二、前列腺增生症

前列腺增生症是一种组织学诊断，俗称前列腺肥大，通常表现为主观症状为主的下尿路症状、影像检查证实的前列腺增大以及尿流动力学显示的膀胱出口梗阻。随着老龄化时代的到来，良性前列腺增生症在泌尿男科疾病中的地位越来越突出。组织学BPH的发生率随着年龄的增长逐渐增加，其中41~50岁年龄组为20%，51~60岁年龄组为40%，61~70岁年龄组为70%，80~90岁年龄组为85%，90岁年龄组为100%。

良性前列腺增生症属中医“癃闭、精癃”范畴。排尿困难为癃，癃者，小便不利，点滴而短少，病势较缓；急性尿潴留为闭，闭者，小便闭塞，点滴不通，病势较急。

（一）病因病机

李曰庆教授认为本病的病理基础是年老肾气虚衰，气化不利，血行不畅，与肾和膀胱的功能失调有关。

年老体虚，或久病体虚，肾阳不足，命门火衰，气化不及州都，膀胱气化无权，而致小便不通或点滴不爽，排尿无力；或下元虚冷关门不利，而致尿频、夜尿尤甚，或见小便自溢而失禁等症状；或下焦积热，日久不愈，津液耗伤，导致肾阴不足，出现排尿困难、小便频数不爽、淋沥不尽的症状。故肾虚为本。肾之气（阳）阴不足可以导致瘀血内停，正所谓气帅血行，气虚则血瘀，阳虚亦血凝。血属阴类，营阴虚耗不能载血以行或阴虚内热致槁血瘀结，蓄于下焦，阻塞水道以致膀胱决渎失司，血瘀日久，可以凝结成形，此为发病之标。故该病病机特点为肾虚为本，血瘀为标，湿热为诱发加重因素。

（二）辨治要点

1. 基本病机　肾虚血瘀是其基本病机，湿热、脾虚、气虚等病机为其诱发或加重因素。临床辨治以温阳补肾、化瘀散结为治疗原则，以辨证论治为核心，兼以清热利湿、健脾益气等。

2. 辨病论治　下尿路症状是良性前列腺增生的主要临床表现，但下尿路症状也可见于多种泌尿系疾病，如膀胱过度活动征、前列腺癌等，故临床辨治，首先需要辨病论治，明确诊断，尤其是需要警惕前列腺癌。前列腺直肠指诊、泌尿系超声、PSA应作为常规必检项目。

3. 注重开窍　李曰庆教授临床治疗前列腺增生时常用开窍法。开上窍以通下窍：临床无论有无上窍闭塞，均可配用开上窍的药物，有利于下窍的开启。常用杏仁、桔梗、贝母、紫菀等。通后窍以利前窍：前后二窍同由肾所主，前窍与后窍之间在解剖上互为邻近，在生理上相互配合，因此在病理上亦相互影响。生大黄活血行瘀，通下导滞，引瘀血浊热从大便而走，配合通利之品导瘀血湿热从小便而去，达到通后窍以利前窍的目的。直接开前窍法：配合直接开启前窍的药物，如琥珀、郁金、莪术、菖蒲、生黄芪、沉香、麝香、穿山甲等，可提高疗效。

4. 软坚化痰　李曰庆教授认为气血痰湿的凝聚是前列腺增生的基本病理改变。灵活将疏肝理气、活血散瘀、化湿利水、化痰软坚应用到前列腺增生的治疗中。理气药如柴胡、郁金、沉香、乌药、枳壳；祛瘀药如丹参、桃仁、生大黄、川牛膝、红花、琥珀粉；利湿药如茯苓、泽泻、瞿麦、萹蓄、车前子、木通、冬葵子；化痰软坚药如夏枯草、昆布、海藻、生牡蛎、贝母。

5. 益气升清　“膀胱者，州都之官，气化出焉”，李曰庆教授非常注重恢复膀胱的气化功能。常用桂枝、黄芪、肉桂、白术、乌药等。癃闭为湿浊停留不降之证，清阳之气的上升有利于浊湿之气的下降。常配伍升清之品葛根、升麻、柴胡、枳壳等，可促使湿浊下走阴窍。

（三）典型验案

验案 1

患者陈某，男，65 岁。

［病史］因小便滴沥不通 10 天，于 2009 年 4 月 13 日就诊。曾在北京某医院诊断为前列腺增生症，B 超示：前列腺 4.4cm × 3.8cm × 3.4cm。刻下症：尿频滴沥不畅，排尿无力，夜尿增多，且排尿时间延长难尽，逐渐加重，伴腰酸痛，膝软乏力，四肢怕冷，舌质暗淡，脉沉弱。

［诊断］前列腺增生。

［辨证］肾虚不固，痰瘀互结。

［治法］益肾调气，化痰消瘀。

［处方］乌药 15g　益智仁 15g　肉桂 6g　覆盆子 15g
山茱萸 10g　五味子 6g　穿山甲 12g　海藻 30g
浙贝母 30g　沉香 3g

水煎服，每日 1 剂。服 6 剂后排尿较前通畅，时间缩短，夜尿减少，腰酸膝软，四肢畏寒等症明显减轻。上方加莪术 12g、黄芪 45g，继服 20 余剂，排尿基本正常。

按：本病基本病机为肾虚血瘀，本案患者年逾六旬，肾气虚亏则腰膝酸软，尿频畏寒；痰瘀互结，尿路阻塞则排尿滴沥不畅，时间延长难尽。方以乌药、益智仁为主，以温肾调气；肉桂、沉香一气一血，以补命门之火而纳肾气司开阖；山茱萸、五味子、覆盆子助益智仁补肾固精而缩尿；穿山甲、莪术消瘀散结；海藻、浙贝母化痰软坚。诸药合用，使肾气得温，膀胱开阖有度，痰化瘀消故病症得愈。李曰庆教授提出，补肾活血法为治疗前列腺增生症的主要大法。李曰庆教授多年临床实践证明，只要气行血畅，症状多可得到改善。在临床上常选用具有补肾活血功用的方药治疗，取得了较好临床效果。

验案 2

患者男性，73 岁。

［病史］13 年前开始夜尿次数增多，始为 2~3 次，渐渐出现排尿踌躇，等待，尿细无力，尿不尽感，无尿急及尿失禁，无膀胱刺激症状及血尿，以后

夜尿次数逐渐增多，现为7~8次，白天为1小时1次，尿急，排尿费力，尿不成线，点滴而下。伴小腹坠胀，阴囊湿冷，面色无华，形寒肢冷。舌淡胖苔白，脉细涩。指诊检查前列腺增大，光滑无结节，中硬有弹性，边清无压痛，中央沟消失。肛门括约肌张力、肛门随意收缩、球海绵体肌反射均正常。尿常规和肾功能正常，血清PSA 1.0ng/ml，最大尿流率7.5ml/s，残余尿量69ml。B超显示前列腺5.8cm×5.6cm×4.1cm，未见结节回声。

[诊断]前列腺增生。

[辨证]肾虚不固，瘀阻水道。

[治法]益气补肾、祛瘀通窍。

[处方]黄芪60g　水蛭5g　乌药20g　益智仁20g
肉桂6g　沉香3g　山茱萸10g　海藻30g
川牛膝20g　菟丝子20g

水煎日服1剂。服7剂后排尿较前通畅，夜尿次数减少，腰酸膝软，四肢畏寒等症明显减轻。上方加莪术15g、党参20g，继服20余剂，排尿症状明显改善。

按：李曰庆教授经多年临床研究认为，肾气虚是前列腺增生症发病的基础病因；瘀滞造成膀胱出口梗阻，引起排尿困难或尿潴留，是前列腺增生症的局部有形病变。肾虚是前列腺腺体增生的基本条件，本病好发于50岁以上的中老年人，因肾气衰，气化失司，气血运行不畅，瘀滞日久而成癥瘕。本案患者年逾七旬，肾气虚亏则腰膝酸软，尿频畏寒；瘀阻水道则排尿滴沥不畅。方以黄芪、水蛭补气活血，乌药、益智仁温肾调气；肉桂、沉香一气一血，以补命门之火而纳肾气司开阖；山茱萸、菟丝子助益智仁补肾固精而缩尿；穿山甲、莪术、海藻消瘀散结；牛膝活血祛瘀，引药下行，直达病所。诸药合用，使肾气得温，膀胱开阖有度，血行瘀消而病症减轻。平时告诉病人要注意饮食起居，肾虚虽然是本症的主要发病内因，但不能忽视诸多的外因、诱发因素。久坐、长途骑自行车、受凉、冷水浴、饮酒、过食油炸辛辣食品、疲劳、憋尿、便秘等等，往往加重症状或诱发急性尿潴留。因此，应指导患者注意起居饮食宜忌，性生活的节制，并指导患者实施持之以恒的自我穴位按摩（如气海、关元、足三里、三阴交等穴）。实践证明，综合性的医疗保健措施，对本症康复有良好的辅助作用。

验案3

患者，男，49岁。

［主诉］排尿不畅、夜尿增多半年余。

［病史］2011年2月来排尿不畅，尿线细，尿等待，尿后余沥不尽，夜尿增多，每晚5~6次。曾在北京某医院诊断为前列腺增生症，服用保列治及α-阻滞剂等疗效不满意，故来求诊。

［刻下］夜尿多，排尿不畅，余沥不尽，纳可，睡差，大便正常，舌淡、苔白、脉滑；肛门指诊：前列腺中度大小，表面光滑，质硬，无压痛，无结节；B超（经直肠）示：前列腺4.8cm×3.9cm×3.6cm，回声增粗。

［诊断］前列腺增生症，癃闭。

［辨证］气虚血瘀，阴虚痰凝，肾虚气化不利证。

［治法］益气补肾，活血祛瘀，化痰散结。

［处方］黄柏12g　知母10g　乌药12g　益智仁10g
夏枯草15g　肉桂6g　肉苁蓉12g　穿山甲10g
皂角刺6g　怀牛膝10g　王不留行12g　茯苓15g
生黄芪30g

二诊：服药14剂后，夜尿减少，每晚3~4次，排尿通畅，尚有余沥不尽，舌淡、苔白、脉滑。予原方加车前草15g、路路通10g、白果10g。再服14剂后，夜尿基本正常，每晚1~2次，余症消失，舌淡、苔白、脉滑。继予原方14剂，巩固疗效。

按：方中黄柏、知母、肉桂，乃滋肾通关丸方，滋阴通阳化气；生黄芪、怀牛膝、肉苁蓉益气活血补肾，以助气化；乌药、益智仁温肾缩尿；穿山甲、皂角刺、王不留行活血祛瘀通络；夏枯草、茯苓清热利湿排浊。全方奏滋阴补肾、通阳化气、祛瘀排浊之功。此方有补有消，有升有降，有通有涩，极尽气化之妙，故疗效卓著。二诊加车前草利尿，路路通理气、通络、利水，白果敛肺缩尿，也是取通涩兼施之意。况白果"通任督之脉，走膀胱而引群药"又可作引经药。同时，告诉患者平时要注意调护，不能忽视诸多的外因、诱发因素，指导患者注意起居饮食宜忌、性生活的节制。综合性的医疗保健措施，对前列腺增生症康复有良好的辅助作用。

三、前列腺癌

前列腺癌是一种老年男性泌尿生殖系统常见的恶性肿瘤。前列腺癌发病率有明显的地理和种族差异，澳大利亚/新西兰、加勒比海及斯堪的纳维亚地区最高，亚洲及北非地区较低。中医学中无前列腺癌病名记载，但根据其临床表现归属于“癃闭”“淋证”“癥瘕”“肾岩”等范畴。

（一）病因病机

李曰庆教授认为前列腺癌的发生与素嗜膏粱厚味、辛辣之品，或嗜酒吸烟，少食青绿蔬菜而致湿热内蕴，热久化毒，结于下焦，致病于尿道周围；长期郁闷不舒，或暴怒忧郁，气滞肝脉血瘀不行，结于尿道周围而发病，房劳过度，肾阴阳俱损，调节失调，运化濡养失常，瘀血败精聚于下焦，发病于尿道周围有关。

（二）辨治要点

1. 基本病机 痰瘀互结是基本病机，病程后期可伴肝肾亏虚。临床辨治，病程早期以化瘀祛痰散结为治疗原则；病程中后期，病机特点为虚实夹杂，则以扶正祛邪抑瘤为治疗原则。

2. 早期筛查 建议50岁以上男性每年应接受例行DRE和PSA检查。对于有前列腺癌家族史的男性人群，应该从45岁开始进行每年一次的检查。

3. 明确诊断 对于疑似前列腺癌患者，完善PSA、前列腺超声（推荐经直肠超声检查）、前列腺磁共振等相关检查，必要时需要行前列腺活检以明确。前列腺活检是诊断前列腺癌的金标准，现采用多点穿刺，以提高检出率。前列腺磁共振检查有利于前列腺癌的临床分期。

4. 规范治疗 对于诊断明确的前列腺癌患者需要面临治疗方案的选择，主要依据前列腺癌的临床及病理分期、年龄、身体状态，同时还需要考虑到患者的预期寿命。建议根据前列腺癌诊断治疗指南，严格掌握手术、化疗、放疗、内分泌治疗等治疗方案的适应证。目前多采用综合治疗，即多种治疗方案参与到前列腺癌的治疗全程。

5. 中西医结合 李曰庆教授指出对于明确诊断的前列腺癌，以西医学疗法为主导，中医疗法为辅，参与治疗全程。目前中医药抗肿瘤的效果尚缺乏强有力的循证医学证据，但是可以明确的是，中医药对于减轻肿瘤相关并发症、降低放化疗不良反应、提高患者生活质量方面具有确切疗效。因此，应该重视中医药在前列腺癌治疗全程中的地位和积极作用。中医药主要用于前列腺癌术后下尿路症状明显、放化疗以及内分泌治疗所致不良反应，前列腺癌晚期患者等，以辨证论治为核心，以扶正祛邪抑瘤为原则，以改善症状为目的，以提高生活质量为目标。

（三）典型验案

患者，男，65 岁，2004 年 6 月 11 日初诊。

［病史］既往有前列腺增生病史，2003 年查前列腺Ⅱ度肿大，右下叶极质韧，查前列腺特异性抗原（PSA）7.93μg/L，有尿频、尿急病史 1 年，建议定期复查，2004 年 5 月诊断为前列腺癌伴全身转移，病理显示为中分化腺癌，予戈舍瑞林皮下注射，未行手术治疗。

刻下症：尿频，夜尿 3~4 次，右侧肩胛骨转移，轻中度疼痛，予戈舍瑞林皮下注射后发热，血压升高，舌苔白，脉弦。

［处方］生黄芪 40g　三七 6g　肉苁蓉 12g　莪术 12g
浙贝母 10g　橘红 10g　白花蛇舌草 12g　生薏米 30g
猪苓 12g　龙葵 12g　鳖甲 15g　红景天 10g
山慈菇 9g　车前子 10g　僵蚕 15g　蜈蚣 3g
全蝎 6g　生甘草 10g

二诊：2004 年 7 月 20 日，症见燥热、汗出，夜尿 3–4 次，查 PSA3.6μg/L，血压高，舌底静脉粗，苔白，脉濡。

［处方］生黄芪 40g　三七 6g　肉苁蓉 12g　莪术 12g
浙贝母 10g　橘红 10g　白花蛇舌草 12g　生薏米 30g
猪苓 12g　龙葵 12g　鳖甲 15g　红景天 10g
山慈菇 9g　车前子 10g　僵蚕 15g　蜈蚣 3g
全蝎 6g　生甘草 10g　女贞子 30g　夏枯草 15g
旱莲草 10g　益智仁 10g

三诊：2004 年 10 月 12 日，一般情况可，PSA 正常，汗出多，夜尿 2~3 次，舌稍暗，苔白，脉濡。

［处方］生黄芪 40g　三七 6g　肉苁蓉 12g　莪术 12g
浙贝母 10g　橘红 10g　白花蛇舌草 12g
生薏米 30g　猪苓 12g　龙葵 12g　鳖甲 15g
红景天 10g　山慈菇 9g　车前子 10g　僵蚕 15g
蜈蚣 3g　全蝎 6g　生甘草 10g　女贞子 30g
夏枯草 15g　旱莲草 10g　益智仁 10g　怀山药 15g
乌药 10g　威灵仙 15g

患者坚持治疗数年，不适症状减轻，生活质量可。

按：该患者前列腺癌并伴骨转移，李教授提出前列腺癌是机体的一种状态，可用中药扶正祛邪，倡导晚期前列腺癌患者可与肿瘤和谐共存。本虚标实、虚实夹杂是前列腺癌患者病因病机的总特点，肾精亏虚是前列腺癌的根本病机，邪毒侵袭是必然条件。前列腺癌患者的“本虚”还具有以下特点：①自身正气亏虚。②癌肿耗散正气。③西医学的放化疗治疗耗伤正气。其次，前列腺癌毒邪侵袭人体所导致的“标实”是前列腺癌患者发病的外在条件。外因常通过内因起作用。老年人正气不足，卫外失固，脏腑功能减弱，外感邪毒乘虚内侵机体；或脏腑虚衰，功能受损，气血津液运化失司，或湿热、痰浊内生，局部气滞血瘀，致使癥瘕、积聚形成。李曰庆教授认为前列腺癌的治疗应用扶正法邪之法，补肾为主，祛邪为辅。前列腺癌的治疗方面多采用补益肾精、软坚散结、补气活血、利尿通淋之法，必要时应配合手术或内分泌治疗。补肾健脾益气药物对于久病、慢性病后虚弱羸瘦，需营养补调而脾运不健者是佳品；针对该患者痰瘀互结，用夏枯草、浙贝母等药，这些均符合肿瘤的治疗原则；淡渗利湿药物采用猪苓、生薏仁等，肾虚者水液运化失常，故加入此类药物补肾健脾，运化水湿，水湿得化，痰瘀得散；通行走窜止痛之品，如威灵仙、蜈蚣、全蝎等，治疗癌性疼痛。喜用入络通络、走而不守之品，取“久病入络”“搜络止痛”“通则不痛”之意，虫类药中喜用全蝎；抗肿瘤药用龙葵、山慈菇等。

四、精囊炎

精囊炎是指发生于精囊的炎性病变，常与前列腺炎同时发病。临床上分为急性精囊炎和慢性精囊炎两类，以非特异性的慢性精囊炎最为常见。本病以精液中含有血液为特征，中医称之为“血精症”。

（一）病因病机

李曰庆教授认为精囊炎的基本病理变化为精室血络受损，血溢脉外，随精而出。其病机为热入精室，损伤血络；或瘀血内停，阻滞血络，血不循经；或脾肾气虚，血失统摄，血溢脉外；或肾阴不足，相火亢盛，破血妄行，均可导致血精。

（二）辨治要点

1. 基本病机 李曰庆教授认为血精的基本病机是精室血络受损，瘀血内停。病位在精室。故其治疗应以化瘀止血为基本治则，在此基础上辨证论治，兼以清热利湿、健脾补肾、滋阴清热等。

2. 明确诊断 精囊炎的临床表现以血精、骨盆区疼痛不适、尿路症状为主。血精病因复杂，多种疾病都以血精为临床表现，虽然精囊炎是最常见的病因，但是仍然应该尽可能地明确原因，避免误诊，延误病情，尤其是警惕肿瘤、结核等疾病。骨盆区疼痛不适、尿路症状表现与前列腺炎、附睾炎等疾病临床表现相似，要注意鉴别。

3. 中西结合 急性精囊炎为明确的致病菌感染精囊所致者，应该规范的抗感染治疗。而慢性精囊炎多数为非特异性感染所致，抗生素抗感染治疗效果不理想，应该以中医药治疗为主，以化瘀止血为治疗原则，重视辨证论治，临床效果比较满意。

4. 介入诊断 治疗对于顽固性血精性精囊炎患者，药物治疗效果不理想，或者病情反复不愈者，建议使用经尿道输尿管镜精囊镜检。既可以直观地查找病因，明确诊断，避免误诊，同时还可以针对病因进行治疗。

（三）典型医案

验案 1

患者，张某，男，30 岁，2015 年 4 月 6 日初诊。

［主诉］发现精液带血 2 周。

［病史］患者 2 周前同房发现精液呈酱油色，后同房两次均出现精液带血，伴有射精痛，会阴部及大腿内侧有放射痛，睾丸胀痛，小便短赤，尿频、

尿急，偶有排尿时疼痛，舌红、苔黄腻，脉滑数。追问病史：患者近1个月，经常外出应酬，酗酒熬夜，睡眠不佳。体检：外生殖器官无异常，左侧Ⅱ度精索静脉曲张，右侧正常。精液常规：精液量少，色鲜红，精子密度向运动精子（PR）30%，红细胞满视野，白细胞（++）。尿常规：(－)，血常规：(－)，精囊腺前列腺B超：未见明显异常。

［诊断］精囊炎，血精。

［辨证］湿热下注，血热妄行。

［治法］清热利湿，凉血止血。

［处方］酒大黄10g　黄柏10g　生薏米20g　川牛膝15g
生地黄20g　大小蓟各15g　当归10g　白茅根20g
仙鹤草30g　紫草12g　虎杖15g　黄连10g
三七粉（冲）6g　蒲黄10g　白花蛇舌草20g

7剂，水煎服，日1剂，早晚分服。嘱其放松心情，保持良好心态；适当休息，避免性冲动，禁忌烟酒、辛辣刺激性食物；可以同房，但不宜过频、过激烈。

二诊：未排精，纳食可，眠好转，小腹、腹股沟区胀痛减轻，尿频、尿急、排尿疼痛消失，舌红苔薄黄，脉滑数。上方加桂枝10g，继续服药7剂。

三诊：患者排精1次，颜色变淡，精液中偶见深红色血块，无射精疼痛，偶有小腹、腹股沟区胀痛，舌红苔白，脉滑，上方减酒大黄、黄连、侧柏炭、紫草、仙鹤草、大小蓟，加茯苓10g、桃仁10g，继服7剂。

四诊：排精1次，未出现血精。建议患者停药，2周复查精液正常，随访观察1个月后随访，未复发。

按：血精是临床常上的一种症状，多为精囊或前列腺疾病，最主要见于精囊炎；其他常见病因还有前列腺炎、精囊及前列腺的结核、结石、损伤、肿瘤等。另外，紫癜、白血病、坏血病等血液病或精索静脉曲张、精阜疾病、门静脉高压、长期挤压等也可以导致血精症的发生。对于血精症患者一定要详加询问病史，全面考虑，明确诊断，选择合适治疗方式，切莫盲目用药，掩盖病情，耽误疾病最佳治疗时期。李曰庆教授将理血、清源、固本为治疗血精基本治则。“初用止血以塞其流，中用清热凉血以澄其源，末用补血以怀其旧”。本例患者为新发血精，根据病史、症状、理化检查诊断为精囊炎

（湿热下注）。患者因酗酒熬夜，以致湿热内生，下注精室，灼伤精络，迫血妄行，故见血精；湿热瘀滞，精道不畅，故见射精痛，阴茎疼痛，睾丸胀痛，小腹、腹股沟区胀痛；湿邪下注膀胱，则小便短赤，尿频、尿急，偶有排尿时疼痛；苔黄腻，脉滑数等均为湿热之象。治疗以清热利湿、凉血止血为主。方用小蓟饮子合大黄黄连泻心汤为主，清热祛湿，凉血止血；白茅根、白花蛇舌草、虎杖解毒利湿；仙鹤草收敛止血；紫草、三七活血散瘀止血；黄柏、川牛膝清热活血，引药下行，直达病所。二诊加桂枝温阳化气，以防苦寒清利太过。三诊减苦寒收涩之品，加茯苓、桃仁取桂枝茯苓丸之意，缓消瘀血。用药灵活加减，祛邪不伤正，理血清源，故能显效。

验案 2

患者，男，50 岁，2015 年 10 月 13 日初诊。

［主诉］血精反复发作 4 年，加重半年。

［病史］患者 4 年前无明诱因出现精液带血，4 年来反复发作，时轻时重，曾服用抗生素、止血药物，效果不佳，理化检查未见异常，外院诊断为“特发性血精”。近半年来加重，几乎每次排精均可见精液带血，颜色鲜红色夹有血块。刻下：患者精神焦虑，睡眠不佳，食少腹胀，腰膝酸软怕冷，偶有会阴部坠胀不适，大便溏泻，尿频，夜尿 2~3 次。舌淡红，边有齿痕，脉沉细。查精液常规：量 2ml，颜色鲜红，镜下红细胞满视野，白细胞 1~2 个 /HP。

［诊断］血精症。

［辨证］脾肾阳虚，气不摄血。

［治法］补脾益肾，益气止血。

［处方］党参 10g　炒白术 20g　生黄芪 30g　山药 20g
升麻 6g　柴胡 12g　炒杜仲 10g　菟丝子 20g
血余炭 20g　仙鹤草 20g　蒲黄炭 10g　熟地 10g
山萸肉 10g　桂枝 12g　茯苓 10g　芡实 10g
炒枣仁 20g　当归 10g　白芍 10g

14 剂，每天 1 剂，水冲服。嘱其放松心情，抛弃压力，保持良好心态，树立起乐观态度，看淡疾病，遵循医嘱。

二诊：排精 1 次，颜色淡红夹有血块，睡眠不佳，食欲好转，腰膝酸软，大便溏泻，夜尿1~2次，舌淡红，边有齿痕，脉沉细。上方加三七粉6g，继服14剂。

三诊：排精1次，精液颜色正常，睡眠不佳，余无明显不适。舌淡红，苔薄白，脉沉细。精液分析：量2ml，活率75%。上方减仙鹤草、杜仲炭，加生龙骨20g、生牡蛎20g，继服14剂。

四诊：排精2次，未出现血精。余无明显不适。停中草药，改补中益气丸善后，随访半年，未出现血精。

按：李曰庆教授强调血精症治疗之中不可过敛、过行或过补，过敛则留瘀，过行则血甚，过补则滋腻。脾肾阳虚故见食少腹胀，腰膝酸软怕冷，会阴部坠胀不适，大便溏泻，尿频，夜尿多。舌淡红，边有齿痕，脉沉细是脾肾阳虚之佐证。脾肾阳虚，固涩无权，统摄失司，血溢精流，而成血精。治宜补脾益肾，益气止血。方中党参、炒白术、生黄芪、山药、芡实、茯苓补气健脾；菟丝子、山萸肉、熟地、桂枝、炒杜仲补肾温阳；升麻、柴胡升阳举陷；血余炭、仙鹤草、蒲黄炭收敛止血；当归、白芍养血活血，以防过敛留瘀。守法守方，灵活加减，本案患者血精反复发作，历时较长，血精控制以后，以补中益气丸善后。

第二节　性功能障碍疾病

一、性欲减退

性欲减退，是指在有效的性刺激情况下，没有性交欲望或者厌恶房事，表现为对性生活要求明显减少的现象，持续至少3个月。

正常人的性欲要求常因各自的体质强弱和所处环境不同而有很大的差异。所以，判断性欲减退与否，只宜与自身以往的性欲做纵向比较，不宜与他人进行横向比较。患者大多既往性欲正常，因各种原因出现与年龄不相符的性欲减退或丧失。性欲减退往往与其他男科疾病互为因果，如勃起功能障碍、慢性前列腺炎等。

（一）病因病机

李曰庆教授认为性欲低下常见病机有先天不足，天癸不充；或房劳过度，损伤肾气；或久病耗伤阴血；或年老体弱、脏腑亏损，命门火衰而不思房事。思虑过度，暗耗阴血致脾胃损伤，化源不足，肾气不充而致性欲减退。素体虚弱，胆怯易惊，心胆气虚，进而畏惧房事，性欲丧失。夫妻感情不和，或情志抑郁，肝气不舒，肾阳不振而性欲低下。素体肥胖，嗜食肥甘厚味，痰湿内生，气机不达而致性欲减退。

（二）辨治要点

1. 筛查睾酮水平　睾酮是男性性欲的生理基础，临床中对于性欲低下的患者，要常规查男性激素水平，评估睾酮水平，如果明确存在睾酮水平低下，没有药物禁忌症，要补充睾酮治疗。

2. 重视心理因素　影响性欲的因素众多，其中精神心理占重要地位，因此要重视心理治疗。改善夫妻性生活关系，改变对性生活的错误认知，在医生指导下，开展性感集中训练，增进夫妻情感，达到良好的性生活体验，增强信心，患者性欲往往能明显好转。

3. 关注性功能　男性性心理比较脆弱，一旦出现阳痿、早泄等性功能障碍，甚至只是一次不和谐、不理想的性生活，都可能会导致男性性自信下降，出现逃避性生活的现象，进而表现出一种假性性欲低下。因此临床中要关注男性的性功能问题，这类患者，只要性功能改善，逐步恢复性自信，性欲自然恢复正常。

（三）典型验案

验案 1

张某，男，35 岁。因阳痿并性欲低下 5 年余，于 2007 年 7 月 14 日就诊。

［病史］患者诉婚前即有勃起功能障碍病史，婚后依然，渐至兴趣全无。曾先后服用补肾壮阳药物年余，无明显改善。现症见腰膝酸软，神疲乏力，头晕，五心烦热，舌红苔薄，脉细数。

［诊断］性欲低下。

［辨证］肾阴虚证。

[治法] 滋阴降火，补肾充髓。

[处方] 黄柏 10g　知母 10g　熟地 15g　龟板先煎 20g
锁阳 10g　当归 10g　怀牛膝 10g　白芍 12g
菟丝子 10g　五味子 6g

14 剂，水煎服，分服。

二诊：诉阴茎勃起改善，性欲渐佳，能完成性生活。继续以上方加减调治，3 个月后诉妻子已怀孕。

按：本案患者性欲低下与勃起功能障碍有直接关系，长时间负面情绪如压力、焦虑、抑郁、缺乏自信等导致勃起功能障碍，勃起不能必然导致性欲下降。患者阴精亏虚，阴不济阳，宗筋失养，治以滋阴补肾，重用龟板以降阴火，补肾水，李中梓《本草通玄》："龟甲咸平，肾经药也。大有补水制火之功，故能强筋骨，益心智，止咳嗽，截久疟，去瘀血，止新血。"佐以黄柏、知母清泄相火，菟丝子、五味子补肾益精养肝，锁阳、白芍润燥养筋养血，从而使阴虚可滋、虚热可清、筋骨得养。

验案 2

王某，男，42 岁，工程师，2006 年 10 月初诊。

[病史] 自诉长期睡眠不佳，神经衰弱，3 年来性生活不满意，近半年勃起不坚，性欲减退，伴头晕耳鸣，心悸，健忘，寐差多梦，神疲，两目干涩。舌质红，苔少，脉细数。

[诊断] 性欲低下。

[辨证] 心肾不交证。

[治法] 交通心肾。

[处方] 黄连 3g　肉桂后下 3g　益智仁 10g　熟地 10g
杜仲 15g　当归 15g　枸杞子 10g　山萸肉 10g
鳖甲先煎 10g　龟板先煎 10g　金樱子 10g　沙苑子 10g

14 剂，水煎服，分服。

二诊：患者诉睡眠明显好转，性欲转好，勃起改善。

按：本案患者长期睡眠不佳，致心火亢于上，肾水亏于下，患者眠差，心悸，健忘，舌红，少苔，脉细，证属心肾不交。故治以交通心肾，滋阴降火。阴阳相济则宗筋得润，阴茎勃起改善，性欲恢复如常。

验案 3

张某，男，45 岁，2008 年 3 月初诊。性欲下降伴勃起功能障碍 1 年余，服万艾可偶尔能完成性生活。现症见面色无华，神疲懒言，畏寒，腰膝酸软无力，舌淡，脉沉细。

［诊断］性欲低下。

［辨证］命门火衰证。

［治法］温补肾阳。

［处方］肉苁蓉 15g　巴戟天 15g　牛膝 10g　杜仲 10g
熟地 15g　枸杞子 12g　山萸肉 12g　五味子 6g
石菖蒲 6g　远志 6g　山药 10g　茯苓 10g
水煎服，日 1 剂，早晚分服，连服 14 剂。

二诊：患者诉阴茎已能勃起，性欲明显好转，夫妻感情改善。改服金匮肾气丸 3 个月。

按：本案为典型的命门火衰。肾阳为人身之根本，肾阳不足则气血生化不足，温煦失职，功能衰退。方中巴戟天、山萸肉补肾阳，枸杞子、牛膝、杜仲补益肝肾、强筋骨，熟地、山药补阴血，五味子养阴固精，远志、菖蒲开窍醒神，全方共奏温肾健脾之功。

二、阳痿

阳痿（ED）是男科的常见病、多发病，我国城市男性的 ED 总患病率为 26.1%，而 40 岁以上男性 ED 的患病率为 40.2%~73.1%。定义为：阴茎持续至少 6 个月不能达到和维持充分的勃起以获得满意的性生活。本病最早见于《内经》，称为“阴痿”“阴器不用”“筋萎”。将其形象的描述为：阴茎痿而不举；举而不坚；坚而不久。

（一）病因病机

古代医家论治阳痿一病多责之于肾，认为肾虚在阳痿的发病中起重要作用，辨证多为肾阳虚衰。但随着社会环境的变迁。阳痿的病因由虚证因素向实证因素发生了转化，病机中虚寒证逐渐减少，实热证逐渐增多。阳痿的病机已转变成以肝郁、血瘀、湿热、肾虚为主的病理变化。其中,“湿热、痰浊”常作为疾病的启动因素，肝郁为病理特点，肾虚为变化趋势，而瘀血阻络则贯穿疾病始终。

李曰庆教授认为阳痿基本病机多与心、肝、脾、肾四脏功能失调，气血阴阳亏虚，内生湿热、痰浊、瘀血阻络，密切相关。此外，阳痿的发病尚与先天禀赋不足，年高体衰，鳏夫孤居或夫妻长期两地分居，久旷房事有关。青年时期以肝郁、血瘀等实证为主，中年时期多见肝郁、湿热、血瘀之候，年老后则虚实夹杂证为主，虚多实少。

（二）辨治要点

1. 基本病机 李曰庆教授认为阳痿病机虽然有血瘀、肾虚、肝郁、湿热等不同，但一般来说，湿热为启动病机，常兼夹合并存在；肝郁为病机特点，发病过程常伴有肝郁，但中老年可不存在；肾虚为病机趋势，但未婚新婚者不一定必备；血瘀为病机核心，阳痿必备因素，贯穿疾病始终。

2. 明辨病位 李曰庆教授认为阳痿的发生与多脏腑的功能失调密切相关。因郁怒等情志所伤者，病位涉及肝；猝然惊恐或长期处于慢性惊恐者，其病位多涉及胆、肾；湿热内盛者，常困阻中焦，伤脾碍胃，又能聚于肝经，下注宗筋；纵欲过度、房劳损伤、命门火衰者，则病位涉及肾。故临床上可单一脏腑发病，亦可累及多个脏腑经络。

3. 分清虚实 本病有虚实之分，肝郁气滞、湿热下注、痰浊阻络者属实证；肾阳亏虚，命门火衰，心脾气血两虚则属虚证，但无论虚实均应考虑瘀血阻络因素，以活血化瘀、通络起痿为基本治则。

4. 整体辨治 阳痿虽然是一个局部症状，但究其内因往往牵涉到全身多个系统，阳痿与高血压、心脑血管病、糖尿病、高脂血症等有密切相关性。在治疗阳痿时积极治疗基础病可以显著提高治疗的有效率。

5. 身心同治 阳痿的患者中存在“因郁致痿，因痿致郁”的恶性循环，在对ED患者进行治疗的时候，迅速恢复勃起功能很有必要，通过勃起功能的恢复使其逐步建立性自信，解除过大的心理压力和焦虑抑郁等负面情绪。另外，心理疏导必不可少。ED会导致男性负面情绪的出现，而负面情绪的长期困扰也会加重ED的发生，不利于ED的治疗和恢复。所以，对ED患者采取相应的心理疏导方法显得尤为重要。

综上，在阳痿的辨治是要抓住基本病机，明辨虚实，重视局部症状与全身健康的关系，以及身体疾病与心理问题的关系，治疗应"整体论治，身心同治"，分清标本主次，先后缓急，采取个体化的治疗方案。

（三）典型医案

验案 1

患者，徐某，35 岁，2016 年 4 月 14 日就诊。

［主诉］勃起硬度下降 1 年。

［病史］患者 1 年前逐渐阳事不举，或举而不久，难以完成房事。服万艾可后阴茎能举，可以完成，然欠坚硬，停药后反复，久之性欲下降，晨勃减少，夫妻感情不和。刻下：心情抑郁，腰膝酸软，易疲惫，纳眠可。舌质红偏暗，边有瘀斑，苔薄白，脉弦细。否认相关病史及服药史。

［诊断］勃起功能障碍（阳痿）。

［辨证］瘀血阻络，肾气亏虚。

［治法］活血化瘀，益肾兴阳。

［处方］丹参 15g　蜈蚣 2 条　水蛭 5g　柴胡 10g
当归 10g　蒺藜 15g　蛇床子 10g　巴戟天 30g
淫羊藿 15g　赤芍 15g　仙茅 10g　九香虫 10g
水煎服，日 1 剂，早晚分服，连服 14 剂。

二诊：患者诉阴茎勃起，阳事已兴，射精快，睡眠欠佳。舌质红，苔薄白，脉弦细。处原方基础上去仙茅，加金樱子 15g、五味子 10g、炒枣仁 20g。水煎服，日 1 剂，早晚分服。14 剂。

三诊：阳事正常，诸症悉除，夫妻感情改善。

按：针对大多数精神性阳痿患者肾虚肝郁的病机，应用补肾助阳、疏肝解郁的方法进行治疗，常能取得满意的疗效。患者腰膝酸软、容易疲惫均为病程日久、肾气亏虚的表现。肾气亏虚，无以鼓动气血，血行不畅，不荣宗筋，故见阳事不举。方中以蜈蚣之性走窜，通瘀达络，水蛭祛瘀通经，两者共为君药；当归、赤芍活血化瘀入络，助君药通经达络之力，为臣药；九香虫理气壮阳，加淫羊藿、巴戟天、仙茅益肾兴阳，共为佐药；柴胡疏肝行气，气行则血行，为使药。诸药配伍，共奏活血化瘀、益肾兴阳之效，而后减补肾壮阳药力，加金樱子、五味子、炒枣仁补肾涩精，养心安神，延长射精时间。

验案 2

孙某，31 岁，2016 年 10 月 17 日初诊。

［主诉］勃起功能障碍 5 年，完全不能勃起 1 年。

［病史］患者结婚已 5 年，婚后即出现阴茎勃起不坚的情况，房事时勃起硬度不满意，但仍可插入，育一子后性功能逐渐减退，时不能插入，性欲下降，夫妇感情受到影响，其妻时常责备，却拒绝由女方主动行房事，致患者情绪渐显抑郁。近 1 年来患者房事时已完全不能勃起，亦无晨勃，几乎没有性欲，不能完成性生活，情绪抑郁，善太息，时有失眠，眠差多梦，神疲懒言，腰酸乏力，易困倦，易出汗。否认烟酒史，否认高血压病，否认糖尿病，否认高脂血症。刻下症见：精神委顿，面有倦容，偶有口苦、口渴，舌质淡，苔薄黄，脉弦细，尺部沉细无力。

［诊断］阳痿。

［辨证］肾虚肝郁兼有血瘀。

［治法］补肾助阳，疏肝振痿。

［处方］淫羊藿 15g　巴戟 15g　柴胡 10g　白芍 15g
川芎 12g　熟地 12g　蜈蚣 1 条　枸杞子 15g
菟丝子 12g　丹参 15g　五味子 10g　锁阳 15g
茯神 15g　怀牛膝 12g　丁香 6g

14 剂，水煎取汁，早晚分服。并嘱早睡早起，强调夫妻双方要多相互关心和鼓励，保持心情舒畅，指导其妻同房时主动配合。

二诊：精神好转，余症同前。舌淡红，苔薄白，脉沉细。原方继服 30 剂。

三诊：情绪好转，性欲好转，行房 4 次，硬度可。原方减丁香，加水蛭 6g，继服 14 剂。

按：患者就诊时，精神委顿、面有倦容，腰酸乏力、神疲懒言，脉尺部沉细无力，为肾阳虚之象，因而方中以二仙汤为基础进行加减。方中仙茅、淫羊藿、巴戟天配合熟地、菟丝子、锁阳，起温肾阳、补肾精之效。但是分析患者起病之因，其妻过度责备致情绪抑郁、夫妻感情欠佳，口苦口渴、善太息，肝郁之象明显，所以补肾同时以柴胡、当归、丁香疏肝行气解郁，又因患者眠差多梦，加用川芎、丹参、茯神、牛膝以养血宁心、引火归原。肝郁日久气血运行不畅，血瘀于阴器，致完全不能勃起，故以川芎、丹参、蜈蚣合丁香以行气活血。同时告诫夫妻双方应互相鼓励，以坚定治疗信心并减少肝郁诱因。

验案3

王某，男，44岁，工人，2015年11月21日初诊。

［主诉］勃起硬度下降1年，加重3个月。

［病史］1年前出现行房时阴茎举而不坚，坚而不久，近三个月加重，插入困难，晨勃消失。糖尿病史10余年，常年服用阿卡波糖、二甲双胍，血糖控制不佳，空腹血糖为10mmol/L左右，糖化血红蛋白7.5%。刻下：体型偏瘦，精神不振，性欲可，夜间汗出，口渴，心烦，小便黄，大便偏干。舌淡红偏暗，苔薄黄，脉沉细。

阴茎血管多普勒检查：双侧阴茎动脉供血不足。

［诊断］2型糖尿病，勃起功能障碍。

［辨证］阴虚火旺，瘀血阻络。

［治法］滋阴泻火，活血通络。

［处方］生地黄15g　熟地黄15g　当归10g　黄芩15g
黄柏5g　黄连6g　黄芪30g　天花粉30g
水蛭6g　蜈蚣2g　三七6g　枸杞10g
鬼箭羽20g　女贞子10g

14剂，免煎颗粒，早晚冲服。积极控制血糖，糖尿病饮食配合运动。

二诊：患者服药后空腹血糖在8mmol/L左右，乏力、夜间汗出、口渴症状已明显缓解，小便出现频数而不畅，舌淡红，脉细。上方加王不留行20g，继服28剂。

三诊：勃起硬度改善，可正常插入，但仍不理想，舌淡红，苔薄白。上方加巴戟天10g、远志10g。14剂，加用他达拉非10mg，隔日一次。

四诊：性生活3次，均较为满意。身体无明显不适。

按：李教授认为糖尿病性勃起功能障碍，是由消渴病日久，气血渐衰，气血不行，脉络瘀滞，宗筋失充引起的。因此在治疗糖尿病性勃起功能障碍时，既要重视消渴病阴虚燥热的基本病机，又要重视脉络瘀阻的关键病机。治疗时要滋阴清热与活血化瘀并举，兼顾活血通络。方中生地、熟地、枸杞、女贞子滋阴清热；当归、三七、黄芪补气活血，充实脉络；黄柏、黄连、天花粉清热润燥；蜈蚣、水蛭活血化瘀，祛风通络。李曰庆教授治疗糖尿病造成的血管性勃起功能障碍时常加入鬼箭羽，取其活血降糖兼具止渴之效。全方共奏滋阴泻火、活血通络之功。考虑病人糖尿病时间长，而且平日控制不佳，血管功能受损，存在器质性病变，单纯应用中药效果不佳，所以加用西药他达拉非，以提高疗效。

验案 4

患者，武某，33 岁，2012 年 5 月 23 日初诊。

［主诉］勃起硬度下降 3 个月。

［病史］近 3 个月来阴茎勃起困难，性欲低下。追问病史，患者近几月工作压力较大，经常熬夜，外出应酬，几次同房失败后，开始排斥性生活，现准备生育，前来就诊。刻下：心情焦虑，伴胸闷不畅，食欲不佳，睡眠尚可，夜间汗出，二便调。舌红，苔薄白，脉细弦。

［诊断］勃起功能障碍。

［辨证］肝郁不舒，宗筋不畅。

［治法］疏肝解郁，调畅气机。

［处方］柴胡 10g　制香附 10g　川芎 12g　白芍 15g
合欢皮 15g　白蒺藜 20g　五味子 9g　木香 10g
鸡内金 10g　焦神曲 10g　蜈蚣 3g　巴戟天 10g
淫羊藿 10g

水煎服，每日 1 剂，连服 14 天。配合心理疏导。

二诊：患者于 1 个月后来诊，述继服上药 14 剂后病已痊愈，未再服药。现来院检查精液常规备孕。

按：李曰庆教授认为现代社会生活节奏加快，竞争激烈，生活压力加大，作息饮食无规律，酗酒嗜烟，体育锻炼缺乏，会导致情志不遂或所欲不得，或焦虑过甚，或郁怒不申等不良情志的产生，日久可影响肝脏的疏泄功能，导致肝气郁结，肝血运行失畅，不能灌溉宗筋，而出现阳痿。与此同时，阳痿的出现，会影响两性关系，打击男人的自信心，在这种情况下会进一步加重肝郁的情况。所以，阳痿患者存在着一个“因郁致痿”和“因痿致郁”循环系统，如何打破这种恶性循环成为阳痿治疗的重要环节。方中取柴胡疏肝散之意，疏肝理气，调畅气血；合欢皮、五味子养心安神，疏肝解郁；木香、鸡内金、焦神曲健脾消食；巴戟天、淫羊藿益肾兴阳；蜈蚣之性走窜，通瘀达络。全方共奏疏肝解郁、调畅气机之功。

验案 5

患者，张某，男，60 岁，2013 年 11 月 26 日初诊。

［主诉］阴茎勃起困难 2 年余。

［病史］勃起困难 2 年，近 1 月不能同房，受性刺激后亦无勃起反应，晨勃消失，伴有性欲低下，易疲劳，腰膝酸软，会阴小腹部坠胀不适，夜尿 3~4 次，舌暗苔白，脉沉而涩。既往有高血压病史 20 余年，血压控制在正常范围内。血清性激素检查：睾酮（T）2.02ng/L（正常范围 2.41~8.27ng/L）。

［西医诊断］勃起功能障碍，迟发性性腺功能减退症（LOH）。

［中医诊断］阳痿。

［辨证］肾阳虚衰，脉络瘀阻。

［治法］温肾壮阳，活血通络。

巴戟天 20g	淫羊藿 20g	仙茅 15g	蛇床子 10g
菟丝子 10g	韭菜子 15g	杜仲 20g	枸杞子 20g
熟地 20g	延胡索 20g	川牛膝 20g	当归 20g
王不留行 20g	阳起石 10g	川楝子 10g	蜈蚣 2 条
水蛭 6g			

14 剂，每日 1 剂，水煎服。

二诊：患者诉药后性欲增强，遇性刺激时阴茎已有勃起反应，但不能正常房事，会阴小腹部坠胀不适明显减轻。舌淡红，苔白腻。上方加陈皮 10g、14 剂。

三诊：患者自诉服药后勃起良好，同房 2 次成功，硬度差，腰膝酸软好转。舌质偏暗，苔白厚腻，脉沉。减川楝子，加砂仁 6g，14 剂，以善其后。

按：李曰庆教授认为肾为阴茎勃发坚举提供原动力，肾气充足，鼓动有力，则性事活动时阴茎得气血之充盈而能快速勃起。肾气一亏，启动功能不足，阴茎难以勃发，故而阳痿。随着年龄的增长，肾虚成为阳痿的主要病机趋势。方中巴戟天、淫羊藿、仙茅、阳起石等温肾壮阳、消散阴寒、鼓舞阳事；然阴阳互根互用，阴为阳之基，故用枸杞子、菟丝子、熟地滋补肾阴，以阴中求阳；川牛膝、当归、王不留行、延胡索等活血化瘀，通络止痛；蜈蚣，水蛭搜风活血通络力强，直达病所。全方共奏温肾壮阳、活血通络之功，随症加减故能奏效。

验案 6

患者，李某，男，29 岁，初诊 2017 年 10 月 11 日。

［主诉］勃起硬度下降 1 月。

［病史］近一个月勃起功能较差，甚则难以勃起，晨勃消失，伴阴囊胀痛，小腹不适，乏力，纳眠差，多梦易醒，二便调。平时工作繁忙，压力较大，已婚未育。舌淡红苔白，脉弦。查 PHQ–9：20 分；GAD–7：19；性激素检查结果示 T：2.9ng/L。

［诊断］慢性前列腺炎，勃起功能障碍，抑郁焦虑状态。

［辨证］肝郁气滞，瘀血阻络。

［治法］活血化瘀，疏肝理气。

［处方］丹参 20g　王不留行 20g　川楝子 10g　青皮 10g
赤芍 30g　白芍 30g　生甘草 10g　制乳香 10g
制没药 10g　延胡索 15g　柴胡 10g　生黄芪 20g
益母草 30g　茯苓 30g　小茴香 10g　木香 10g
盐橘核 20g　巴戟天 15g　制远志 15g

14 剂，水煎取汁，早晚分服。

二诊：勃起功能改善，晨勃已出现，阴囊小腹部疼痛减轻，仍多梦易醒，纳差，舌淡红，苔黄，脉弦。查 PHQ–9：12；GAD–7：12。前方加石菖蒲 10g、知母 10g、百合 30g、砂仁 10g、麸炒枳壳 15g，14 剂，水煎服。

三诊：自诉勃起功能可，时有阴囊不适，舌淡红，苔白，脉弦。处方：

丹参 20g，炒王不留行 20g，炒川楝子 10g，醋青皮 10g，赤芍 30g，白芍 30g，生甘草 10g，制乳香 10g，制没药 10g，醋延胡索 15g，北柴胡 10g，生黄芪 20g，益母草 30g，茯苓 15g，小茴香 10g，川芎 10g，巴戟天 15g，烫水蛭 10g，盐橘核 20g，升麻 6g，百合 10g，松花粉 3g。14 剂，水煎服。后电话随诊，疗效满意。

按：患者勃起功能较差，平时工作压力又大，处于抑郁焦虑状态。故以疏肝理气法为基础处方；又患者胀痛症状，结合舌脉辨出血瘀之候。多梦易醒为心血亏虚之候；纳差乏力为气虚之候；阳痿为多种病机相互作用伤及肾阳而致，故同时从疏肝理气、活血补血、补气利水、散结，壮阳，安神定志多个方面组方。二诊时仍纳眠差，乃湿热扰神所致，加用菖蒲、百合解郁安神，知母、砂仁清热化湿；三诊时已仅有轻微症状存在，守原方稍作加减，祛除病根、固本以防迁延再发。

验案 7

患者，男，29 岁，设计师。2008 年 12 月 8 日初诊。

［主诉］勃起不坚、不能完成性交 3 个月。

［病史］患者结婚 3 个月，阴茎勃起不坚，无法插入，性交一直未成功。外生殖器发育正常，理化检查未见异常。平素工作压力较大，精神紧张，时有腰酸，夜寐梦多，舌淡苔白，脉象弦细。

［诊断］阳痿。

［辨证］肝郁肾虚。

［治法］疏肝益肾，兴阳起痿。

［处方］柴胡 10g　当归 10g　白芍 12g　枳壳 10g
九香虫 9g　蚕蛾 10g　山萸肉 10g　阳起石 10g
淫羊藿 15g　远志 6g　菖蒲 10g　合欢花 10g

水煎服，每日 1 剂。嘱其放松心情，积极参加体育锻炼。

二诊：服药 7 剂已能完成性交，但仍感勃起不坚，未至射精阴茎即痿软，舌脉同前。原方加蜈蚣 1 条，红花 10g。

三诊：间断服药 21 剂，现性生活每周 2~3 次，性交时间 2~5 分钟，舌淡苔白，脉细。仍以原法巩固，处方：熟地黄 10g，肉苁蓉 12g，蚕蛾 10g，白芍 12g，淫羊藿 15g，仙茅 9g，红花 10g，鹿角胶 10g（烊），夜交藤 30g，怀牛膝 10g，九香虫 9g，青皮 10g。14 剂，水煎服，每日 1 剂。

按：肝肾同居下焦，皆寄相火，肝气疏，肾气充，则宗筋荣润，阳道可兴。李教授治疗阳痿善用虫药，用其血肉之体峻补肝肾之虚，以壮阳展势。虫药善行走窜，补而不滞，涵养宗筋，使萎弱自强。

验案 8

陈某，男，30 岁，未婚，有性生活，工人。

[主诉] 勃起硬度下降 1 年。

[病史] 容易遗精，平均 2~3 天遗精一次，勃起差，插入即射，夜里难以入睡，入睡时便想男女之事。患者性格内向，与人交流胆怯，平素寡言少语。舌红苔白，脉滑数。

[诊断] 阳痿，遗精。

[辨证] 邪阳上扰。

[治法] 宁心安神，涩精止遗。

[处方] 北柴胡 10g　白芍 12g　制远志 9g　石菖蒲 10g
煅龙骨 30g　煅牡蛎 30g　珍珠母 30g　醋五味子 10g
炒枣仁 15g　芡实 10g　炒蒺藜 10g　茯神 15g
陈皮 10g

西药加入盐酸帕罗西汀，服药 14 剂。

二诊：睡眠有所改善，遗精未见改善，再服药 14 剂。

三诊：睡眠好转，遗精有所改善。一月后，在原有方中加入合欢皮 10g、桑螵蛸 10g，继续配合西药，服药 14 剂后睡眠基本恢复正常。遗精明显好转，一月 2~3 次，勃起正常。心理方面，嘱患者要善与人交流，广交朋友，遇到心事多向朋友诉说。目前遗精属正常现象，因为无规律性生活，待结婚成家后遗精就会好转。

按：心之经脉虽然不直接连于阴器，然心藏神、主神明，为人身五脏六腑之大主也，五脏皆听命于心。人的精神、生理活动都必须在心（脑）神的支配下才能完成。性之生理活动过程中，心主神明以司性欲，且主养血脉而充精室。君火为欲念所动，则心气下交于肝肾，“未有君火动而相火不随之者”，肝肾相火起而应之，则心定肝开肾强，阳道自然振奋。若心神不安，情志不宁，脏腑功能紊乱，君火难以引动肝肾相火，阳道失其充盈振奋而痿软不举。正如张介宾云：“心不明则神无所主，而脏腑相使之道闭而不通”，“凡思虑焦劳忧郁太过者，多致阳痿”。心病所致之阳痿，其特点：①见于劳心过度者；②多在心病基础上发生，或于心病同见；③其证多虚，间可见实证。其治以养心血、益心气、宁志安神为主。但有心火亢盛或痰火扰心者，则当与清心火以宁心或泻痰火以安神。柴胡疏肝解郁，白芍平抑肝阳，远志、石菖蒲宁心安神益智，共同抑制上扰心神邪阳。煅龙骨、煅牡蛎、珍珠母助白芍镇抑上亢肝阳，酸枣仁、茯神宁心安神助远志、石菖蒲，共为臣药。芡实固肾涩精止遗，陈皮健脾燥湿共为佐药。

验案 9

徐某，男，35 岁，教师。

［主诉］阳痿 5 年。

［病史］患者 5 年前出现勃起硬度下降，进行性加重，未予特殊治疗。刻下：头晕目眩，记忆力差，失眠多梦，神疲乏力，形体消瘦，面色萎黄，食少纳呆，腹胀便溏，舌淡苔白，脉弦细。

［诊断］阳痿。

［辨证］心脾两虚。

［治法］补益心脾。

［处方］黄芪 20g　白术 20g　茯神 15g　当归 10g
龙眼肉 15g　远志 10g　酸枣仁 10g　淫羊藿 10g
补骨脂 10g　阳起石 15g　人参 10g　木香 10g

再配以中成药乌灵胶囊，西药他达拉非片。服药 14 剂后阳事能行 3 分钟，再 7 剂而痊愈。心理方面，嘱患者工作之余多进行体育运动，紧张繁忙的工作之后适当有氧运动，如骑自行车、游泳等。生活应该劳逸结合，长时间脑力劳动会伤脾，动则气行血通。并告知患者，服药期间过性生活，妻子的配合等辅助作用很重要。

按：脾为后天之本，主运化；胃为仓廪之官，主收纳腐熟水谷；气血生化有赖脾升胃降。前阴为宗筋会聚之处，需要阴阳气血温煦濡养，而后才能强劲有力，得行正常。故阴器虽以筋为本，但以气血为用。阳事之用，以气血为本，而气血之盛衰则受阳明脾胃功能强弱之影响。脾胃功能强健，水谷化源充足，气血旺盛，如是则阴茎得以濡养而能行房事。如脾胃功能障碍，则宗筋瘈瘲，痿软不举。方中人参补五脏，安精神，定魂魄。可补气生血，养心安神。龙眼肉补益心脾，养血安神，共为君药。黄芪、白术助人参益气补脾，当归助龙眼肉养血补心，同为臣药。茯神、远志、酸枣仁宁心安神。木香理气醒脾，与补气养血药配伍，使之补不碍胃，补而不滞，具为佐药。再加以淫羊藿、补骨脂、阳起石，味咸性温，补肾壮阳，充实元阳，元阳足则脾阳得温，运化水谷有力，气血生化不断。

验案 10

赵某，男，45 岁，2002 年 5 月 10 日就诊。

［主诉］主因阴茎勃起困难 6 个月。

［病史］自诉半年来逐渐出现阴茎勃起硬度下降，有时插入困难或未射精即疲软，近 2 个月不能勃起，伴性欲下降，急躁抑郁，多梦盗汗，腰酸怕冷，纳食、二便正常，舌暗红、苔薄白，脉细弦。既往有轻度脂肪肝，无高血压及糖尿病史。平素工作紧张，生活不规律，每天吸烟 20 支，经常饮酒，夫妻感情良好。IIEF–5 评分：13 分。

［诊断］阳痿。

［辨证］肝郁肾虚。

［治法］疏肝养血，补肾兴阳。

［处方］柴胡 10g　赤芍 12g　白芍 12g　当归 10g
淫羊藿 15g　熟地黄 12g　山茱萸 10g　郁金 10g
蜈蚣 2 条　生龙骨 30g　怀牛膝 15g

水煎服，每日 1 剂。

嘱患者生活规律，戒酒烟，增强运动，保证睡眠时间。服药 14 剂后，夜梦汗出减轻，性欲及晨勃好转，房事时仍勃起不坚，原方加巴戟天 15g、鹿角胶 10g（烊化）。服 14 剂后，勃起硬度及腰酸明显好转。继服 20 余剂，诸症缓解，性生活基本正常。

按：本案患者正值中年，承受工作、社会和家庭等方面的压力较大，长期精神紧张，生活不规律，以及烟酒过度等，导致肝气郁滞，失于疏泄，肝血不能充养宗筋，肾阳不兴，故阳痿。方以柴胡、郁金疏肝理气；芍药、当归养血柔肝；蜈蚣疏肝通络，畅行宗筋；熟地黄、山茱萸、鹿角胶补肾填精；淫羊藿、巴戟天温肾壮阳；生龙骨平肝养心安神；怀牛膝"治阳痿，补肾填精，逐恶血流结"(《药性论》)，又"能引诸药下行"(《本草衍义补遗》)。

三、早泄

早泄是指性生活时过早射精而影响性生活正常进行或性生活不满意的病症。早泄是最为常见的性功能障碍疾病，患病率为20%~30%。古代中医文献对于本病有所记载，清·沈金鳌《沈氏尊生书》："未交即泄，或乍交即泄。"《秘本金舟》中所描述"男子玉茎柔嫩，少一挨，痒不可当，故每次交合阳精已泄，阴精未流，名曰'鸡精'。"陈士铎在《辨证录·种嗣门》中首先提出"早泄"病名。

（一）病因病机

李曰庆教授认为早泄的基本病机为因虚而精窍失约，或因实精窍失控，终致房事时精关不固，引起精窍开启过早。肾气不固，心脾两虚，封藏失职，精关失约，开阖不灵；或阴虚火旺，肝经湿热，热扰精室，精窍失控，均可致精关不固而引起早泄。

（二）辨治要点

1. 基本病机 早泄病机虚实夹杂，虚者为肾阴虚火旺，实者为湿热下注，肾虚不固，热扰精室而致早泄。临床中亦有肝郁、心脾两虚等兼夹证候，故临床辨治应以滋阴清热为基本治则，兼以疏肝、健脾、利湿等。

2. 性生活指导 没有规律的性生活，单纯药物治疗，效果往往不理想。长时间憋精导致性阈值降低会引起早泄，部分患者规律性生活，射精时间也可能恢复正常。有一些实用的性行为疗法，也能提高控制射精的能力，达到延长射精的时间。

3. 中西医结合 李曰庆教授在治疗早泄时常联合SSRIs类药物。SSRIs类药物效果较为明确，但容易降低性欲、影响勃起功能、引起恶心、头晕等不良反应。从中医理论来认识此类药物，其性寒凉，具有镇静、固摄的功效，结合中医对早泄基本病机的认识，故中药多采用补肾、清热、固涩相结合，既能够增强疗效，亦可以减轻药物对性欲、勃起功能等的不良影响。

（三）典型医案

验案 1

赵某，男，28 岁，2017 年 4 月 9 日初诊。

［主诉］婚后 1 年，同房时短。

［病史］患者 1 年前结婚，同房时射精快（小于 2 分钟），甚或刚插入女方阴道即有精液射出，勃起硬度尚可，性生活不规律，每月 3~4 次，同房时易精神紧张，勃起后即有尿意难忍。刻下：眠差易醒，大便稍溏，每日 2 次，小便黄，舌暗红，舌体胖大，苔黄微腻，脉弦细。理化检查未见异常。

［诊断］原发性早泄。

［辨证］君相火旺，心肾不交。

［治法］宁心安神，滋阴降火，疏肝调气。

［处方］知柏地黄丸合天王补心丹合四逆散。

知母 10g	黄柏 12g	茯神 15g	酸枣仁 20g
五味子 10g	煅龙牡各 30g	白芍 12g	金樱子 10g
川牛膝 10g	青皮 10g	菖蒲 10g	远志 10g
山萸肉 20g	芡实 10g	生地 10g	柴胡 12g

14 剂，免煎，开水冲服。忌饮酒、避风寒、少久坐，规律性生活，每周 1~2 次。

二诊：2017 年 4 月 23 日：患者诉药后即感心情舒畅，用药期间同房 3 次，均能顺利完成，两次射精可坚持可达 2~3 分钟，睡眠较前改善，同房紧张感减轻。前方加丹参 20g、水蛭 3g，增强活血祛瘀之力，改善勃起功能，继服 14 剂。

三诊：射精时间进一步延长，同房 4 次，3 次射精时间约为 3~4 分钟，睡眠可，心情明显舒畅。前方加肉苁蓉 15g 益肾填精，继服 30 剂，巩固疗效。

按：李曰庆教授认为早泄一病，首当责之于心肾。心居上焦，为君主之官，神明之主，所行房事受心神支配，喻嘉言也在《医门法律》中提到“心为情欲之府”。肾居下焦，为作强之官，水火之宅，司精关开阖。心中所寄君火一旦为欲念所动，则心气下行于肝肾，肝肾相火起而应之，自然阳道振奋，泌精外出。说明心肾相交，君相火动，肾中阴精得以气化是泌精的生理基础。然而心喜宁静，不喜过劳，若淫欲过劳则心火妄动，引动相火，频扰精室，精关大开，精液提早排出，君相火旺，伤津耗气，故常表现为阳事易举，举而易泄，或心中欲稍念动则精泄而出。肝属木，其性喜条达，其气主升，有调畅气机的作用，其功能正常与心肾相交关系密切。《外经微言》曰："心肾之交，虽胞胎导之，实肝木介之也。肝木气通，肾无阻隔，肝木气郁也肾即闭塞也。"张锡纯《医学衷中参西录》指出"因肝属木，木之条上达，木之根下达。为肝气能上达，故能助心气之宣通，为肝气能下达，故能助肾气之疏泄。"可知，肝通过疏调气机的从而助心肾相交。本案患者射精快，眠差易醒，大便稍溏，小便黄，舌暗红，舌体胖大，苔黄微腻，脉弦细，辨证为君相火旺，心肾不交。治以宁心安神，滋阴降火，疏肝调气。方中知母、黄柏、生地清泄相火；茯神、酸枣仁、五味子养心安神；煅龙牡收敛固涩，镇心安神；川牛膝活血化瘀，引药下行；菖蒲、远志安神定志，交通心肾；金樱子、山萸肉、芡实固肾涩精；柴胡、白芍、青皮疏肝调气，助心肾相交。

验案 2

王某，男，28 岁，2016 年 6 月 21 日初诊。

［主诉］射精时间短近 6 个月。

［病史］患者诉近 6 个月以来，因工作缘故与配偶分居两地，同房时间及频率无规律，近 6 个月每月同房 1 次，现患者感同房射精过快，插入阴道每次不足 1 分钟即射精，且有逐渐加重趋势，射精不能自我调控，且患者近来出现自卑情绪，近 1 个月以来更是发现晨勃消失，勉强同房时阴茎勃起萎软不坚，甚至不敢与配偶见面，害怕性交失败，且患者伴有较严重的失眠、乏力、焦虑等症状，舌淡、苔白、脉弦。患者曾在某男科医院治疗，治疗后无明显改善，且花费巨大，后就诊于某西医院，服药后射精时间有改善，但需要药物维持，且服药后出现头晕、嗜睡等症状。

［诊断］早泄。

［辨证］肝郁气滞、心脾两虚。

［治法］益肾固精，补心安神，疏肝健脾。

［处方］北柴胡 12g　郁金 10g　炒白芍 12g　茯神 15g
龙眼肉 10g　当归 10g　煅龙骨先煎 30g
煅牡蛎先煎 30g　淫羊藿 15g　怀山药 10g　山萸肉 10g
金樱子 10g　五味子 10g　芡实 12g　莲子心 3g

14 剂，水煎服，早晚各 1 次。就诊同时给予细心而详细的心理疏导，消除患者的其心理顾虑，告知患者每周可同房 2 次以上。

二诊：患者诉同房时间明显有所延长，每周同房 2~3 次，平均 3~5 分钟，且患者勃起功能改善明显，睡眠、情绪及焦虑等症状亦好转，对治疗效果满意，舌淡，苔薄白，脉弦。上方加肉桂和黄连各 3g，14 剂继服。

三诊：每周同房 2~3 次，每次 7~10 分钟，勃起坚挺，上方继续服用 14 剂，巩固疗效。

按：本案患者同房时间及频率无规律，性生活频率偏低，局部龟头神经敏感，射精阈值较低，从而导致早泄，久之患者则出现情绪低落等自卑情绪。方中选用柴胡、郁金疏肝解郁理气，炒白芍、当归、山萸肉养血柔肝，煅龙骨、煅牡蛎平肝涩精，安神定志，淫羊藿温肾壮阳；五味子、金樱子、芡实益肾固精；莲子心清心除烦，茯神、山药、龙眼肉健脾养心。诸药合用，共奏疏肝健脾、益肾固精、补心安神之功。

验案 3

刘某，男，27 岁，2015 年 4 月 9 日就诊。

［主诉］患者诉婚后半年，同房时射精快。

［病史］患者半年前结婚，同房时射精快（小于 1 分钟），常刚插入女方阴道即有精液射出，偶有插入后射精时间达 2 分钟左右，夫妻感情较好，平时因工作性生活欠规律，每月 2~3 次，勃起尚可，勃起后硬度约 3 级，同房时紧张、焦虑明显，勃起后即有尿意难忍，平素伴有小便黄、异味重，夜尿 1~2 次，无明显怕冷，眠差易醒，大便稍溏，每日 1~2 次。婚前无自慰行为。舌暗红，舌体胖大，苔黄腻，脉弦细。

［诊断］早泄（原发性）。

［治法］宁心安神，滋阴降火。

［处方］知母 10g　黄柏 12g　茯神 15g　酸枣仁 20g

五味子 10g	白果 10g	煅龙牡各 30g	白芍 12g
金樱子 10g	桑螵蛸 12g	川牛膝 10g	青皮 10g
菖蒲 10g	远志 10g	萆薢 20g	丹皮 10g
贯叶金丝桃 10g			

14 剂，水煎服，早晚各 1 次。配合提肛法，每天 3 次，每次 50~100 下。忌饮酒、避风寒、少久坐，规律性生活，每周 1~2 次。

二诊：患者诉药后即感心情舒畅，用药期间同房 4 次，均能顺利完成，两次射精潜伏期约在 1~2 分钟，2 次可达 2~3 分钟，睡眠较前改善，同房紧张感减轻，勃起后尿意减少，硬度仍为 3 级，舌暗红，苔白腻，脉弦细。前方加丹参 20g、合欢皮 10g、蜈蚣 3g，增强活血祛瘀之力，改善勃起功能，继服 14 剂，调护同前。

三诊：患者诉药后射精潜伏时间进一步延长，同房 3 次，2 次射精时间约为 3~4 分钟，一次 2 分钟左右，勃起硬度较前改善，小便正常，夜尿 0~1 次，睡眠可，心情明显舒畅。前方加生地 10g、肉苁蓉 15g，益肾填精，继服 30 剂，巩固疗效，用法、调护同前。

按：本案患者平时工作压力大，性生活亦不规律，致使肝郁不舒，心肾不能安位，射精潜伏时间缩短，进而同房时明显紧张焦虑。方中选用知母、黄柏滋阴降火，茯神、枣仁、煅龙牡宁心安神，五味子、白果、白芍敛阴柔肝，金樱子、桑螵蛸补肾固精，石菖蒲、远志化痰安神，川牛膝、萆薢、丹皮、贯叶金丝桃清热利湿。二诊时症状已大为好转，增强活血祛瘀力度，三诊时增加补肾填精力度以巩固疗效。

验案 4

张某，男，39 岁，2016 年 9 月 5 日就诊。

［主诉］性交射精快 1 年余。

［病史］患者阴茎插入阴道后约 2 分钟左右即射精，性生活每周 1~2 次。刻下症：情志抑郁，烦闷不舒，手足心热，腰膝酸软。舌红少津，苔薄白，脉弦细。无高血压、糖尿病史。

［诊断］早泄。

［辨证］肝郁肾虚，精血不足。

［治法］补益肝肾，滋阴清火。

［处方］生地 30g　山萸肉 18g　生牡蛎 30g　柴胡 15g
白芍 12g　牡丹皮 9g　栀子 6g　薄荷 6g
金樱子 12g　生龙骨 18g　黄芪 18g　白术 12g
茯神 9g　炙甘草 6g　夜交藤 12g

水煎服，每日 1 剂。服至 14 剂，患者性生活质量明显好转，射精潜伏期延长至 4~7 分钟。

按：李曰庆教授认为，该患者因肝肾阴亏而相火妄动，故精室不宁而精关易开，从而发生早泄。肾阴不足则可见手足心热、腰膝酸软；肝阴不足则肝失条达，肝气郁而不畅，可见情志抑郁、烦闷不舒。舌红少津、苔薄白、脉弦细，正为阴虚化火之象。方中生地、山萸肉、生牡蛎、白芍滋补肝肾之阴；柴胡、牡丹皮、栀子、薄荷清肝火解肝郁；生龙骨配牡蛎以平肝潜阳、收敛固精；金樱子收涩固精；茯神、夜交藤安神。在此基础上，佐以黄芪、白术、炙甘草健脾益气以摄精，增强了有形之精的控制作用，因此取得了较好的疗效。

验案 5

姜某，男，40 岁，2016 年 10 月 20 日就诊。

［主诉］性交射精过快 2 年。

［病史］患者婚后 4 年性生活正常，射精潜伏期约 10 分钟左右。近 1 年出现性交射精快，阴茎插入阴道后不足 2 分钟即射精，偶尔未插入即射精。性生活每月 1~2 次。刻下症：性欲减弱，伴头晕，心烦，少寐多梦，腰脊酸楚。舌红，苔薄黄，脉细数。无高血压、糖尿病史。

［诊断］早泄。

［辨证］心肾不交。

［治法］清心安神，交通心肾。

［处方］黄连 9g　生地 30g　莲子心 9g　酸枣仁 12g
当归 9g　茯神 9g　远志 6g　人参 12g
生甘草 6g　金樱子 12g　芡实 12g

14 剂，水煎服，每日 1 剂，并嘱其安心静养。

二诊：已无头晕心烦，睡眠明显改善，腰脊酸楚大为减轻，但性生活时间未见好转。原方去黄连、莲子心、当归，加生黄芪 18g、白术 9g、生龙骨 30g、生牡蛎 30g。连服至 7 剂，性生活质量明显好转，射精潜伏期延长至 7~10 分钟。

按：李曰庆教授认为该患者因长期从事电脑工作，睡眠无规律，时常工作至深夜，致使心血暗耗，心火独亢，不能下济肾水，导致心肾不交。心火亢于上，心君不宁，则肝肾相火动于下，使精室亦不宁，而精关易开，发为早泄。心火亢于上可见头晕心烦、少寐多梦、舌红、苔薄黄、脉细数。相火动于下可见腰脊酸楚、小便黄。初诊时以黄连、莲子心清心火，生地滋阴清火又能补肾水，当归、茯神、酸枣仁、远志养心安神交通心肾，金樱子、芡实收涩固精，党参、甘草健脾益气和中。二诊时加入黄芪、白术，助党参、甘草健脾益气以摄有形之精，故有显著疗效。

四、不射精

不射精症是指男子阴茎在性交中能维持坚硬勃起，并可做正常的抽送动作，但是无法达到性高潮，也不能在阴道内射出精液，性交后尿液检查无精子及果糖，而有时有遗精现象或手淫时能射精的一种性功能障碍，是导致男性不育的原因之一。属于中医学“精不泄”“精闭”“精瘀”的范畴。

西医学将不射精的病因分为功能性和器质性两类。

功能性不射精在临床上以精神因素为多见。主要表现为以下几个方面：性知识匮乏；夫妻性生活不和谐；性畏惧；性刺激不足；选择性射精，也就是通常说的境遇性射精。

器质性不射精常见手术和外伤等引起的神经损伤；神经系统疾病，比如糖尿病性周围神经病变等；服用药物作用，多见于降压药、镇静药、精神病药等；还有可见于先天性发育异常等，比如先天性精囊、前列腺缺如等。

（一）病因病机

李曰庆教授指出不射精的病机主要有：肝失疏泄，气失条达，精关郁闭不开，则不射精；外伤、久病等因素导致气血两虚，气机逆乱导致精道瘀阻，或外感邪毒，侵犯精道，或房事忍精不射，败精内阻精道，发为不射精；外感湿热，湿热下注，热阻精道，精关不启，阳强易起，但久交不射；内生湿热，精关开阖失司，不能射精；忧思不解，所愿不遂，化源不足，以致劳心伤神，由心及脾，致脾虚不运，气血乏源。因血能生精，气血不足，故肾精也少，致精少而不泄也；房事不节，纵欲过度，或有手淫习惯，耗损阴精，精失过多，阴虚阳亢以致相火亢盛，心肾不交，精关不开，故交而不泄；素体阳虚，禀赋不足，或戕伐太过，肾阳衰微。阳气者主气化，主推动，今肾阳不足则气化失调，无力推精外出，故而不能射精。

（二）辨治要点

1. 温肾活血 李曰庆教授提出温肾活血法治疗不射精症，使用温肾活血药一方面使肾气得以温化产生足够的精液，保证射精动作时有精可射；另一方面通过活血化瘀以打通精道，使精液有路可行。

2. 重视疏肝 原发性不射精症的主要病因为：①性知识缺乏；②性畏惧；③性生活不协调；④性刺激不足。从中可以看出导致该病的大多处于紧张状态，而同时男性的性心理是十分脆弱的，不射精的发生反而会加重病情。所以在温肾活血的基础上要注重疏肝。

3. 男女同治 对于该病李曰庆教授要求夫妻双方同治，共同了解性器官的生理知识及性反应知识。告诫他们性交时须精神集中，心情放松，注意性生活过程中姿势、方法及性刺激强度以达到射精。

（三）经典案例

验案 1

王某，男，31 岁，2011 年 8 月 13 日初诊。

［主诉］婚后 2 年，未避孕 1 年未育。

［病史］患者自诉于 1 年前参加工作后，工作压力增大，时常加班，情绪急躁，常与妻子因小事争吵。性生活约每周 1 次，阴茎勃起尚可，房事时间较长，但不能射精。体检双睾丸发育无异常，输精管可触及，未及精索静脉曲张，经直肠 B 超显示前列腺、精囊腺正常，并排除射精管梗阻及逆行射精。睡眠较差，易醒。舌淡，苔薄白，脉弦滑。

［诊断］不射精症。

［辨证］肝气郁结。

[治法] 疏肝行气、兴阳。

[处方] 柴胡 12g　　枳实 12g　　白芍 15g　　生甘草 6g
　　香附 12g　　川芎 12g　　郁金 15g　　蛇床子 10g
　　淫羊藿 15g　　桃仁 10g　　红花 10g　　川牛膝 20g

共 14 剂，水煎服，每日 1 剂，分 2 次口服，早晚各 1 次。

二诊：14 日后复诊，心情自觉舒畅，睡眠有所改善，性欲增强，服药期间房事偶有满意者，能射精，量少；舌淡，苔薄白，脉弦。予原方再进 14 剂，并嘱其调节生活节奏，处理好与妻子关系。

三诊：28 日后复诊，心情舒畅，房事可，每次皆可射精。

后随访半年妻子已孕。

按：本案乃属于不射精症，隋代巢元方《诸病源候论》中曰："精不射出，但聚于阴头亦无子。"明代赵献可《医贯》有"久战而不施泄"之说。因其病因极其复杂，治疗手段有限，故是中医疑难杂症之一。本病属于现代医学"射精障碍"范畴。本案乃属于肝气郁结之证，肝肾两脏关系密切：①肝主疏泄，肾主藏，两者相辅相成，互相制约，肝气郁结则疏泄失职，封藏失司，故而性交时不能射精。《辨证录》有云："血藏肝中，精涵肾内，若肝气不开，则精不能泄。"②本证型多见于平素多郁善虑，胸胁胀满，舌质暗，苔薄白，脉弦滑。当治以疏肝解郁，活血通精。应重在疏肝，俾肝气畅达，精瘀自通，开阖有度乃瘳。方中柴胡味苦、辛，入肝胆经，善疏泄肝气而解郁结，为君药；枳实理气宽胸，白芍柔肝，甘草调和诸药，香附与郁金佐柴胡增疏肝理气解郁之功；佐以桃仁、红花活血，川芎、川牛膝活血通经；郁金活血解郁；再配以淫羊藿、蛇床子助阳。纵观本方，用药精而专，切中病机，自然药到病除也。

验案 2

李某，男，28 岁，农民，2013 年 6 月 11 日就诊。

[主诉] 阴道内不能射精半年。

[病史] 患者诉新婚半年性交久不射精。婚前曾有频繁手淫史。刻下症见：阴茎勃而不坚，性欲减退，无法射精，头晕乏力，手足不温，胸胁满闷，舌边紫暗，苔薄黄，脉涩。否认高血压、糖尿病及外伤史。专科查体：睾丸、

附睾、输精管、精索未见明显异常，阴毛呈男性分布。辅查：血尿常规、肝肾功能均正常。

［诊断］不射精症。

［辨证］肾虚血瘀证。

［治法］活血通络，疏肝补肾。

［处方］巴戟天 15g　山萸肉 30g　菟丝子 15g　水蛭 10g
炙麻黄 20g　蜈蚣 3g　桂枝 10g　柴胡 10g
怀牛膝 15g　白芍 20g　青皮 10g　郁金 10g
黄芪 30g

14 剂，水煎服，日 1 剂，分 2 次口服。并嘱夫妻俩性生活方面互相理解，避免精神过度紧张，避免频繁手淫。

二诊：服药 2 周复诊，诉勃起硬度改善，有射精感，并有精液射出，上方加淫羊藿 15g、党参 20g，继服 2 周。后随访射精正常。

按：患者勃而不坚、交而不射、性欲减退为肾气不足，气化无力，导致精关不开，方中应用巴戟天、山萸肉、菟丝子温而不燥，阴中求阳，用水蛭、蜈蚣、麻黄、桂枝、黄芪温经通络，佐以柴胡、郁金、青皮等疏肝理气，增强温肾活血之效。

验案 3

黄某，男，48 岁，2010 年 4 月 6 日就诊。

［主诉］因同房不能射精三个月。

［病史］患者婚前曾有频繁手淫史，近三个月来患者房事时勃而不坚，亦无晨勃，性欲下降，情绪抑郁，善太息，时有失眠，多梦，神疲懒言，腰酸乏力，易出汗。否认烟酒史，否认高血压病，否认糖尿病，否认高脂血症。刻下症见：精神委顿，面有倦容，偶有口苦、口渴，舌质淡，苔薄白，脉弦细，尺部沉细无力。

专科查体：睾丸、附睾、输精管、精索未见明显异常，阴毛呈男性分布。辅查：血尿常规、肝肾功能均正常。

［诊断］不射精症。

［辨证］脾肾亏虚证。

［治法］补肾健脾，温阳化气，活血通窍。

［处方］肉苁蓉 20g　黄精 30g　生麻黄 15g　细辛 3g
马钱子打粉冲服 0.5g　水蛭 6g　琥珀 3g
王不留行 30g　柴胡 10g　白芍 20g　刺蒺 30g
石菖蒲 10g　远志 10g　郁金 10g　威灵仙 15g
路路通 15g

7 剂，水煎服，日 1 剂，早晚分服。

二诊：已能排精，眠好转，腰酸减轻，舌红苔薄黄，脉弦细。上方加桂枝 10g，继续服药 7 剂。

嘱其放松心情，保持良好心态。

按：李曰庆教授认为，中老年男性不射精证多有脾肾不足、血瘀阻络，治疗应以补肾温阳活血为主。本方以肉苁蓉、黄精补肾填精，促使精液化生，提高精液质量，降低射精阈值。重用生麻黄治疗不射精证其意有二：一借麻黄发表之力宣上窍以利下窍，起提壶揭盖之用，且生用通窍之力强；二借麻黄温阳化气助精关开阖有度，使精满则有力排出。现代药理研究证实，麻黄具有兴奋中枢神经作用，能增强兴奋性及精道平滑肌收缩力，同时增加膀胱括约肌肌力，有利于促进射精。细辛、马钱子温肾活血通络；水蛭活血化瘀，改善勃起；琥珀、王不留行合用通利精窍；石菖蒲、远志、郁金合用化痰通窍，威灵仙、路路通合用增强除湿化痰，温经通窍之力，从而增强在泌精、射精过程中的顺应性，减少排精阻力。全方共奏补肾健脾、温阳化气、活血通窍之功。

五、逆行射精

所谓逆行射精是指男性性欲正常，有正常的阴茎勃起，性交过程正常，能达到性欲高潮，并有射精动作和感觉，但无精液从尿道排出，而逆行射入膀胱的一种疾病。因精液没有射入阴道内，因此可以造成不育。逆行射精性交后尿化验出现精子和果糖。中医文献《诸病源候论》有“精不射出，但聚于阴头”记载，属于逆行射精的文献记载。

（一）病因病机

本病之基本病机特点是精道不通、肾气不固，发为本病。逆行射精主要病因有：饮食不节过食肥甘厚味，酿生湿热，或外感湿热，湿热下阻；情志不遂，郁怒伤肝，肝失疏泄，气机逆乱，精随气逆；久病体弱，或恣情纵欲，损伤肾气，肾虚膀胱不约，以致房事精液倒流；瘀阻精道：跌仆损伤，或久病入络，或房事不慎，精道损伤，精液不归精道，而逆流膀胱。

（二）辨治要点

1. 中断排尿锻炼方法：每次排尿到一半时，停止排尿，然后再次排尿，反复练习锻炼的方法。主要目的是增强射精牵涉的肌群的力量。

2. 服用中药进行调节：可以在医生的指导下，选用一些能够调节性系统、性器官功能的药物进行调节。

3. 避免过频的性交或自慰，或有意识地节欲，养成规律的性生活。

（三）经典验案

验案 1

严某，男，24 岁，2010 年 3 月 6 日初诊。

［病史］因婚后半年，其妻未避孕未孕，性生活时有射精感，但无精液流出。表情抑郁，形体偏瘦，性欲低下，神疲乏力，腰膝酸软。舌红，有瘀斑，脉涩。否认糖尿病史。查尿液见大量精子及果糖。

［诊断］逆行射精症。

［辨证］瘀血阻络证。

［治法］活血通络。

［处方］丹参 30g　王不留行 30g　柴胡 10g　郁金 10g
山茱萸 15g　赤芍 20g　石菖蒲 10g　肉苁蓉 20g
杜仲 20g　炙甘草 5g

14 剂，水煎服，日 1 剂分 2 次口服。

二诊：14 日后患者复诊，心情舒畅，查精液：精液量 2.5ml，45 分钟完全液化，精子总活率 42%，精子密度为 45×10^6/ml。半年后随访其妻已怀孕。

按：患者抑郁、性欲低下、舌有瘀斑为肝肾不足、瘀血内阻，方中应用柴胡、赤芍、郁金疏肝解郁、条达气机，石菖蒲通窍，丹参、王不留行活血化瘀，山茱萸、肉苁蓉滋肾养肝，共奏疏肝益肾、祛瘀通精之功。

验案 2

谢某，男，30 岁，1996 年 4 月初诊。

［病史］结婚 3 年未育，同房时有性高潮，而无精液射出。同房后做尿液检测能找到大量精子，遂诊断为逆行射精。病人身体健壮，否认泌尿系统外伤史、手术史，儿时常有遗尿。症见：舌质淡红、舌体胖、两边有齿痕，苔薄白，脉沉。

［诊断］逆行射精症。

［辨证］脾肾不足证。

［治法］温肾健脾，固摄通精。

［处方］麸白术 20g　乌药 10g　益智仁 10g　山药 15g
薏苡仁 15g　茯苓 12g　续断 10g　杜仲 10g
川牛膝 10g　桑寄生 15g　菟丝子 10g　覆盆子 10g
金樱子 10g　生黄芪 30g

14 剂，水煎服，日 1 剂，分 2 次口服。

二诊：14 日后复诊，诉已有精液射出。

按：不射精症古医籍已有论述，隋代巢元方《诸病源候论》中描述为“肾气衰弱，劳伤肾虚，不能藏于精，故因小便而精液出也”。本案患者儿时遗尿多，舌质淡胖，边有齿痕，可辨为脾肾不足。方中乌药、益智仁、山药补肾固精，牛膝、杜仲、桑寄生补肾强腰，加黄芪、白术、薏苡仁、茯苓补气健脾。

六、阴茎夜间痛性勃起

赵某，男，47 岁。初诊日期：2016 年 10 月 15 日。

［主诉］夜间阴茎痛性勃起 1 年。

［病史］1 年前出现夜间阴茎勃起伴有胀痛，下床排尿后疼痛可缓解，每晚发作 2~3 次。外地医院诊断为“前列腺炎”，给予药物治疗未改善。北大医院诊断为“睡眠相关痛性勃起”给予舍曲林、氯硝西泮、非那雄胺等治疗收

效甚微。故来诊。刻下：精神焦虑，心烦，睡眠不佳，纳可，偶有腰酸，勃起硬度下降，二便调。舌暗红，苔黄微腻，脉弦滑。理化检查未见明显异常。

[诊断] 睡眠相关痛性勃起（阳强）。

[辨证] 心肝火旺，肾虚血瘀。

[治法] 养心安神，补肾疏肝，活血通络。

[处方] 柴胡 12g　黄芩 10g　蒺藜 20g　当归 10g
生地 10g　合欢花 10g　丹参 10g　白芍 20g
水蛭 6g　知母 10g　黄柏 6g　炒枣仁 20g
熟地 10g　山萸肉 10g　生龙骨 20g　生牡蛎 20g
川牛膝 10g

14 剂，早晚分服，嘱清淡饮食，加强运动，作息规律。

二诊：夜间阴茎痛醒次数减少，每晚最多发作 2 次，睡眠好转，舌淡红，苔薄白，上方加生杜仲 10g，继服 14 剂。

三诊：未出现痛性勃起。上方 30 剂，巩固疗效。随访半年，未再复发。

按：本病主要发生在睡眠中，西医学认为与睡眠障碍、雄激素水平、中枢调控异常有关。原因机制未阐明，缺乏特效药物。中医学无此病名记载，大致相当于“阳强”“不痿”等范畴。与心、肝、肾密切相关。心中所寄君火一旦为欲念所动，则心气下行于肝肾，肝肾相火起而应之，自然阳道振奋，泌精外出。瘀血阻络，不通则痛，血瘀是重要致病因素。治疗以养心安神、补肾疏肝、活血通络为主。方中生地、炒枣仁、生龙骨、生牡蛎养心安神；柴胡、蒺藜、合欢花、白芍疏肝解郁；熟地、山萸肉滋补肝肾；水蛭、当归、川牛膝活血化瘀通络；知母、黄柏、黄芩清泄下焦相火。

第三节　男性不育症

世界卫生组织规定，夫妇有规律性生活 1 年以上，未采用任何避孕措施，由于男方因素造成女方无法自然受孕的，称为男性不育症。据统计有 15% 的夫妇在 1 年内不能受孕而寻求药物治疗，不能受孕的夫妇中至少 50% 存在男性精子异常的因素。男性不育症的病因复杂，通常由多种病因共同引起，仍有 30%~40% 的男性不育症患者找不到明确的病因。

本病属中医学“无子”“艰嗣”等范畴，“不育”之词最早见于《周易》“妇孕不育”。《内经》载“男子七八精少，八八天癸绝而无子”，称不育症为“无子”。叶天士的《秘本种子金丹》又称男性不育症为“男子艰嗣”。近年来，随着男科学的不断发展，中西医对本病的称谓逐渐统一，同称男性不育症。

一、病因病机

中医认为肾藏精、主生殖，肾精的盛衰直接决定人体的生长、发育及生殖功能。男子的生育能力，取决于肾中精气的强弱和天癸的盈亏，并随年龄的增长肾气渐衰、天癸渐竭，男子的生育能力渐渐丧失。虽然肝、心、脾等脏腑功能失调亦可影响生殖功能，但所有的脏腑病变均以影响了肾藏精、主生殖的功能而导致不育、因此肾精亏虚是男性不育症的根本病机。李曰庆教授认为本病虽然以肾虚为本，但是先天禀赋不足、精气虚弱所致者并不多见，更多的则是邪实致虚者，即情志内伤、病邪外感、过食肥甘、恣贪酒色等导致肝气郁结、气血瘀滞、脾失健运、水湿内停、痰湿蕴结、湿热瘀阻等进而影响到肾藏精功能导致发病。

二、辨治要点

（一）基本病机

李曰庆教授认为根据“肾藏精，主生殖”理论，男性不育症的基本病机为肾虚，而湿热、肝郁、血瘀、脾虚等病机均是在影响到肾藏精的功能时导致不育。因此，临床辨治，应以补肾法作为基本治则，在辨证论治的基础上，再辅以疏肝、清热利湿、活血化瘀、健脾益气等。另，肾有阴阳，补肾法有温阳、滋阴等不同，而补肾法又有“阴中求阳”“阳中求阴”之法，故临床应在辨证论治的基础上正确而灵活地应用补肾法。

（二）明确诊断

对于男性不育症患者，要详细询问病史、性生活史、生活习惯、兴趣爱好、工作、既往病史等，通过问诊发现可能导致不育的潜在原因。精液常规检查是评估男性生育能力的最直观的检验手段。另外，需要完善生殖系统超声、男性激素水平、精浆生化等检查，尽可能明确患者的不育类型。如果是重度少精子症或者无精子症患者，应该进一步完善染色体等相关检查，尽可能明确不育的病因，尤其是对于无精子的患者，诊断及查找原因是首要任务。

（三）分类治疗

李曰庆教授指出男性不育症分类众多，治疗时要有所选择，切勿盲目治疗。有明确病因的，对因治疗；无明确病因的，经验治疗；对因治疗同时，不忘经验治疗；多因论思维，多靶点治疗，可提高疗效。有针对性治疗措施者，治疗效果则较为满意，如梗阻性无精子症、生殖内分泌异常等；如无有效针对性治疗措施者，治疗效果差，甚至不能治疗，如先天性异常、染色体核型异常等。而对于病因明确但机制尚未阐明和病因不明者，治疗效果往往不够满意，临床治疗则要综合治疗。在治疗策略选择时，应遵循“降级原则”，即首先选择损伤小的技术（药物治疗、人工授精），其次选择较复杂、昂贵、损伤性的方法（IVF–ET 或 ICSI）。

（四）男女同治

李曰庆教授认为生育力与夫妇双方有关。所以，现在特别强调夫妇共同治疗，在男性不育症患者制定治疗方案前需重视对女方的生育力进行评估。

三、精液常规分类辨治

（一）少精子症辨治要点

李曰庆教授认为少精子症的基本病机为肾虚血瘀。临床辨治以补肾活血法作为基本治则，进而辨证论治，兼以清利湿热、疏肝解郁、益气养血等。少精子症病因繁多，且大多数是病因不明的特发性少精子症，为增加治疗的针对性，减少治疗的盲目性，临床治疗的前提是尽可能明确病因。要重视外生殖器体格检查的重要性，另外完善性激素、遗传学检查等化验检查，明确是否存在生殖内分泌紊乱、染色体核型异常、Y 染色体微缺失等遗传性因素等原因，采取针对性的治疗措施；对于病因不明者归于特发性少精子症进行综合治疗。对保守治疗效果不理想的重度少精子症，临床治疗首选辅助生殖技术。

（二）弱精子症辨治要点

李曰庆教授认为“脾肾两虚夹瘀”应为弱精子症的基本病机，脾肾不足为本，瘀滞不畅为标，脾肾不足是其发病基础，血瘀不畅是其发病趋势。“脾虚”“肾虚”“血瘀”构成了无症状弱精子不育症发病的三大关键环节，且相互影响，贯穿疾病始终，并导致本病缠绵难愈。据此立法，当以脾、肾为中心进行论治，以健脾益肾、活血养精为基本治法。临床可选用健脾剂、补肾剂、活血剂加减化裁治疗，也可选用健脾药、补肾药、活血药组方治疗。饮酒、吸烟、熬夜、长期穿牛仔裤、经常洗热水澡或蒸桑拿浴等不良生活习惯均可导致男性精子质量下降，主要对精子活动力影响较大。因此，对于弱精子症的患者，要重视生活方式调整，戒烟酒、不熬夜等，养成规律健康的生活习惯。

（三）无精子症辨治要点

无精子症病位在睾丸和输精管道。梗阻性无精子症睾丸生精功能正常，但由于输精管道梗阻，精子无法排出所致，病位在输精管道。非梗阻性无精子症是由于睾丸生精功能障碍所致，病位在睾丸。所以临床辨治，首先需要鉴别是梗阻性还是非梗阻性无精子症。李曰庆教授认为无精子症的基本病机为肾虚血瘀。无精子症病因病机复杂，以虚实夹杂为特点，临床辨治以补肾活血法作为基本治则，在辨证论治的基础上，兼以清利湿热、益气养血等。虽然目前对于无精子症没有特效药，经验性的药物治疗，包括中医药治疗尚缺乏有力的循证医学支持，但是药物治疗的确可以使少部分无精子症患者出现精子。因此，药物治疗在无精子症的治疗中仍然占据着重要的地位。但要根据无精子症患者的病因、分型以及女方年龄及生育能力情况决定是否选择药物治疗，药物治疗的周期较长，需要 6 个月左右，1 年后仍未找到精子，一般不再建议继续药物治疗。另外，药物治疗可以配合取精术、辅助生殖技术等治疗措施，即可以先药物治疗一个周期（3~6 个月），然后再进行取精术，以提高找到精子的概率。

（四）畸形精子辨治要点

李曰庆教授认为畸形精子症的基本病机为肾虚、湿热和血瘀。肾虚则精失所养，湿热、血瘀则影响精子成熟微环境，进而出现畸形精子增多，导致男性不育。临床辨治应抓住本虚标实的特点，以补肾生精、清热利湿、活血化瘀为原则综合论治。

（五）精液不液化辨治要点

李曰庆教授认为精液不液化症以“脾失健运，痰瘀互结”为基本病机，且多夹肾虚、湿热等兼证，病机特点为虚实错杂，临床上常运用“益气健脾，化痰活血”的基本思路治疗本病。前列腺功能异常是导致精液不液化症最主要的原因，而前列腺炎是前列腺功能异常的最常见病因，所以诊治早期，需先明确是否是因前列腺炎引起，是否需要中西医结合治疗，是否需要联合抗生素治疗。

（六）脓精子症辨治要点

李曰庆教授认为脓精子症基本病机为湿热毒邪侵袭精室所致，故治疗上以清热利湿解毒为治疗原则。精液中发现白细胞增多者，应该积极完善感染筛查，尿道、前列腺、精囊腺、附睾、睾丸及输精管道任一部位有感染或炎症反应，都会导致精液中白细胞增多。故应有针对性的进一步完善检查，尽可能明确感染部位，以便针对性治疗。如果明确为感染所致，如支原体、衣原体感染、前列腺炎、附睾炎等，或精液细菌培养阳性，应规范使用抗生素，足疗程治疗，避免滥用抗生素及疗程不足问题。

（七）免疫性不育辨治要点

李曰庆教授认为免疫性不育的基本病机是肾气亏虚、血瘀、湿热，本虚标实是其病机特点。中医认为免疫性不育以“正虚”为免疫功能低下或失调的表现。而肾为先天之本，肾藏精、主生殖。故肾气亏虚、肾精不足是导致“正虚”的关键，为本病的首要环节。正虚则邪侵，正邪交争，终致肝肾阴虚、湿热血瘀之虚实夹杂之证。治疗则以补肾益气、清热利湿、活血化瘀为治则。

四、典型医案

验案 1

郭某，男，34 岁，公司职员，2016 年 3 月 6 日初诊。

[主诉] 婚后 5 年未育。

［病史］患者结婚 5 年，未避孕，爱人妇科检查未见异常，性生活 1~2 次 / 周，外院查精子密度 11×10^6/ml，活力 a+b 45%，其余理化检查未见明显异常。追问病史，患者平日工作压力大，经常熬夜加班，生活不规律，为家中独子，父母催促较急，半年前曾外院行 ICSI 1 次，未成功，心理压力较大。刻下：睡眠不佳，醒后不易复睡，心烦易怒，勃起硬度不佳，时有腰酸，手足心热，二便正常，舌质红，苔薄白，脉沉弦细。

［西医诊断］男性不育。

［辨证］心肾不交证（心肾阴虚）。

［治法］补肾养心，交通心肾。

［处方］熟地 10g　生地 10g　山药 20g　枸杞 20g
山萸肉 20g　川牛膝 10g　鹿角胶 10g　菟丝子 20g
远志 10g　菖蒲 10g　川芎 10g　当归 10g
知母 10g　炒枣仁 20g　柴胡 12g　黄柏 6g

14 剂，免煎颗粒剂，早晚分服，配合心理疏导。

二诊：2016 年 3 月 21 日，睡眠好转，勃起硬度好转，时有腰酸，上方加川断 10g，30 剂，服用同前。外院抄方，守方 3 个月，半年后爱人受孕，前来致谢。

按：肾藏精，主生殖。李曰庆教授认为，男性生育能力和肾关系最为密切，但与心也密切相关，现代人常面临激烈竞争，劳心过度，暗耗心阴，心阳偏亢，日久也会耗伤肾阴。心肾阴虚，肾水不能上济，导致心阴不足、心火上炎，心阳不能下降温煦肾水。正如岳甫嘉《医学正印种子篇》提到“无子者，虽病在肾，而责本在于心”，提倡求嗣的关键在于心肾同治，水火既济，才能生精育子。在补肾的基础上还要配合调肝、健脾以交通心肾。本例患者睡眠不佳，醒后不易复睡，心烦易怒，勃起硬度不佳，时有腰酸，手足心热为心肾阴虚，心肾不交之症。方中熟地、山药、枸杞子、菟丝子补肾填精；鹿角胶血肉有情之品，填精补血，以形补形；川牛膝、当归、川芎活血化瘀，改善微循环，提高精子质量；远志、菖蒲交通心肾，益肾宁心；柴胡、炒枣仁疏肝养肝，安神除烦；黄柏、知母、生地养阴清热祛湿。全方共奏补肾养心、交通心肾之功。

验案 2

刘某，男，31 岁，2014 年 9 月 9 日初诊。

[主诉] 不育 3 年。

[病史] 结婚 5 年，不避孕 2 年，性生活规律，每周 2~3 次，爱人未怀孕。女方月经规律，妇科检查未见明显异常。性欲可，勃起可，工作劳累，常加班熬夜，伴乏力，舌质淡红，少苔，脉沉细。否认腮腺炎病史。专科检查：外生殖器发育正常，阴毛呈男性分布，双侧睾丸大小、质地正常，双侧输精管可及，未触及精索静脉曲张。男性激素五项检查未见异常，精液常规检查：精液量 2ml，液化不良，PR：12%，PR+NP：23%，密度 10.5×10^6/ml。

[诊断] 男性不育症，少弱精子症。

[辨证] 肾精亏虚。

[治法] 补肾生精，调补阴阳。

[处方] 熟地 12g　山萸肉 15g　肉苁蓉 10g　当归 10g
牛膝 10g　枸杞子 10g　菟丝子 12g　五味子 12g
车前子 12g　黄芪 20g　覆盆子 10g　南沙参 30
麦冬 15g　鹿角胶烊化 6g

14 剂水煎服，每日 1 剂，分 2 次服。

二诊：2014 年 9 月 23 日。服药后无不适，乏力改善，舌苔薄黄，脉细，原方去鹿角胶、肉苁蓉，加玄参 12g、女贞子 10g，14 剂，水煎服，每日 1 剂，分 2 次服。

三诊：2014 年 10 月 16 日。身体清爽，体力佳，舌淡红，苔薄白。复查精液：完全液化，PR：19%，PR+NP：38%，密度 17.2×10^6/ml。前方去南沙参、麦冬，加鹿角胶 6g，14 剂水煎服，每日 1 剂，分 2 次服。

四诊：2014 年 11 月 1 日。身体无不适，舌淡红，苔薄白。前方去女贞子，14 剂，水煎服，每日 1 剂，分 2 次服。

五诊：2014 年 11 月 15 日。一般情况佳，复查精液：完全液化，PR：36%，PR+NP：51%，密度 22.6×10^6/ml。嘱其按照前方继服 14 剂。

六诊：2015 年 1 月 5 日。诉爱人已怀孕，终止治疗。

按：肾藏精，主生殖。男性不育与肾关系密切。中医对男性不育症的认识是以肾虚为主，在治疗上以补肾为主。李曰庆教授在传统的补肾治疗的基础上，提出了“以肾虚为本，以补肾生精为则，以微调阴阳为法”的治疗理论。微调阴阳即不能用太寒或者太热的药物。肾阳虚时，不能用太热的药补益，否则可能造成精液不液化；肾阴虚时，不能用太寒的药清泻，否则可能造成精子活力活率下降。方中熟地、山萸肉性稍偏温能鼓舞肾气，取阴中求阳之意，达到益肾温阳而又无伤阴动火之患，为君药；枸杞、菟丝子、覆盆子、肉苁蓉为质地滋腻、性味纯厚的药物，补肾阳，益精血，为臣药；五味子、沙参、麦冬养阴清热，养肺津使肾精得充，精液得化；牛膝补肝肾强腰膝，引药下行；车前子滑利精道，有助于精子排泄；鹿角胶血肉有情之品，填精补血，以形补形；黄芪甘温补脾益气；当归补血养血，精血互化。全方共奏补肾生精、调补阴阳之功，后期随症加减，故能奏效。

验案3

黄某，男，36岁，2008年1月28日初诊。

［主诉］结婚8年，爱人胎停育3次。

［病史］2007年11月5日查精液分析：精液不液化，精子密度200.88×10^6/ml，精子活动率63.22%，A级23.75%，B级14.94%，白细胞3~6/HPF。查外生殖器发育正常。屡经治疗，效果不显，特求诊于李曰庆教授。2008年1月28日精液分析：精液不液化，精子密度163.14×10^6/ml，精子活动率48.6%，a级22.03%，b级9.09%。舌暗苔薄，脉细，时有腰酸，无其他明显不适。

［诊断］弱精子症，精液不液化。

［辨证］肾精不足。

［治法］补肾填精。

［处方］生熟地各10g　山萸肉10g　黄柏12g　菟丝子10g
枸杞子10g　覆盆子10g　女贞子10g　旱莲草10g
黄精15g　淫羊藿15g　仙茅10g　怀牛膝10g
丹参15g　五味子10g　茯苓12g

21剂。水煎取汁，早晚分服。

二诊:2008年2月25日，复查精液：精液液化不良，精子密度231.02×10^6/ml，精子活动率 52.84%，a 级 26.17%，b 级 8.64%，舌暗苔薄，脉细。上方加萆薢 15g、公英 15g，28 剂。

三诊：2008 年 3 月 31 日，复查精液分析：精液已液化，液化时间 30 分钟，精子密度 177.97×10^6/ml，精子活动率 67.31%，a 级 39.74%，b 级 11.86%，舌暗苔薄黄，脉沉细。

［处方］生熟地各 10g、山萸肉 10g、菟丝子 10g、枸杞子 10g、五味子 10g、覆盆子 10g、黄精 15g、丹参 15g、黄柏 12g、怀牛膝 10g、淫羊藿 15g、茯苓 15g，14 剂善后。

按：精液不液化、弱精子症是导致男性不育的常见原因。肾中精气不足，因虚致实，常常伴见湿热蕴结或瘀血阻滞。西医学亦认为精液不液化、弱精子症多为泌尿生殖系统感染、精索静脉曲张所致，这一点与中医认识不谋而合。故治疗当扶正与祛邪并举，清补相兼，临床中常以益肾填精治其本，清热利湿、活血化瘀治其标，标本兼顾，令肾中精气平秘，促进精液液化、提高精子成活率和精子活动力。李曰庆教授以五子衍宗丸加减，以生熟地黄、二至丸、山萸肉、淫羊藿、仙茅、黄精等填精补髓、扶阳助阴；妙在配伍黄柏、怀牛膝、茯苓、丹参、萆薢、公英，泻有形之邪浊，使全方补中有疏，补而不滞，故收显效。

验案 4

温某，男，31 岁，2008 年 6 月 16 日初诊。

［主诉］婚后 3 年未育。

［病史］夫妻性生活正常，未采取任何避孕措施，其爱人检查无异常，多次精液检查少精子症，四处求诊未果。患者自觉头晕耳鸣，腰膝酸软，心烦易怒，五心烦热，舌质红，苔薄白，脉细数。专科检查：外生殖器发育正常，阴毛呈男性分布，双睾丸、附睾、精索未见异常。2008 年 6 月 16 日查精液常规示：量 1.5ml，乳白色，pH7.6，密度为 8×10^6/ml，成活率 75%，活力为 a 级 30%、b 级 25%、c 级 20%，余检查（－）。

［西医诊断］男性不育症，少精症。

［辨证］肾阴不足证。

［治法］滋补肾阴，益精养血。

［处方］生熟地各 10g　山药 15g　枸杞子 20g　菟丝子 15g
覆盆子 10g　五味子 10g　车前子 10g　沙苑子 10g
黄精 20g　玄参 10g　当归 10g　鹿角胶 15g
水蛭 6g

14 剂，水煎服，每日 1 剂，早晚分 2 次服。并嘱患者性生活不可过于频繁，注意休息、提高营养。

二诊：6 月 30 日，患者诉头晕耳鸣，腰膝酸软较前明显好转，仍时有五心烦热，舌质红，苔薄白，脉细。治则同前，处方：上方加山萸肉 15g、何首乌 15g，并嘱其避免久坐，适度活动，清淡饮食。

三诊：7 月 14 日，患者全身症状较前改善，无明显不适，舌淡红苔白，脉缓。复查精液常规示：密度为 10×10^6/ml，活率 75%，活力为 a 级 32%、b 级 23%、c 级 20%。考虑患者现病情平稳，无明显阴阳偏颇，治疗可改为丸剂，给予补肾填精治疗，给予六味地黄丸及五子衍宗丸口服。嘱患者保持心情舒畅，并告知其妻不可求子心切，以求夫妻同调。

四诊：9 月 28 日，患者未诉及全身不适，密度为 32×10^6/ml，活率 70%，活力为 a 级 30%、b 级 29%、c 级 11%，嘱其停药，可适时怀孕。三个月后来电告知，其妻怀孕。

按：患者头晕耳鸣，腰膝酸软，心烦易怒，五心烦热，舌质红，苔薄白，脉细数为肾阴不足的表现。精液分析可见精子量少伴精液稀薄，根据传统中医“阳化气，阴成形”的理论，该病辨证的侧重应着眼于肾阴肾精不足，治疗当以滋肾填精为重点，此为微观辨证与宏观辨证相结合的典型实例。生地、熟地、山药补肾填精养阴；五味子、枸杞子、菟丝子、车前子、覆盆子为五子衍宗丸成分，补肾益精；黄精益气养阴，补肾填精；玄参、当归补血活血滋阴；鹿角胶血肉有情之品，添精补血，以形补形。男性不育症病程较长，中医理论认为“久病成瘀”。故加用水蛭一药，活血化瘀通络，改善生精环境。全方共奏滋补肾阴，益精养血之功。

验案 5

赵某，男，33 岁，2013 年 8 月 20 日初诊。

［主诉］婚后未避孕 3 年未育。

［病史］患者性生活正常，配偶检查未见异常。多次检查精子活力差，平日体健，无明显不适，舌淡红，苔薄白，脉沉。专科查体：性征发育无异常，相关检查提示生殖器无异常。精液常规：量 3.3ml，密度为 32×10^6/ml，精子总活率 38%，其中 a 级精子 8%、b 级精子 12%、c 级 18%，其余检查无异常。

［诊断］男性不育症，弱精症。

［辨证］脾肾不足夹瘀。

［治法］健脾益肾、活血养精。

［处方］生熟地各 10g　生炙黄芪各 20g　枸杞子 20g　山药 20g
覆盆子 10g　车前子 10g　菟丝子 10g　五味子 10g
淫羊藿 10g　太子参 10g　仙茅 10g　制首乌 15g
巴戟天 6g　当归 10g　丹参 10g　川牛膝 10g

14 剂，水煎服，日 1 剂，早晚分服。嘱患者避免工作过于劳累，放松心情。

二诊：9 月 4 日，病史同前，无明显不适。处方：减太子参，加鹿角胶 10g，14 剂，并嘱其规律休息，夫妻生活不可过于频繁，注意饮食营养。

三诊：9 月 18 日，服药无明显不适。查精液常规：完全液化，密度为 39×10^6/ml，活率 46%，a 级精子 22%、b 级精子 20%、c 级 4%，上方 30 剂。

四诊：10 月 18 日，患者无不适主诉，舌淡红苔薄白，脉缓有力。精液常规：完全液化，活率 75%，a 级精子 32%、b 级 35%、c 级 8%，五子衍宗丸口服，服药过程中可适时怀孕。1 年后来门诊告知其妻 1 月前产 1 女，母女健康。

按：李曰庆教授认为“脾肾两虚夹瘀”为无症状性弱精子症的基本病机，脾肾不足为本，瘀滞不畅为标，脾肾不足是其发病基础，血瘀不畅是其发病趋势。“脾虚”“肾虚”“血瘀”构成了无症状弱精子不育症发病的三大关键环节，且相互影响，贯穿疾病始终，并导致本病缠绵难愈。无症状性弱精子不育症往往难以分证论治，根据“脾肾相生”和“精血互化”的中医基本理论，其贯穿疾病始终的基本病理变化为脾肾两虚夹瘀。根据“阳化气，阴成形”的理论，精子活动力差主要由于肾阳虚衰无以化气而引起，所以临床治疗应以温补肾阳为主。

生地、熟地补肾填精，生黄芪、炙黄芪补气健脾共为君药；五味子、枸杞子、菟丝子、车前子、覆盆子为五子衍宗丸成分，补肾益精；仙茅、淫羊藿为二仙汤，补肾助阳；太子参益气养阴；何首乌滋补肝肾，补血填精；当归、川牛膝、丹参养血活血化瘀通络。全方共奏健脾益肾、活血养精之功。随症加减治疗，而后改丸药以图缓治，终使其妻怀孕。

验案 6

孙某，男，33 岁，2009 年 8 月 20 日初诊。

［主诉］婚后未避孕 5 年未育。

［病史］患者性生活正常，配偶检查未见异常，时有睡眠不佳，余无明显不适，舌淡红，苔薄白，脉沉。专科查体：性征发育无异常，相关检查提示生殖器无异常。精液常规：量 3.3ml，密度为 12×10^6/ml，精子总活率 38%，其中 a 级精子 12%、b 级精子 13%、c 级 20%，其余检查无异常。

［诊断］男性不育症，少弱精症。

［辨证］肾虚血瘀。

［治法］补肾活血。

［处方］生熟地各 25g　枸杞子 20g　山药 25g　覆盆子 20g
车前子 20g　菟丝子 10g　五味子 10g　淫羊藿 10g
仙茅 10g　生芪 20g　丹参 10g　党参 10g
王不留行 15g　水蛭 6g　黄精 20g　何首乌 10g

14 剂，水煎服，日 1 剂，早晚分服。嘱患者避免工作过于劳累，放松心情。

二诊：9 月 4 日，患者诉腰膝酸软，手足心热较前减轻，记忆力仍差，时有耳鸣，舌脉同前。处方：上方加鹿角胶 15g、龟板胶 15g，14 剂，并嘱其规律休息，夫妻生活不可过于频繁，注意饮食营养。

三诊：9 月 18 日，患者记忆力差较前改善，余症状消失，舌淡红苔薄白，脉缓。查精液常规：完全液化，密度为 20×10^6/ml，活率 46%，a 级精子 22%、b 级精子 20%、c 级 4%。考虑患者现病情平稳，停汤药改为丸剂，口服以微调阴阳，予知柏地黄丸及右归丸口服。

四诊：10 月 18 日，患者无不适主诉，舌淡红苔薄白，脉缓有力。精液常规：完全液化，活率 65%，a 级精子 32%、b 级 25%、c 级 8%，嘱其停知柏地黄丸及右归丸，改为五子衍宗丸口服，服药过程中可适时怀孕。1年后来门诊告知其妻1月前产1女，母女健康。

按：临床上经常可以见到无证可辨的患者，此类患者除某项检查指标异常外身体无任何不适，此时无法从传统辨证角度对患者进行明确治疗，面对这种情况就应从导致男性不育的重要机制——肾虚和血瘀角度出发，采用从虚从瘀论治，临床往往可以收到良好效果。

验案7

患者，男，张某，29岁，2017年5月4日初诊。

[主诉] 婚后2年未育。

[病史] 患者结婚2年未避孕未育，平素夫妻生活正常，性生活每月3~4次，爱人检查未见异常。病人1年前查精液发现精液不液化，经服用中西药物治疗效果欠佳，今为进一步治疗求诊。刻下：困倦乏力，头昏不适，小腹时有坠胀感，久坐后加重，易胃脘胀满不适，大便黏腻不成形，小便黄。舌胖大齿痕边有瘀斑，苔黄稍腻，脉细无力。查：精液液化时间＞60分钟，前向运动精子20%。其他理化检查未见明显异常。

[诊断] 男性不育症，精液不液化，弱精子症。

[辨证] 脾气亏虚，痰瘀积滞。

[治法] 补气健脾化痰，活血化瘀消积。

[处方] 熟地10g　山药15g　枸杞子30g　菟丝子15g
车前子10g　生牡蛎30g　生麦芽60g　鸡内金15g
太子参10g　生黄芪30g　丹参20g　王不留行30g
炙水蛭10g　浙贝母10g　皂角刺10g

14剂，免煎，开水冲服，嘱减少油腻食物摄入、少久坐、多饮水、忌辛辣，适当运动。

二诊：5月18日，乏力困倦，胃脘胀满，小腹坠胀感均有所减轻，大便成形，小便稍黄。舌淡胖有瘀斑，苔薄黄腻，脉弦细。复查精液分析：不完全液化，前向运动精子30%。前方加蒲公英15g、凌霄花10g，以增加益气健脾、清利湿热之功，继服30剂，用法、调护同前。

三诊：6月18日，诸症均明显缓解，精神体力明显好转，舌淡稍胖，苔薄白，脉滑有力。复查精液正常。前方去蒲公英、凌霄花、夏枯草，继服30剂，巩固疗效，用法、调护同前。

按：李曰庆教授认为精液不液化症以“脾失健运，痰瘀互结”为基本病机，且多夹肾虚、湿热等兼证，病机特点为虚实错杂，临床上常运用“益气健脾，化痰活血”的基本思路治疗本病。精液不液化的患者，往往同时伴有精子活力、成活率偏低，数量不足甚至存在形态学的异常。故将熟地、山药、枸杞子、菟丝子为滋阴填精的基础药对，力求阴阳并补，从阴求阳，从而改善精子的活力和数量。鸡内金，健胃消食，涩精止遗。生麦芽，健脾和胃，疏肝行气。太子参，健脾益气，补中兼清，用治脾虚不化、痰湿内蕴之精液不液化症最为适宜。黄芪补气升阳，利水消肿，为补脾益气之良药。浙贝母宣肺清热，化痰止咳，开郁散结。夏枯草清肝散结，消瘰除痰。生牡蛎功能软坚散结，重镇安神，补阴潜阳。擅治痰核、瘰疬、瘿瘤及癥瘕痞块，如属痰火郁结之证，常与浙贝母配伍消火散结。丹参通行血脉，临床用治多种血瘀病证。水蛭破血逐瘀，以疗癥瘕积聚之重证。王不留通利血脉，性走而不守，又有利尿通淋之功，入下焦血分、水分，对治疗瘀阻下焦之证尤为适宜。皂角刺搜风拔毒，排脓消肿，善于疏通诸窍，对于位置较深之精室尤为适用。全方共奏补气健脾化痰、活血化瘀消积之功。

验案8

王某，男，29岁，2017年3月12日初诊。

［主诉］结婚3年未育。

［病史］性生活正常规律，未采取避孕措施，配偶30岁，月经正常，妇科检查正常。刻下：纳呆乏力，容易体倦，腰膝酸软，偶有头晕耳鸣，小便调，阴囊潮湿，大便偏黏。舌暗苔腻微黄，脉沉细。外院查弱精子症，畸形精子症。2017年3月11日查精液：2ml，液化不良，pH：7.4，PR+NP：35.17%，PR：23.16%，精液浓度32.62×10^6/ml，正常形态精子：1%。

［诊断］男性不育症，畸形精子症，弱精子症。

［辨证］肾虚湿热。

［治法］补肾活血，清热化湿。

［处方］熟地20g　　枸杞20g　　菟丝子15g　　当归15g

覆盆子 20g	五味子 10g	车前子 10g	黄芪 30g
生牡蛎 30g	山药 15g	茯苓 15g	丹参 20g
鸡内金 10g	王不留行 15g	水蛭 10g	太子参 20g
黄柏 10g	蒲公英 30g	丹皮 10g	萆薢 10g

30剂，免煎，开水冲服。嘱托患者注意调整生活习惯不要久坐及熬夜，减少饮酒吸烟，避免感冒，治疗期间可进行备孕。

二诊：2017年4月12日，患者诉腰膝酸软大减，头晕消失，时有乏力，舌暗苔薄白，脉细。复查精液，3ml，完全液化，pH：7.5，PR+NP：48.23%，PR：32.32%，精液浓度 36.41×10^6/ml。前方去蒲公英、黄柏，将黄芪加至40g，加巴戟天15g、女贞子10g。45剂，免煎，开水冲服。

三诊：2017年5月30日，外院复查精液常规：正常形态精子7%。随访4个月，配偶怀孕。

按：李曰庆教授认为畸形精子症的病因病机多为虚实夹杂，虚者多表现为脾肾阳虚或肾阴虚；实者多因湿热下注和瘀血阻滞。畸形精子症的病因病机多为虚实夹杂，虚者多表现为脾肾阳虚或肾阴虚；实者多因湿热下注和瘀血阻滞。在临证治疗时，对于畸形精子症常运用补肾活血、清热化湿为治疗大法。患者结婚3年未育，配偶身体无明显疾患，符合不育诊断，查精液为精液不液化，畸形精子症，弱精子症，见患者体倦乏力、腰膝酸软等表现，属肾虚证。阴囊潮湿，大便偏黏，舌暗，苔腻微黄，脉沉细，属湿热有瘀之象。全方以古方五子衍宗为基础加入滋养肾阴的熟地、补气健脾的山药，以血肉有情之品生牡蛎来填补肾精，配合鸡内金、王不留行改善精液液化，黄芪、太子参补气以提高精子活力，在补肾的基础上加丹参、丹皮、水蛭活血以调高精子数量，加黄柏、萆薢、蒲公英以清热祛湿，1个月后精液液化改善，精子活力提高，湿热之象渐去，减前方中清热的蒲公英、黄柏，增加益气补肾之力。

验案9

患者，安某，男，31岁，2016年7月4日初诊。

[主诉] 备育3年未育。

[病史] 婚后性生活正常，配偶妇科检查未见异常，多次检查少弱精子

症，外院诊断为“精索静脉曲张性不育症”，予左卡尼汀口服液、五子衍宗丸、迈之灵片等治疗后精子质量未见明显改善。患者平日工作压力较大，心情尚可，精力体力稍差，偶有腰酸，阴囊坠胀不适，睡眠不佳，大便稀溏，小便尚调。舌暗淡苔中部稍厚，脉沉细。2016 年 5 月 16 日外院查精液常规示：量 2.5ml，不完全液化，a 级精子 10.12%，b 级精子 7.31%，总活力 21.23%，浓度 8.94×10^6/ml。阴囊 B 超示：左侧精索静脉呈迂曲状改变，最大管径 0.28cm，屏气可探及血流，最大管径 0.31cm，精索静脉曲张Ⅱ度，男性激素及染色体检查未见异常。

［诊断］精索静脉曲张，不育症，少弱精子症。

［辨证］脾肾两虚，兼夹瘀滞。

［治法］健脾益肾，升清降浊。

［处方］生黄芪 10g　升麻 6g　柴胡 6g　党参 10g
白术 10g　枸杞子 20g　川芎 6g　丹参 10g
牛膝 10g　砂仁 10g　陈皮 15g　炒枣仁 20g
水蛭 6g　熟地 10g　生地 10g　鸡内金 15g
菟丝子 10g　枸杞子 10g　王不留行 20g

上方连服 14 剂。并嘱患者戒辛辣，适度运动，避免久坐。

二诊：2016 年 7 月 28 日查精液常规未见明显改善，患者诉全身疲乏感好转明显，纳食可，睡眠有所改善，大便偏稀，小便偏黄，舌淡偏暗，苔薄白，脉细弱。前方减砂仁、陈皮，加鹿角胶 9g，继服 28 剂后复查精液常规。

三诊：2016 年 8 月 25 日查精液常规量 3.5ml，完全液化，a 级精子 15.17%，b 级精子 12.17%，总活力 35.21%，浓度 11.12×10^6/ml。患者诉乏力感基本缓解，勃起硬度稍差，纳眠可，大便成形，小便调。舌淡红，苔薄白，脉细弱。前方减王不留行、陈皮，加川断 10g、巴戟天 10g，告知患者可以服中药同时备育，继服 30 剂。

四诊：2016 年 9 月 25 日查精液常规基本正常，继服前方 30 剂。后患者间断服用中药调理，于 2017 年 12 月来诊诉其妻已孕。

按：李曰庆教授认为本病基本病机为脾肾不足，气虚血瘀。脾为后天之本，为气血生化之源，脾气虚弱，水谷精微失却运化，无以充养肾精；气虚推动无力，瘀血阻滞，瘀热互结，伤及阴精。黄芪、党参、白术、鸡内金健运中焦脾胃；柴胡、升麻升清降浊，助清阳得升、浊阴得降，气血调和；川芎、丹参、水蛭、王不留行活血行气，使得血瘀得散，肾精得以濡养；枸杞子、熟地、生地、菟丝子补肾填精，以助肾精得充；砂仁、陈皮芳香化湿，醒脾以助运化。

第四节 睾丸、附睾、阴囊疾病

一、鞘膜积液

鞘膜积液即鞘膜囊内积聚液体超过正常而形成囊肿，或因鞘膜闭合反常，积液于鞘膜囊中所致的一种阴囊部疾病。临床表现为阴囊内囊性肿块，呈慢性逐渐增大，积液增多时，局部有阴囊下坠胀痛感。鞘膜积液在中医文献中属于“水疝”“偏坠”等范畴。本病分为原发性和继发性两种，原发性以婴幼儿占多数，成年人以继发性占多数。常见于单侧，可见于各年龄段，好发于中青年人，经治疗后一般预后良好。

（一）病因病机

李曰庆教授认为水疝的发生与素体阴寒，寒邪客于肝肾二经，水湿代谢失调，凝滞郁结；痰湿不化，流注于肝经，蕴结于睾鞘；或素有湿热，下注肝经，停聚于内，聚于睾鞘或素体脾虚，湿邪内盛，或感寒湿，脾失健运，水湿内停下注阴器而成或外伤或阴部手术，气血受损，血溢于阴囊，瘀血停滞，血不归正化，变水湿聚于阴囊或睾鞘或感染虫疾，虫积阻滞到肝络，水不归正化，清浊相混，留聚睾鞘有关。

（二）典型医案

验案

赵某，男，48岁，2014年7月10日初诊。

［主诉］左侧阴囊肿大半年。

［病史］患者半年前无明显诱因出现左侧阴囊包块，约鸡蛋大小，无触

痛，偶有坠胀不适，未作特殊处理。刻下：伴胸胁胀闷，心烦易怒，纳眠可，二便调，舌质淡红，苔根部厚腻，脉弦。查体：左侧阴囊外形增大，张力较高，变换体位时包块大小无明显变化，无法触及左侧睾丸及附睾，透光实验（+），超声检查：左侧睾丸大小约 3.8cm×2.7cm×2.6cm，右侧睾丸大小约 3.7cm×2.8cm×2.6cm，左侧鞘膜腔内探及 9.0cm×6.8cm 的液性暗区，右侧鞘膜腔内探及 1.4cm×0.7cm 的液性暗区。建议其手术，患者拒绝，尝试保守治疗。

［诊断］左侧鞘膜积液（水疝）。

［辨证］水湿停聚。

［治法］温阳化气，活血利水。

［处方］小茴香 10g　橘核 20g　荔枝核 10g　乌药 20g
益母草 30g　红花 20g　川楝子 15g　川牛膝 20g
茯苓 20g　滑石 30g　萆薢 20g　炒薏米 30g
生黄芪 30g　生白术 20g　黄柏 12g　桂枝 18g

14 剂，日 1 剂，水煎，分 3 次温服。

二诊：2014 年 7 月 24 日，患者自诉药后左侧阴囊稍变软。余症不显，大便正常，舌苔白，脉弦。守上方去滑石，加蒲黄 20g，14 剂，日 1 剂，水煎，分 3 次温服。

三诊：2014 年 8 月 9 日，左侧阴囊缩小，舌红苔薄白，脉弦。减小茴香，川楝子。7 剂，日 1 剂，水煎，分 3 次温服。

四诊：2014 年 8 月 18 日，B 超检查结果显示左侧精索鞘膜积液基本消失。继服五苓胶囊以巩固疗效。

按：鞘膜积液属于中医“水疝”范畴。李曰庆教授认为水疝的原因主要为寒湿之气结于囊中，而出现积水现象。水疝的主要病机为脾肾阳虚，气化失司，寒湿凝滞，水瘀内停。治疗则以“温阳化气”为大法，佐以“活血行水”来论治。方中重用桂枝为主药，桂枝辛温入膀胱经，可温命门之火，促膀胱气化，鼓动肾气，又能助脾气蒸腾，使水津得肾阳的蒸动而运行，则小便自利。小茴香、乌药、橘核、荔枝核、红花温阳活血，理气化瘀，散寒化湿，疏通经络。茯苓、生白术健脾补中，以助脾阳利水渗湿。阴囊为肝经所主，患者有胸胁胀闷，心烦易怒等肝气不疏之症，故用川楝子，疏肝行气，解郁畅情；滑石、萆薢、黄柏清热利湿，防湿郁日久化热；益母草清热活血利水，使病邪从小便而去；川牛膝可引药下行而直达下焦病所。全方共奏温阳化气、活血利水之功，则水去肿消。

二、附睾炎

附睾炎有急、慢性两种。急性附睾炎是男性生殖系统非特异性感染中常见疾病，常与睾丸炎同时存在，可称为附睾睾丸炎。该病在各种年龄男子均可发生，但尤其好发于20~40岁的青壮年，约占附睾炎的70%。临床以患侧附睾肿胀疼痛为特征，发病常常是单侧。慢性附睾炎临床上较为多见。可由急性附睾炎迁延而成，但多数病人并无急性发作史。一般无明显症状，临床表现也颇不一致，可有局部不适，坠胀感，阴囊隐痛，反复发作，经久不愈；疼痛可放射至下腹部及同侧大腿内侧。部分有急性附睾炎不规范治疗史。体检可触及附睾肿大，变硬，或仅能触及附睾上有一较硬的硬块，无压痛或轻度压痛，附睾与睾丸的界限清楚。

中医学称附睾炎为子痈，早在清代《外科全生集》中，便有明确、单独的记载。肝脉循会阴、络阴器，睾丸属肾，子痈一病与肝肾关系密切。

（一）病因病机

李曰庆教授认为子痈主要原因是湿热毒下注，肝经络脉阻滞，热使气血逆乱壅阻于附睾而成。因湿热蕴结于局部，导致局部气血瘀滞，则热胜肉腐为脓，形成痈疡。如脓肿穿破阴囊，则毒随脓泄而愈；如气血凝结不散，日久则成为慢性肿块，也可因外阴、睾丸等部位跌倒损伤，而局部脉络损伤后，湿热最易乘虚下注，发生痈肿，形成“子痈”。

（二）辨治要点

1. 急性附睾炎 由于其发病较急，病情变化较快，所以，及时、正确的治疗很重要。在急性期，一般首选抗生素与中药新癀片治疗；治疗时首先选择的抗生素以大环内酯类、喹诺酮类为主，同时进行细菌培养加药敏。抗生素的治疗不必等待化验结果，待结果出来以后再改用敏感抗生素治疗。治疗强调足程、足量。本病急性期采用中西医结合治疗疗效明确。如化脓，应及时切开引流。在抗生素治疗的同时，可以配合中医治疗，如主要采用清热解毒、清热排脓的方药，切开引流后可考虑结合排脓、生肌收口的方法，在恢复期，可以结合清热或行气活血的治法处理。中西医结合，能缩短疗程。

2. 慢性附睾炎 患者多无急性期，发病较为隐匿，病程较长，采用中医药治疗有明显的优势。中医治疗主要以清热解毒、行气活血、散结消肿为主，配合抗生素治疗能收到较好的疗效。慢性附睾炎应彻底治愈，否则引发对侧附睾炎则不能生育。附睾炎治愈后，患侧输精功能多丧失。所以要保护健侧。中西医结合，多在 1~2 月能治愈慢性附睾炎。附睾炎（急性、慢性）治愈后遗留的硬结，只要无压痛或其他不适，不用特殊处理，多是炎症后纤维组织增生。

（三）典型医案

验案

佟某，男，47 岁，2016 年 9 月 12 日初诊。

［主诉］左侧阴囊部坠胀不适 1 月。

［病史］近一个月以来左侧阴囊部坠胀不适，有时可连及小腹，久坐及劳累后加重。曾自服抗生素、中成药治疗（具体用药不详），效不显。刻下症见：阴囊坠胀不适，精神倦怠，纳可，眠差，大便溏，小便频数，淋沥不尽。舌暗，体胖大，边有齿痕，苔薄黄，脉沉细。阴囊 B 超示左侧附睾囊肿，触诊可见硬性结节，血、尿常规均无明显异常。

［诊断］慢性附睾炎（子痈）。

［辨证］痰瘀郁结。

［治法］活血散结，消痰利水。

［处方］生黄芪 30g　三七粉冲 3g　松花粉冲 3g　分心木 10g
莪术 15g　猪苓 15g　灵芝 10g　白花蛇舌草 15g
姜半夏 10g　浙贝母 15g　生薏仁 30g　川牛膝 12g
茯苓 15g　生甘草 4g

14 剂，水煎早晚服。

二诊：2016 年 9 月 26 日病史同前，不适症状已减轻，仍有大便稀溏，前方加生白术、夏枯草各 15g，14 剂。

三诊：2016 年 10 月 10 日自觉症状好转大半，触诊硬结缩小，舌边仍有齿痕，前方去灵芝，加半枝莲 10g、淫羊藿 10g，以巩固疗效，30 剂。一月后电话随访，已无不适，阴囊 B 超未见明显异常。

按：患者阴囊部不适已月余，血、尿常规无明显异常，久坐劳累后加重，附睾部可触及硬性结节，故诊为慢性附睾炎。舌暗便溏，苔黄脉沉，精神倦怠，治以生黄芪补气，莪术活血，三七粉、松花粉祛瘀生新；分心木缩尿，灵芝安神，半夏、贝母化痰散结。不拘常法，随证治之。

三、阴囊湿疹

阴囊湿疹是一种局限于阴囊有时会延至肛周，甚至阴茎部的湿疹。阴囊湿疹在中医古籍中又称“胞漏疮”“肾囊风”“绣球风”等，急性期表现皮肤肿胀潮红，轻度糜烂、渗出、结痂；日久皮肤浸润变厚，色素加深，上覆鳞屑，瘙痒剧烈，夜间更甚，常影响睡眠和工作。

（一）病因病机

中医认为阴囊位属下焦，乃肾之外胞，且肝经“循股阴，入毛中，过阴器，抵少腹”，故本病归于肝经。本病与先天禀赋不足，肝经湿热关系最为密切。此外脾湿不运，下渗阴囊也较为常见。久病可出现肝肾阴虚，血虚风燥证候，表现阴囊粗糙肥厚。

（二）辨治要点

李曰庆教授认为本病主要是根据皮损状况和全身症状确定用药，若皮肤肿胀潮红，轻度糜烂、渗出、结痂，可诊断是急性湿疹；若日久皮肤浸润变厚，色素加深，上覆鳞屑，瘙痒剧烈，夜间更甚则是慢性湿疹。再根据具体治法进行治疗，最好可以配合外用软膏或洗剂治疗。患者平时生活习惯的调护也是至关重要的，避免刺激和过敏原的接触，一方面可以利于治疗，防止加重或慢性湿疹急性发作；另一方面还可以减少复发概率。

（三）典型医案

验案

司某，男，27 岁，工人。

［病史］主因“阴囊湿痒反复发作 2 年”于 2008 年 7 月 14 日初诊。查体：

阴囊及腹股沟部皮肤潮红，阴囊皮肤糜烂流滋。曾用多种药物内服外用，效果均不理想。舌红苔黄腻，脉象滑数。

[诊断] 阴囊湿疹。

[中医诊断] 绣球风。证属湿热为患，当以清化方法。

[处方] 黄柏 12g　苦参 12g　白鲜皮 12g　蛇床子 10g
苍术 10g　土茯苓 15g　紫草 10g　蝉衣 6g
防风 10g　炒栀子 10g　川木通 6g　泽泻 10g
生甘草 6g

7 剂，水煎服，日 1 剂。

苦参 30g　土槿皮 30g　地榆 30g　枯矾 30g
五倍子 15g　朴硝 30g　冰片 2g　川椒 15g

6 剂，水煎外洗。并嘱其清淡饮食，禁酒。

二诊：2008 年 7 月 21 日。药用症状明显好转，舌红苔薄黄，脉滑。内服方去蛇床子加丹皮 10g，7 剂。外洗方加木贼草 15g，7 剂。随访至 2009 年初，病情未见反复。

按：阴囊湿疹临床较为常见，是泌尿男科常见病，属中医绣球风范畴，多因湿热下注，日久伤及血分而致。李老据其脉证，内治以清热解毒、疏风利湿为主，外治则以杀虫止痒为主，内外并进故收捷效。古人云“工欲善其事，必先利其器”，广大中医工作者若能掌握一定的外治理论和方法，则在常规治疗之外又增一法门，定能开阔思路，提高临床疗效。

第五节　男科其他疾病

一、遗精

遗精是指不因性交而精液自行泄出的病症。有梦而遗者为“梦遗”，无梦而遗，甚至清醒时精液出者为“滑精”。有生理性与病理性的不同。未婚或无规律性生活青壮年，每月有遗精不超过 6 次以上，是一种正常的生理现象。若婚后有规律的性生活后仍发生遗精；或未婚男性频繁遗精，一周数次或一夜几次，并伴有头晕、乏力等精神不振属于病理性遗精。

（一）病因病机

李曰庆教授认为君相火旺劳心过度，心阴暗耗，心火偏亢，心火不能下交于肾，肾水不能上济于心，心肾不交，水亏火旺，扰动精室，发为遗精或湿热痰火下注饮食不节，醇酒厚味，损伤脾胃，酿湿生热，或蕴痰化火，湿热痰火流注于下；或湿热之邪侵袭下焦，湿热痰火扰动精室，发为遗精或劳伤心脾素禀心脾亏虚，或劳心太过，或体劳太过，以致心脾亏虚，气不摄精，发为遗精或先天不足，禀赋素亏；或青年早婚，房室过度；或少年无知，频犯手淫，导致肾精亏虚。若致肾气虚或肾阳虚，则下元虚惫，精关不固，而致滑精。

（二）辨治要点

1. 李曰庆教授认为本病多虚实夹杂，诊治时要分清虚实。本病初起以实证为多，日久以虚证为多。实证多见于君相火旺、湿热等病理因素；虚证则以肾虚、心脾两虚为主。

2. 根据患者病史判断遗精为生理性或是病理性十分重要。而两者之间的判断主要是一周之内遗精的次数及是否带来精神、心理等身心不适等。临床辨证应结合患者病史、病程及健康情况，以及脉症的表现等，才能正确辨证。

（三）典型验案

验案 1

李某某，男，20 岁，学生，2017 年 6 月 7 日初诊。

［主诉］滑精 2 年余，近 1 月加剧，甚至日滑泄 2~3 次。

［病史］自高三以来，高考压力加重，睡眠质量逐渐下降，周遗精 5~6 次，多则日 2~3 次。有时入夜即遗，甚或清醒时精液自出，遗精量少而清稀，遇色情刊物及色情影视则滑精，遗精后出现精神疲惫。刻下：形体消瘦，耳鸣头晕，心烦失眠，腰膝酸软，手心汗出，小便赤涩，舌红苔白，脉沉细。理化检查未见明显异常。

［诊断］遗精。

［辨证］心肾不交证。

［治法］泻南补北，交通心肾。

［处方］知母 12g　黄柏 6g　生地 10g　丹皮 12g
泽泻 20g　车前子 12g　莲子 15g　麦冬 10g
黄芩 10g　柴胡 10g　茯神 9g　地骨皮 9g
黄连 6g　芡实 12g　炒枣仁 20g

14 副，代煎，早晚分服。

二诊 2017 年 6 月 22 日：2 周出现遗精 5 次，未出现滑精，食欲好转，耳鸣头晕，多梦失眠，腰膝酸软好转，大便溏稀。上方减黄连加菖蒲 10g、远志 10g，继服 14 剂。

三诊 2017 年 7 月 8 日：2 周出现遗精 3 次，纳眠可，大便成形。上方继服 14 剂，遗精 1 次。诸症悉减。

按：李曰庆教授认为遗精患者中，心肾不交证型最为常见。病机是"心火炎上而不息，肾水散漫而无归"。肾藏精，肾失封藏，精关不固，精液外泄；君火亢盛，相火妄动，肾水不足，无以上济于心，则精液自遗。《类证治裁·遗泄》记载："心为君火，肝肾为相火，君火一动，相火随之，而梦泄矣。"《景岳全书》记载："盖精之藏制虽在肾，而精之主宰在心，故精之蓄泄，无非听命于心。"治疗上要泻南补北，交通心肾。《景岳全书》记载："盖遗精之始，无不由乎心。"本案患者因压力大，导致失眠，逐渐出现遗精。起于心，君火动则相火随之，扰动精室，故见遗精。心火亢盛，故见心烦失眠，小便赤涩，肾水不足故见头晕耳鸣，腰膝酸软，手心汗出。治疗以泻南补北，交通心肾。以知柏地黄汤清相火，滋肾水；以黄连清心饮，降心火，养心阴；加芡实固肾涩精；加炒枣仁养心安神。二诊大便溏，减苦寒之黄连，加菖蒲、远志交通心肾，益肾宁心。

验案 2

洪某，男，25 岁，会计工作，因频繁遗精半年余于 2009 年 4 月 2 日就诊。

［病史］患者半年来遗精频繁，每周 2~3 次，饮酒、进食辛辣后易出现。平时口唇干燥，手足心易汗出，夜寐多梦，偶有尿频尿不尽感，夜尿 1 次。曾服用舍曲林、癃清片、六味地黄丸，效果不显著。既往慢性前列腺炎病史。舌暗红，苔薄白，脉滑。

［诊断］遗精。

［辨证］阴虚火旺证。

［治法］养阴清热，安神定志。

［处方］黄柏 12g　生地 12g　丹皮 10g　栀子 10g
女贞子 10g　墨旱莲 10g　白芍 12g　川芎 12g
夜交藤 20g　珍珠母 30g　远志 6g　白芷 10g
怀牛膝 10g　五味子 10g

免煎剂，20 剂，分服。嘱病人放松心情，积极锻炼身体，清淡饮食。

二诊：2009 年 4 月 23 日。服药后遗精明显减少，前方减白芷，加煅龙牡各 30g、茯神 10g。免煎剂，14 剂，分服。

三诊：2009 年 5 月 21 日，遗精 1~2 周偶有 1 次，睡眠及燥热汗出均明显好转。处方：知母 10g，黄柏 10g，生地 12g，丹皮 10g，柴胡 10g，栀子 10g，女贞子 10g，车前子 10g，墨旱莲 10g，茯神 12g，夜交藤 30g，酸枣仁 10g，远志 6g，丹参 15g。免煎剂，14 剂，分服。其后，患者于 6 月饮酒后症状反复，继以本法治愈。

按：经言：心者，生之本，神之变也；肾者主蛰，封藏之本，精之处也。心主神明，精之藏蓄虽在于肾，而精之主宰实由乎心。心神安定，君火藏则相火不致妄动；相反，心神过用，君火动于上，相火妄动于下，扰动精室，虽不交媾而精自遗。李曰庆教授认为遗精当责之心肾功能失常，其治则宜以宁心安神，益精固肾，兼以清热、健脾、疏肝、利湿，参以脉证，审度化裁，切不可拘泥于一方一法。本案患者肾阴亏虚症状十分典型，李教授用药中正平和，养阴不滋腻，泄热不苦寒，不早用、妄用收涩之剂，经年之疾经用宁心益肾之方月余而瘳，甚可师法。

验案 3

何某，男，42 岁，因阴茎易勃起并伴有遗精 3 年余，于 2010 年 6 月 4 日就诊。

［病史］患者婚后即易出现无意识状态下阴茎勃起并射精，坐车颠簸时可有频繁勃起。既往腰痛史，每次发作均自用膏药贴，未系统治疗。腰椎 CT：腰 4~5 之间有中央型腰椎间盘突出，硬膜囊明显受压。舌淡红，苔薄白，脉弦细。

［诊断］遗精。

［辨证］肝肾亏虚证。

［治法］祛风除湿，补益肝肾。

［处方］独活 10g　　桑寄生 10g　　杜仲 12g　　怀牛膝 12g
　　　　细辛 3g　　秦艽 9g　　茯苓 15g　　党参 12g
　　　　土鳖虫 9g　　蜈蚣 3g　　赤芍 10g　　桂枝 9g

免煎剂，14 剂，分服。嘱病人配合牵引理疗。2 周后症状明显缓解，随访未复发。

按：从此案不难看出，李曰庆教授治疗筋骨劳损肝肾亏虚之频繁遗精，补益肝肾之外，善用虫药，土鳖虫、蜈蚣等。此类虫药于补益之中兼具活泼之性，用其有形血肉之体峻补肝肾之虚，其善行走窜，无微不至，补而不滞，畅行经脉，使肝肾亏虚之频繁遗精半月而瘳。

验案 4

何某，男，32 岁，因频繁遗精 6 年余，于 1999 年 7 月 6 日初诊。

［病史］患者 6 年前无明显诱因出现遗精，在各医院诊断为慢性前列腺炎，服用氧氟沙星、阿奇霉素等未得到控制。症见遗精 4~5 天一次，严重时一天 1 次，尿频，后尿道疼痛，小腹腰骶酸胀不适，睾丸发凉，寐差，舌淡红，苔薄黄，脉弦滑。前列腺液常规：白细胞满视野，卵磷脂小体（+）。

［诊断］遗精。

［辨证］瘀浊内蕴证。

［治法］清热解毒，祛瘀排浊。

［处方］当归 10g　　浙贝母 10g　　苦参 10g　　虎杖 15g
　　　　败酱草 15g　　薏苡仁 20g　　鸡内金 10g　　乌药 10g
　　　　黄柏 10g

二诊：服上方 14 剂，患者遗精 1 次，梦交、尿频明显较少，寐可，继以前方。

三诊：服上方 14 剂，患者遗精未出现，诸症明显缓解，偶有小腹不适。舌质淡，苔薄黄，脉弦。前列腺液常规：白细胞 10~15/HP，卵磷脂小体（++）。前方加土茯苓 30g，14 剂，巩固疗效。

按：遗精是前列腺炎的一个常见症状，前列腺炎可伴发遗精。本案患者前列腺液白细胞满视野，证属瘀滞，治以清热解毒，祛瘀排浊。方用当归贝母苦参丸加减。用苦参、黄柏、败酱草清热解毒，虎杖、当归活血祛瘀，浙贝母、薏苡仁利湿排浊，乌药行气止痛，鸡内金固精止遗。

二、更年期综合征

男性更年期综合征是中老年男性生命过程中的特定时期所出现的一种临床症候群，主要特征是性欲和勃起功能减退，尤其是夜间勃起；情绪改变并伴有脑力和空间定向能力下降，容易疲乏、易怒和抑郁；伴有肌容量和肌力下降；体毛减少和皮肤改变；骨矿物质密度下降，起骨量减少和骨质疏松；内脏脂肪沉积。上述症状不一定全部出现，其中可能以某一种或某几种症状更为明显，可伴有或无血清睾酮水平减低。男性更年期一般发生于50~65岁年龄段。据国外研究报道，大约40%的中老年男性可能会出现不同程度的更年期症状和体征。

中医学虽无此病名，但在大量中医古籍中有此病症状、病机的描述，如《素问·阴阳应象大论》云："年四十，而阴气自半也，起居衰矣。年五十，体重，耳目不聪明矣。年六十，阴痿，气大衰，九窍不利，下虚上实，涕泣俱出矣。"《千金翼方·卷十二·养老大例》："人年五十以上，阳气日衰，损与日至，人力渐退，忘前失后，兴居怠惰，计授皆不称心。视听不稳，多退少进，日月不等，万事零落，心无聊赖，健忘嗔怒，性情变异，食欲无味，寝处不安。"这些记载和更年期的表现较为一致。中医学多将其归属于"虚劳""气心悸""不寐""郁证"等范畴。

（一）病因病机

李曰庆教授认为男性更年期正是"七八肝气衰，八八则齿发去"的人生阶段，肾气逐渐衰少，精血日趋不足，导致肾的阴阳失衡。由于肾阴肾阳的失衡进而导致各脏器功能紊乱，从而形成了男性更年期综合征的病机基础。常见病机有：

1. 肾精亏虚　年老体衰，或先天禀赋不足，或久病耗损，失精太过等致肾精亏损，则天癸早竭，髓失化源，骨失其养，脑海空虚，而见早衰、性功能减退等更年期综合征表现。

2. 肾阴亏虚 久病耗伤；或因情志内伤，五志化火伤阴，或邪热久留及过服沮燥壮阳之剂而致肾燥阴伤；或房劳过度，导致肾阴亏虚。阴虚则内热或火旺，诱发本病。

3. 肾阳虚损 素体阳虚，或年高肾亏，或房劳过度，久病伤肾，而致肾阳虚损。阳虚则内寒，功能活动衰减，形成本病。

4. 心血亏虚 年老体弱，气血衰少，或失血，血液生化不足，或情志内伤，心血暗耗，造成心血虚而神失养，心无所主；或心阴内虚，不涵心阳，阳不入阴，心神不守，故有神识恍惚、健忘。

5. 肝郁气滞 七情内伤，使肝郁气滞，疏泄失常，气血不和，故有情绪波动等表现。

6. 脾气虚弱 饮食劳倦，或久病伤脾，脾虚气弱，运化无权，升清降浊障碍，故有纳呆、眩晕等表现。

（二）辨治要点

1. 李曰庆教授认为男性更年期的基本病机是肾精亏损，阴阳失调，脏腑气血虚损。病理变化是以虚为主，本虚标实。本病以肾气虚衰为主，治疗时要根据症候表现特点，肾阴虚者，治以滋补肾阴；肾阳虚者，应温肾益阳；阴阳两虚者，治以调补阴阳；肝肾阴虚者，治以滋补肝肾，育阴潜阳；心肾不交者，应滋阴降火，交通心肾；脾肾阳虚者，应温阳补肾，健脾除湿。总之，调补阴阳，疏畅气血，是本病的基本治则。

2. 李曰庆教授认为男性更年期综合征之寒为阳虚所致，脾肾阳虚多见；本病之热为虚热，以肝肾阴虚为主。证候表现虽以虚为主，但在病机演变和转化过程中，又常虚实夹杂，如肝郁脾虚、肝血瘀滞等。男性更年期综合征的辨证论治，要注重年龄因素、体质因素，调整肾脏阴阳气血为主，兼以疏肝、理脾、养心、疏畅气血，以求气血流畅，经络气通，阴阳平衡。

3. 对于临床症状表现疑似男性更年期综合征者，要重视睾酮筛查，完善泌尿系统超声、前列腺特异性抗原检测等。在睾酮治疗时严格掌握睾酮补充治疗的适应证和禁忌证。

（三）典型验案

张某，男，55 岁，人事管理，2016 年 10 月 12 日初诊。

［主诉］性欲下降伴失眠 1 年，加重 3 个月。

［病史］患者一年前出现性欲下降，睡眠不佳，曾于外院就诊，给予中药汤剂治疗，效果改善不显著，近三个月症状加重，遂来院就诊。刻下症：易疲劳，精神差，烦躁易激动，时有心悸气短，失眠多梦，记忆力下降，性欲降低，腰部发凉，双下肢酸软无力，食欲差，大便偏溏，夜尿 2~3 次，舌暗淡苔白，脉弦细。既往高血压病史，控制尚可。理化检查未见明显异常。

［诊断］男性更年期综合征，虚劳。

［辨证］心肾不交证（肾阳虚，心火旺）。

［治法］益肾宁心，交通心肾。

［处方］酸枣仁汤合右归丸合逍遥散加减。

熟地黄 10g　山萸肉 10g　枸杞子 12g　盐杜仲 15g
菟丝子 12g　肉桂 9g　巴戟天 10g　淫羊藿 12g
柴胡 9g　枳壳 9g　白芍 12g　当归 10g
黄连 9g　五味子 12g　丹参 15g　炒酸枣仁 20g
炙甘草 6g

14 剂水煎早、晚分服，同时给予心理疏导，调整情绪。

二诊：2016 年 10 月 19 日，睡眠、精神好转，腰部发凉减轻，食量增加，大小便正常，舌淡苔白，脉沉细。上方继服 7 剂。

三诊：2016 年 10 月 19 日，患者就诊时心情舒畅，食欲佳，睡眠可，性欲有改善，晨勃出现，舌淡红苔白，脉沉。原方去五味子、炒枣仁、百合，加水蛭、蜈蚣、九香虫以温阳活血通络，改善性功能。继续服药 21 剂后患者诸症悉除，性生活基本满意。

按：男性更年期综合征，是指在男子“六八”到“八八”这一从中年向老年过渡阶段，由于机体逐渐衰老，内分泌功能逐渐减退，从而引起体内一系列平衡失调，使神经系统功能及精神活动稳定性减弱而出现的以自主神经功能紊乱，精神、心理障碍和性功能改变为主要症状的一组症候群，可伴有或无血清睾酮水平减低。更年期是男性生理过程中的必经阶段，随着生活压力的增加，越来越多的男性患者寻求帮助来度过这个特殊的阶段。李曰庆教授认为“肾精日损，天癸渐衰”是男性更年期的根本原因。由此导致阴阳失衡，气血脏腑功能失常，并产生心、肝、脾等脏腑功能的异常。心肾不交是其常见证型，故本病治疗多从益肾宁心、交通心肾、调和阴阳入手，效如桴鼓。男性更年期患者还有一定程度的焦虑症，需辅以疏肝药物，以经典名方酸枣仁汤、右归丸、逍遥散三方加减，补肾宁心的基础上佐以疏肝，往往收到良好的疗效。本病病程长者，单纯的中医或西医治疗有疗效缓慢或副作用大等弊端。中西医结合疗法取二者之长处，避各自之不足，起效快、风险低。因此可在中药治疗的基础上联合安特尔，临床证实能明显提高患者的睾酮水平，改善患者的临床症状，并能减少安特尔的用量和时间。同时李曰庆教授强调，男性更年期综合征在生活起居上要注意调护，调神养心，才能精神互用。具体需要注意：①性生活要合理规律，既不能纵欲过度也不能过少，根据身体状况进行调节。②恬淡虚无，调神养心。要心胸豁达，乐观愉快，遇事戒怒，学会自我调适，陶冶情志，善于应对各种变故。③勿过劳，强体质，合理安排工作、休息时间，保证睡眠，加强体育锻炼，增强体质。改变吸烟、酗酒、熬夜等不良生活方式。④合理膳食，平衡营养。提高饮食质量，保持营养均衡全面但要控制体重。

三、小儿遗尿

验案 1

朱某，男，6 岁，小学生。因遗尿 2 年余于 2009 年 10 月 17 日初诊。

［病史］患儿 4 岁后仍夜间遗尿，甚者一夜数次，口服中西药物 2 年，效果欠佳。诊见：面色萎黄，四肢乏力，气短懒言，每日夜间不能自主排尿，父母叫醒困难，纳呆食少，大便不调，小便清。舌淡苔白，脉弱。尿常规（–），X 线腰骶部正位片（–），脑电图（–）。

［诊断］遗尿。

［辨证］脾肺气虚。

［治法］补中益气，升阳固涩。

［处方］黄芪 15g　党参 10g　白术 10g　柴胡 6g
升麻 6g　陈皮 6g　砂仁 6g　鱼鳔胶 6g
炙甘草 3g

7剂，日1剂，水煎服。

二诊（2009年10月24日）：服上药后叫醒较前容易，其中2次自醒排尿。上方再进7剂。

三诊（2009年10月31日）：遗尿基本停止，改为隔日1剂，巩固疗效，又服10剂而愈。随访2年未见复发。

按：本例遗尿由脾肺气虚，肾水不摄所致。肺脾气虚，不能通调水道，致小便清长，频繁尿床。补中益气汤加砂仁醒脾、加鱼鳔补肾益精。肾虚明显者合桑螵蛸散；肾阳虚者加附子，多收良效。

验案2

李某，男，11岁，2004年9月15日诊。

［病史］患儿自幼遗尿至今，经中西医治疗效不佳。近日夜尿次数增多，每夜2~3次，不易唤醒；纳差，面色苍白，身倦畏寒，腰酸足软，小便清长，舌淡，脉沉无力。

［诊断］遗尿。

［辨证］肾气亏虚。

［治法］补肾健脾益气。

［处方］党参10g　麻黄10g　益智仁10g　菟丝子10g
金樱子10g　桑螵蛸15g　生黄芪15g　远志6g
鸡内金6g

7剂，水煎服，每天1剂。同时用丁香、肉桂各6g共研末，与米饭搓匀敷脐部。月余后其母告知，药后患儿未见遗尿，随访半年未发。

按：李曰庆教授认为，儿童遗尿，多因先天不足，下焦虚寒，闭藏失职；或脾肺气虚，上虚不能制约于下；或湿热蕴结膀胱，气化失司等因所致。本例遗尿由肾气亏虚、气化无力所致，宗“治水者必治其气”之法，治以补肾益气，多获良效。

验案3

刘某，7岁，因夜间遗尿半年于2009年7月15日初诊。患儿经常夜尿，每夜1~2次，色黄量多，不易唤醒，朦胧难醒，纳食尚可，大便干，舌红苔黄腻，脉滑。

［诊断］遗尿。

［辨证］膀胱湿热证。

［治法］清热利湿。

［处方］猪苓 10g　　茯苓 12g　　滑石 12g　　黄芩 10g

白豆蔻 6g　　瓜蒌 10g　　大腹皮 10g　　石菖蒲 6g

通草 6g　　郁金 10g　　蝉蜕 6g

7 剂，水煎服，每天 1 剂，并嘱咐家长忌给小儿生冷油腻。

二诊（2009 年 7 月 23 日）：服上药后患儿能自醒排尿，未尿床。守方加减，再进 7 剂。2 月后，其家长电话告知小儿未再遗尿。

按：儿童遗尿，小儿湿热证多表现为小便自遗，唤之难醒，尿味臭，量多，舌红，苔白腻或黄腻。对于小儿，舌象是诊断湿热证特异性指标。方中应用猪苓、茯苓清湿中之气，黄芩、滑石清湿中之热，菖蒲、郁金开窍醒神，通草、大腹皮宣畅气机利小便，小便利则热清。

四、尿石症

验案

赵某，男，54 岁，2015 年 3 月 13 日初诊。

［主诉］反复左侧腹部、腰骶部隐痛不适 3 个月。

［病史］3 个月前左侧腰腹部隐痛不适，腹部平片和泌尿系 B 超示：左侧输尿管上段结石，并左侧输尿管上段扩张，左肾轻度积液。结石大小约 0.7cm × 0.5cm。曾尝试体外碎石，后服中药，结石未排出，疼痛反复发作，时轻时重。刻下：神情疲惫，左侧腰腹部隐痛，腰膝酸软，下肢发凉，纳眠不佳，大便溏泻，偶有尿频、尿急，舌淡苔薄白，脉细弱。

［西医诊断］左侧输尿管上段结石并肾积水。

［中医诊断］石淋。

［辨证］脾肾两虚，湿热蕴结。

［治法］补肾益气，通淋排石。

［处方］杜仲 20g　　肉桂 6g　　黄芪 30g　　干姜 10g

牛膝 10g　　车前子 10g　　鸡内金 10g　　威灵仙 15g

泽泻 15g　　生地黄 15g　　牡丹皮 15g　　乌药 12g

川楝子 15g　　柴胡 12g　　金钱草 30g　　甘草 6g

水煎服，早晚，连服 7 天。嘱其，大量饮水，多做跳跃运动。

二诊：2015 年 3 月 21 日再诊，患者诉左侧腰腹部仍有隐痛不适，但自觉疲惫状态明显改善，舌淡红，苔薄黄，脉细。前方去生地黄、牡丹皮，加海金沙 30g、延胡索 20g。嘱再服 14 剂。10 日后，患者诉自行排出结石 1 颗，腰腹部隐痛缓解。

查腹部平片：泌尿系行程未见阳性结石影。2 周后随访查泌尿系彩超未见异常。

按：泌尿系结石是临床的常见病和多发病。对于结石的诊治，临床上多用清热利湿、通淋排石之法。本案患者神情疲惫，左侧腰腹部隐痛，腰膝酸软，下肢发凉，纳眠不佳，大便溏泻，偶有尿频、尿急，舌淡苔薄白，脉细弱。排石多用清热通利之品，加之病程日久伤及肾气，渐现肾阳虚之证，故治疗此类患者应采用益气补肾、通淋排石法，时刻注意保护肾气，攻补兼施。肾气充足，开阖蒸腾气化井然有序，则水行血畅，结石无法形成。方中以牛膝、杜仲、肉桂、干姜温肾阳，强腰膝；金钱草、海金沙、鸡内金通淋排石；威灵仙、延胡索、川楝子、乌药、柴胡软坚化石，行气止痛；生地、丹皮活血凉血散瘀；泽泻、车前子渗湿利水；黄芪益气行水补虚；以甘草调和诸药。李曰庆教授指出在治疗泌尿系结石时要掌握适应证，对于结石直径≤ 6mm、未导致中重度尿路梗阻的患者，中医药治疗可取得很好的疗效。在使用保守治疗时亦应注意时间的把握，治疗时间不应超过 3 个月，以免导致肾功能损伤延误病情。在治疗的同时，应注重本病的预防，良好的生活饮食习惯对预防结石复发至关重要。

五、乳糜尿

验案

患者，张某，男，36 岁，2012 年 5 月 14 日初诊。

[主诉] 小便浑浊 9 年余。

[病史] 患者自述 9 年前无明显诱因出现小便浑浊如白浆，无明显伴随症状，反复发作，外院检查：尿检乳糜试验阳性，血检丝虫阴性，曾服多方求

治，效果不理想，遂来诊。刻下：小便浑浊，色如米泔，性欲低下，时有腰酸腿软，勃起硬度差，纳眠可、二便调。舌淡红，苔薄白，根部微黄腻，脉细滑。

［诊断］乳糜尿（膏淋）。

［辨证］肾虚湿热证。

［治法］益肾化浊，清热利湿。

［处方］熟地 15g　山药 20g　山萸肉 15g　土茯苓 25g
萆薢 15g　车前子 15g　苦参 20g　生黄芪 30g
石菖蒲 15g　乌药 15g　益智仁 20g　土茯苓 20g
炮山甲先煎 8g　炒薏米 30g　水蛭 6g

14 剂，水煎服，每日 1 剂。嘱其忌生冷、油腻、辛辣之品。

二诊：2012 年 5 月 28 日。病史如前，服用前方后，小便转清，偶有晨起小便黄，口干，大便稀溏，余无明显不适。舌淡红苔薄黄，边有齿痕，脉滑数。去炮山甲，加白茅根 20g、太子参 10g。

三诊：2012 年 6 月 26 日。病史同前，服药后诸症缓解。

按：李曰庆教授认为乳糜尿多为本虚标实，基本病机是脾肾不足，湿热下注。本案患者性欲低下，时有腰酸腿软，勃起硬度差，小便浑浊，色如米泔。舌淡红，苔薄白，根部微黄腻，脉细滑。虚实夹杂，诊为膏淋病，辨证为肾虚湿热型。以熟地滋腻补肾，养阴益血；山萸肉涩精止遗；山药补益脾肾，固本培元；苦参既能清热祛湿杀虫，又能益肾养精，标本兼治；重用黄芪益气健脾，以助生化之源，并能益气行水；土茯苓、生薏米清热解毒；取萆薢分清饮利湿消浊；炮山甲、水蛭破血消瘀，通利水道。全方共奏益肾养精、清热利湿、澄清尿源的作用。本案患者患病久，虚实夹杂，治以攻补兼施，取效后守法守方，灵活加减，疗效颇佳。

六、男性乳房异常发育

验案

高某，男，19 岁，2012 年 9 月 11 日初诊。

［主诉］因双侧乳房异常发育半年余。

［病史］半年前无明显诱因双侧乳房较同龄男孩大，误以肥胖所致，未予重视，后双乳逐渐发育，形似女性，近2周感胀痛不适，乳头偶有白色乳汁样分泌物，故来诊。触诊：双乳增大，乳晕下有扁圆形肿块，质地中等，边缘清楚，活动良好，局部有轻压痛或胀痛感。舌质红，苔白腻，脉弦。

［诊断］男性乳房发育。

［辨证］肝气郁结，气滞痰凝。

［治法］疏肝解郁，化痰散结。

［处方］橘核 30g　荔枝核 30g　柴胡 15g
鹿角胶烊化 10g　瓜蒌 10g　夏枯草 15g　白芥子 20g
法半夏 10g　熟地 10g　山慈菇 10g　麻黄 10g
枳壳 10g　陈皮 10g　茯苓 10g　炙甘草 6g
皂角刺 10g　浙贝母 10g

水煎服，14剂。

二诊：服药2周后乳房明显减小，无胀痛不适，舌质淡，苔薄，脉弦，上方加桂枝 10g。继服1月。

三诊：双乳恢复正常，守方1月，随访半年未见反复。

按：男性乳房异常发育症属于良性的乳腺间质和导管增生，中医称之为“乳疬”，西医学认为其发病与性激素代谢有关，中医认为本病病位在乳房，辨证涉及肝、脾、肾，病性虚实夹杂，基本病机为肝郁痰凝，气滞血瘀，病理因素主要是痰瘀，治疗以疏肝解郁，化痰散结为主。橘核专入肝经，长于行气散结止痛，与荔枝核、柴胡合用，增疏肝理气，散结止痛之功；鹿角胶、熟地、白芥子、麻黄为阳和汤组成，具有温阳补血、散寒通滞之功；法半夏、瓜蒌、山慈菇、夏枯草、浙贝母化痰散结，枳壳理气宽胸，开宣肺气；陈皮、茯苓理气健脾，渗湿化痰；炙甘草益气补中，调和诸药。全方祛邪又扶正，辨病又辨证，临床疗效显著。

七、尿失禁

验案

史小雨，男，22岁，2008年4月7日初诊。

［主诉］排尿后遗尿 2 月。

［病史］近 2 个月来排尿结束数分钟之后有遗尿现象，沾湿衣裤，颇以为苦。无尿急、尿频、起夜现象，无小腹、会阴胀痛。尿常规（–），泌尿系统 B 超（–）。面色少华，舌淡苔白，脉细。

［辨证］中气不足，肾失固摄。

［治法］补中升阳，滋肾固摄。

［处方］黄芪 15g　升麻 10g　白术 12g　肉苁蓉 12g
黄柏 12g　淫羊藿 15g　巴戟天 12g　怀牛膝 10g
王不留行 15g　乌药 10g　益智仁 10g　炙甘草 6g
白芍 12g

7 剂水煎服。药后病人症状缓解，续服半月症状消失。

按：《素问》曰："膀胱者，州都之官，津液藏焉，气化则能出矣。"本证由于脾气虚弱，运化无权，清阳不升，浊阴不降，清浊交混，下注膀胱，且肾气不足，失于固摄而成。治以黄芪、升麻、白术、炙甘草、白芍补脾土以生清阳，肉苁蓉、淫羊藿、巴戟天温肾以助气化，辅以乌药、益智仁缩泉而涩小便，佐以黄柏、王不留行、怀牛膝使得温而不燥，补而不滞。可见临床只要理论精熟，辨证准确，配伍灵活得当，定能药到病除，这也充分体现了"治病必求于本"的中医诊治特色。

八、膀胱恶性肿瘤

验案

赵某，男，53 岁，工人，2009 年 2 月 9 日初诊。

［主诉］膀胱肿瘤反复发作，电切术后 2 个月。

［病史］患者 2008 年 5 月于肿瘤医院因膀胱肿瘤行经尿道膀胱肿瘤电切术，并行膀胱灌注。后于同年 12 月复发，继行膀胱肿瘤电切术。目前膀胱灌注每周 1 次（盐酸吡柔比星 40mg）。现小腹胀痛牵及尿道，尿频尿痛，夜尿 2~3 次，大便日行 2 次，便溏。尿常规检查无异常。患者有大量吸烟及酗酒史。舌暗苔薄白，脉滑。

［辨证］脾肾不足，湿毒内蕴。

［治法］健脾益肾，利湿解毒。

［处方］生黄芪 20g　党参 15g　炒白术 10g　三七粉冲 3g
肉苁蓉 12g　女贞子 10g　半枝莲 15g　白花蛇舌草 15g
猪茯苓各 15g　乌药 12g　薏苡仁 30g　鲜茅根 30g
怀牛膝 10g　莪术 15g　黄柏 12g

14 剂，水煎服，每日 1 剂。嘱病人戒烟限酒。

四诊：2009 年 4 月 20 日。一诊处方加减服用至今，3 月 27 日复查膀胱镜未见肿瘤复发。舌暗苔薄黄，脉滑。

［处方］生黄芪 20g　女贞子 10g　石韦 15g　白花蛇舌草 15g
半枝莲 15g　浙贝母 15g　莪术 15g　猪茯苓各 15g
鲜茅根 30g　生薏仁 30g　乌药 12g　炙草 6g

14 剂，水煎服，每日 1 剂。

九诊:2009 年 7 月 27 日。再次复查膀胱镜，未见肿瘤复发。现排尿通畅，无尿频尿痛，大便正常。舌暗苔薄白，脉弦。

［处方］生黄芪 20g　三七粉 2g　女贞子 10g　莪术 10g
南沙参 10g　浙贝母 10g　土茯苓 15g　猪苓 20g
半枝莲 15g　生薏仁 30g　萹蓄 15g　白花蛇舌草 15g

免煎剂，30 剂。

十四诊：2010 年 1 月 11 日。膀胱肿瘤术后一年余，多次复查膀胱镜未见复发。现一般情况良好。舌暗苔薄白，脉弦。仍以原法巩固。

［处方］黄芪 20g　黄柏 12g　女贞子 10g　三七粉 2g
莪术 10g　茯苓 10g　猪苓 10g　白花蛇舌草 15g
半枝莲 15g　萹蓄 15g　甘草 6g　生薏仁 30g
太子参 10g

免煎剂，30 剂。

按：膀胱肿瘤是泌尿外科常见肿瘤，李曰庆教授据四十年临床经验认为本病大多以本虚标实为特点。本虚属肾气虚、脾气虚，标实为湿热、火毒、痰浊、瘀血。患者素体虚弱脾肾不足，脾主运化，肾主气化，运化失司，气化不利，则水湿内停，湿邪内停日久生热或感受毒邪侵袭，下注膀胱而致尿频、尿急、尿痛；热灼络脉，迫血妄行，或气虚摄血无力而致血离经脉发为血尿；瘀血不去，新血不生，瘀热交搏，渐化为毒，毒热互炽，窜走经络，舍于脏腑，则为转移。治疗上应健脾益肾以扶正，利湿清热、解毒化瘀以治标。同时应用中药可以减轻化疗的毒副作用，提高患者对化疗的耐受能力，而且效果明显优于单纯化疗患者，并能减少肿瘤复发、转移。《医宗必读》云："正气与邪气势不两立，一胜则一负。"在肿瘤治疗中，扶正与祛邪究竟何者重要，历来争议颇多。李曰庆教授认为扶正是根本，祛邪是目的，为了提高疗效，必须标本兼顾，正确处理扶正与祛邪的辩证关系，二者相辅相成，不可偏废。在临床中必须谨守病机，具体分析患者阴阳气血的盛衰，脏腑经络的虚实，判断疾病的正虚和邪实孰轻孰重，决定扶正和祛邪的侧重。

九、膀胱过度活动症

验案 1

赵某，男，41 岁。2016 年 8 月 12 日初诊。

［主诉］尿频、尿急 5 年。

［病史］患者白天约 1 小时排尿一次，重时每小时 2~3 次，甚至出现尿失禁的症状，夜尿 6~8 次，外院诊断为"膀胱过度活动症"，曾服用酒石酸托特罗定短时间有效，后因出现排尿困难，停药。刻下：精神焦虑，心烦，口苦，腰酸乏力，纳差，足部微肿，每因着心情紧张时尿频加重，大便不爽。舌质淡红，舌体胖大，边有齿痕，舌苔中部厚腻，脉沉细。

［西医诊断］特发性膀胱过度综合征。

［中医诊断］尿频病。

［辨证］脾肾气虚，肝郁化火。

［治法］益气通淋，清肝调气，缩泉止尿。

［处方］黄芪 30g　白术 20g　升麻 6g　萆薢 10g
黄柏 10g　菟丝子 20g　乌药 20g　益智仁 20g
金樱子 10g　柴胡 12g　枳壳 10g　钩藤 10g
炒栀子 10g　水蛭 6g　王不留行 20g

14 付，免煎颗粒，早晚分服，加用西药盐酸坦索罗辛，睡前 1 粒。并嘱患者放松精神、转移注意力、锻炼身体、有意识地将两次小便合并为一次等。

二诊:2016 年 8 月 26 日，夜尿 2~3 次，白天 2~3 小时一次，心烦，口苦，腰酸乏力症状明显减轻，稍有口干，舌体胖大，边有齿痕，舌质淡红，舌苔薄白，脉沉。加党参10g、沙参10g，减黄柏，继服14剂。

三诊：2016年10月10日，精神状态明显好转，夜尿1~2次，白天3~4小时一次，余无明显不适，舌淡红，舌苔薄白，脉沉。停盐酸坦索罗辛，减生白术、钩藤、益智仁、乌药，继服14剂。诸症悉除，未再复发。

按：李曰庆教授认为本病病位在膀胱，涉及肝、脾、肾、肺。实证病位多在膀胱和肝，虚证病位多在肾和脾，湿热、血瘀多为致病因素。湿热是始发病因，脾肾气虚是基本病机，肝失疏泄是病机特点。将"益气通淋，疏肝调气"作为本病的基本治法。方中以黄芪、白术、升麻、萆薢、黄柏益气通淋；菟丝子、乌药、益智仁、金樱子固肾缩泉止尿，柴胡、枳壳、钩藤、栀子平肝调气；病程日久，加用水蛭、王不留行活血通淋。全方共奏益气通淋、清肝调气、缩泉止尿之功，随症加减，故能显效。

验案2

张某，男，44岁，2017年3月12日初诊。

［主诉］尿频、尿急半年。

［病史］半年前因泌尿系感染，出现尿道分泌物伴尿频、尿急、尿道疼痛不适，服用抗生素后尿道分泌物、尿道疼痛不适消失，仍有尿频、尿急症状，后经多家医院诊治，诊断为"膀胱过度活动症"，给予酒石酸托特罗定后尿频次数明显减少，服药1周后，出现排尿困难，遂停用，间断服用癃清片、前列舒通胶囊，症状未见明显改善。刻下：精神不振，少气懒言，时有心慌，食欲不振，口唇干燥，大便日1次，不成形，夜尿5~6次，白天7~8次，着凉后甚或夜尿10余次，排尿急迫感，如不及时排尿甚或有尿溢出。舌体胖大，舌质淡暗。理化检查未见异常。

［西医诊断］膀胱过度活动症。

［中医诊断］尿频。

［辨证］心肾不交证（心肾两虚，水火不交）。

［治法］调补心肾，建运中州。

［处方］桑螵蛸散合参苓白术散。

桑螵蛸12g　远志12g　菖蒲12g　龙骨20g

伏神 12g　　乌药 10g　　益智仁 20g　　当归 10g

菟丝子 20g　　党参 20g　　黄芪 30g　　白术 20g

炒薏米 30g　　莲子 20g　　山药 20g　　砂仁 6g

14 剂，免煎颗粒剂，早晚分服。

二诊:2016 年 3 月 26 日，夜尿 2~3 次，精神好转，食欲好转，睡眠欠佳，原方加首乌藤 20g。守方不变，继服 4 周，尿频、尿急明显好转。

按：李曰庆教授认为尿频一病与心肾密切相关。肾与膀胱相表里，肾者主开阖，司二便。心属火，肾属水，水火二者互相制约，互相作用，如果水火不交，肾无心火之温煦则水寒，心无肾阴之滋润则火炽。脾胃为气机升降之枢纽，可调节心肾阴阳水火之升降。五脏之中，脾居心肾之间，心肾欲得相交，有赖脾之斡旋。《景岳全书》提到"盖水为至阴，故其本在肾；水化于气，故其标在肺；水唯畏土，故其制在脾"，王肯堂《灵兰要览》记载"脾上交于心，下交于肾""心肾不能自交，必谋中土"。脾为后天之本，其运化功能正常可使气血精微生化充足，气血精微上奉于心，下补于肾。正如李用粹《证治汇补》记载"五脏之精华，悉运于脾，脾旺则心肾相交"。肾与膀胱相表里，肾气不摄则膀胱失约，以致小便频数，心藏神，肾之精气不足，不能上通于心，心气不足，神失所养故见精神不振，少气懒言，时有心慌；食欲不振，口唇干燥，大便溏泻为中焦脾气虚弱之症。治以调补心肾，建运中州。方中桑螵蛸，补肾涩精缩尿；龙骨、茯神收敛固涩，镇心安神；菖蒲、远志安神定志，交通心肾；乌药、益智仁、菟丝子取缩泉丸之意，缩泉止尿；当归养血补心；党参、黄芪、白术、炒薏米、莲子、山药、砂仁补脾益气，健运中州，以助心肾相交。守法守方，故能奏效。

第六节　杂病验案

一、失眠

验案 1

张某，男，65 岁，2016 年 10 月 12 日初诊

[病史] 诉失眠多年，晚上难以入睡，遍求诸医家治疗，效果不佳，现头晕，心烦，心悸，口干，多梦，时有汗出，严重时彻夜不眠。舌质红，苔薄白干，脉虚数。

[诊断] 失眠。

[辨证] 心气亏虚证。

[治法] 补益心脾。

[处方] 酸枣仁汤加减。

炒枣仁 30g　知母 12g　川芎 9g　制远志 9g
茯苓 15g　生牡蛎 20g　生龙骨 20g　炙甘草 6g

7剂，水煎服，早晚各1次。

二诊时睡眠已安，仍心悸头晕，汗出口干，前方去重镇之品，合苓桂术甘汤进行加减：炒枣仁 30g、知母 12g、川芎 9g、制远志 9g、茯苓 15g、桂枝 9g、炒白术 9g、炙甘草 6g，3剂。

三诊时已无明显不适，为巩固疗效，嘱继服上方3剂。

按：本案患者为老年男性，“年过四十则阴气自半”，生理特点即为阴虚阳盛，加之失眠多年，阴伤更甚，故心烦、心悸，虚火扰动心神，故多梦难眠。予养心安神的代表方酸枣仁汤进行加减。枣仁、龙牡养心补肝，知母滋阴清热，川芎畅达气血，茯苓、远志安神定志，炙甘草调和诸药。二诊时已能安然入睡，但仍心悸眩晕，此为痰饮作祟，合苓桂术甘汤温化痰饮，健脾利湿。

验案2

刘某，男，36岁，2015年9月15日初诊。

[病史] 诉平时工作压力大，近2年来经常失眠，常用安定帮助睡眠，近来安定亦不见效，遂来就诊。现失眠多梦，烦躁易惊，头胀，恶心。舌质红，苔黄腻，脉弦滑。

[诊断] 失眠。

[辨证] 心肾不交证。

[治法] 交通心肾。

[处方] 交泰丸合黄连阿胶汤加减。

黄连 15g　　肉桂 3g　　阿胶烊化 10g

黄芩 6g　　白芍 10g　　百合 20g　　生地 15g

炒枣仁 20g　　石菖蒲 10g　　制远志 10g

琥珀末，冲服 3g

7 剂，水煎服，早晚各 1 次。

二诊时已无明显不适。

按：本案患者平时工作压力较大，心神不安，阳不入阴而失眠。安定（地西泮）具有强力的镇静、抗惊厥作用，可大致归为中医理论中的安神药范畴。"心火应下达于肾，使肾水不寒，肾水应上济于心，使心火不亢"，现患者恶心烦躁，多梦易惊，心肾不交之征象明矣，正所谓君相不能安位，单纯安神难以取得满意效果，予黄连、肉桂交通心肾，黄连阿胶汤滋阴养血，清热安神，合百合养心，菖蒲、远志、琥珀安神定志，得获良效。

二、湿疹

验案 1

张某，男，18 岁，2006 年 4 月 15 日初诊。

［病史］症见周身泛发皮疹，以面部、颈部、腹部及皮肤皱褶处呈密集丘疹、红斑，兼有糜烂、渗出，其他部位皮损有少许鳞屑，舌质淡红、苔薄黄，脉浮数。

［诊断］湿疹。

［辨证］湿热内蕴证。

［治法］清利湿热。

［处方］萆薢渗湿汤加减。

萆薢 20g　　金银花 20g　　薏苡仁 30g　　赤小豆 20g

茯苓 15g　　滑石 30g　　白鲜皮 10g　　蒺藜 10g

地肤子 10g　　生甘草 6g

7 剂，水煎服，每日 1 剂。嘱勿食辛腥发散之品，尽量勿搔抓皮肤。

二诊时病情明显好转，颜面、腹部、颈部等皮损渗出减少皮肤趋于干燥，红斑消退，嘱继服 3 剂。

三诊时诸症及皮损完全消失。

按：湿疹虽属皮肤表病，但来源于内因，以心火、脾湿为主，可因心绪烦扰，心火内生，导致血热。又由于饮食不慎，脾失健运，湿从内生，湿与热合，外走肌肤而生此病。本案患者皮疹为泛发性，且丘疹红斑、糜烂渗出均具备，禀赋不耐，风湿热邪侵袭，浸淫肌肤，属湿热内蕴无疑。予金银花、蒺藜疏散风热，萆薢、茯苓、滑石清利下焦湿热，薏苡仁、赤小豆健运中焦，白鲜皮、地肤子燥湿祛风。

验案 2

王某，男，24 岁，2015 年 3 月 15 日初诊。

［病史］诉近 4 年来每逢春季即患湿疹，入冬则哮喘频发，未得根治。现头面四肢皮肤湿疹稠密，疹痒滋水，舌质红，苔黄腻，脉濡数。

［诊断］湿疹。

［辨证］湿热内蕴证。

［治法］清利湿热。

［处方］防风 8g　苍术 10g　苦参 10g　土茯苓 20g
白鲜皮 10g　黄芩 10g　鱼腥草 30g　土贝母 10g
蚤休 10g　生甘草 5g　野菊花 10g

7 剂，水煎服，早晚各 1 次。

二诊时疹痒大减，滋水已敛。继服 10 剂，当年冬季哮喘未发，随访二年余，情况良好。

按：本案患者湿疹每逢春季即发，入冬则哮喘频发，风阳扰动已明，现症见头面四肢湿疹稠密，舌质红，苔黄腻，风、湿、热三者皆具备。予防风、苍术、苦参燥湿祛风，土茯苓、白鲜皮清热燥湿，黄芩、鱼腥草清利湿热，蚤休止痒，野菊花疏风，二诊时症状已较前大为减轻，是为正治治法，继服前方巩固疗效。

三、过敏性鼻炎

验案 1

钟某，男，23 岁，2009 年 12 月 5 日初诊。

［病史］患过敏性鼻炎多年，遇冷则鼻塞流清涕，喷嚏连作，经常咽喉疼

痛，口干，舌淡红，苔薄黄，脉细弦。鼻腔检查：鼻黏膜色淡红，双侧下鼻甲肿胀，双侧鼻腔充满清稀分泌物。

［诊断］过敏性鼻炎。

［辨证］肺气阴亏虚。

［治法］益气阴，祛风利窍。

［处方］

黄芪 20g	百合 20g	柴胡 10g	黄芩 10g
枳壳 10g	芍药 10g	辛夷 10g	苍耳子 10g
白芷 15g	白蒺藜 10g	蝉蜕 10g	僵蚕 10g
马勃 10g	山豆根 10g	炙甘草 5g	

7 剂，水煎服，早晚各 1 次。

二诊时已无明显不适。守方 7 剂。

按：本病属中医“鼻渊”“鼽”范畴。《释名·释疾病》：“鼽从久，涕久不通，遂至窒塞。”《素问玄机原病式》卷一：“鼽者，鼻出清涕也。”系指鼻塞不通的症状。中医认为本病证其标在鼻，其木在肺、脾、肾脏。本案患者四诊合参，属气阴亏虚，卫表失和，少阳枢机不利，予黄芪益气固表，化小柴胡汤之义以和解少阳，苍耳子散通利鼻窍，蝉蜕、僵蚕平肝息风，马勃、山豆根利咽开音，共获良效。

验案 2

张某，男，34 岁，2012 年 9 月 5 日初诊。

［病史］诉平素工作劳累、压力较大，表现困倦乏力，常有便溏，近期出现鼻痒，喷嚏，流清涕，经治不愈。查鼻黏膜水肿、淡白，舌淡苔薄白，有齿印，脉沉弱。

［诊断］过敏性鼻炎。

［辨证］脾肺气虚型。

［治法］健脾益肺。

［处方］拟四君子汤加味。

党参 15g	白术 12g	茯苓 15g	甘草 6g
薏苡仁 15g	防风 9g	白附子 9g	乌梅 9g
桂枝 9g	路路通 9g		

7剂，水煎服，早晚各1次。

二诊时诸症大减，前方加防风9g、生黄芪12g，7剂。

三诊时已无明显不适。

按：本案患者平素压力较大，困乏便溏兼有，参合舌脉，一派脾肺气虚之象。予四君子汤健运中气，加薏苡仁增强健脾之力，白附子、路路通温通经络，祛除外邪，同时化祝谌予教授名方过敏煎固肺益肝，防患于未然，二诊时脾肺已复，经络已通，加防风、黄芪固护卫表，以收全功。

四、女性尿道综合征

验案1

张某，女，32岁，2002年4月1日初诊。

[病史] 尿频、尿急半年，夜尿8~10次，无尿痛，伴少腹胀痛不适，大便干，舌质暗红、苔白微腻，脉滑。尿常规检查，红细胞1~3/HP，中段尿培养阴性。

[诊断] 淋证。

[辨证] 湿热下注，肾虚血瘀。

[治法] 清利湿热兼以补肾活血。

[处方] 黄柏10g　生地黄12g　萆薢15g　川牛膝15g
车前子包煎10g　生大黄后下4g　生黄芪20g　生白术15g
益母草15g　鸡内金9g　海金沙10g　生甘草6g

7剂，水煎服，早晚各1次。

二诊：服药1周，尿急减轻，大便正常，仍尿频，排尿通畅，治以补肾缩尿，活血通淋。

[处方] 黄柏10g　熟地黄15g　山茱萸10g　肉苁蓉15g
白茅根15g　生黄芪20g　制附子9g　肉桂6g
知母6g　益母草15g　三七粉冲服1.5g
生甘草6g

服药14剂，尿频减轻，守方加减1月后，症状基本消失。

按：本案患者夜尿频多，舌质红苔腻，证属肾虚湿热无疑，予生地、黄柏滋阴降火，萆薢、牛膝、车前子、大黄清利湿热，黄芪、白术健脾益气，固护中焦，益母草、鸡内金、海金沙清热利湿通淋，二诊时以补肾利湿活血为主，佐以滋肾通关丸方义通利下窍。

验案2

杜某，女，49岁，因尿频尿急8个月，于2006年10月10日就诊。

［病史］患者因尿频尿急，自认为是尿路感染而口服三金片、诺氟沙星等药物，效不佳。后就诊于某医院，诊断为尿道综合征，并予尼尔雌醇、谷维素、三金片治疗减轻，但常复发，痛苦异常。就诊时症见尿频尿急，夜尿3~5次，排尿不尽，小便黄浊，伴腰膝乏力，急躁易怒，舌暗红苔薄，脉滑数。尿常规及尿培养检查未见异常。

［诊断］淋证。

［辨证］肾气不足，湿热瘀阻。

［治法］益肾清肝，化瘀利湿。

［处方］盐知母10g　盐黄柏10g　生地12g　怀牛膝12g
炒王不留行12g　石韦15g　女贞子10g
车前子12g　补骨脂10g　肉苁蓉15g　益母草12g
柴胡10g　白芍10g　乌药10g

水煎服，早晚各1次。

二诊：服14剂后，症状减轻，夜尿减少，自觉小便较前通畅，大便正常，因此情绪也好转。舌暗红，苔薄白而润，脉沉滑。下焦热邪已祛，予温肾益气，活血化瘀之法。

［处方］黄芪12g　苍白术各10g　牛膝12g　王不留行15g
石韦15g　车前子10g　莪术12g　丹参15g
白果10g　乌药10g　肉苁蓉15g　白芍12g

水煎服，每日1剂，服用14剂基本痊愈。

按：本案患者为中年患者，腰膝乏力，肾气不足，膀胱气化不利，故以怀牛膝、肉苁蓉、补骨脂温阳化气以行水，王不留行、益母草、白芍、乌药活血化瘀，行气理滞；并以车前子、石韦利尿通淋。患者情绪急躁，焦虑，肝郁化火，故加柴胡、白芍、盐知母、盐黄柏疏肝理气，解郁泻火。诸药合用，温肾阳，清肝火，消瘀滞，祛湿热，使气化无阻，膀胱开阖有度，小便通畅。二诊时诸症均减轻，故专心温肾益气，活血化瘀，并加黄芪、苍术、白术健脾益气燥湿，调理中焦，以巩固疗效。本案方证相合，补泻得宜，标本兼顾，因此取得较好的疗效。

五、便秘

验案1

李某，女，26岁，2013年4月6日就诊。

［主诉］便秘5年。

［病史］患者自述，五年前开始，大便较干，时有时无，当时未用药，后来听说服泻药既能通便又可减肥，遂以番泻叶代茶通便减肥，之后又服用“通便灵”，间断服用3年左右。后见报纸上说长期服泻药会加重便秘，还会引起结肠黑变，遂停用泻药，即出现便秘，大便干结，状如羊粪，排出困难，如不用药3~5天一次，遂来就诊。伴有腹中冷痛，手足发凉，喜热怕冷，小便清长，食少纳呆，白带清稀，月经后期，时有血块，舌淡暗，苔薄白，脉沉细迟。

［诊断］便秘。

［辨证］中焦虚寒。

［治法］温中健脾，活血通便。

［处方］炮附子10g　干姜10g　人参10g　生白术30g
炙甘草10g　白芍15g　肉苁蓉15g　桃仁10g
当归10g

7剂水煎服，每日2次。并嘱停服番泻叶和通便灵。

二诊：服药后腹痛减轻，排便1~2日一行，不干。继用7剂。

三诊：改用附子理中丸，每次1丸，每日2次巩固疗效，服用2周后得愈，随访半年未复发。

按：脾主运化，运即转运传输，化即消化吸收，运化即把水谷化为精微，供应滋养全身。同时亦运化水津，促进水液代谢。胃主受纳腐熟水谷，并主通降，由此可见脾胃与大肠的关系最为密切，只有脾胃功能正常，大肠才能发挥其正常功能。同时，大肠的传导亦依赖阳气的推动，如《石室秘录》曰“大肠得命门而传导……无不借命门之火以温养之也”。若过食生冷，久用苦寒，寒凉伤中，年老体弱，久病不愈，禀赋不足，均可致脾阳虚弱，肾阳不足，命门火衰，温煦无权，不能化生津液，滋润肠道，则阴寒内结，传导失利，糟粕难出，而成便秘。《景岳全书·秘结》曰："凡下焦阳虚则阳气不行，阳气不行，则不能传送，而阴凝于下，此阳虚而阴结也。"本组病例采用温阳健脾、活血通便的治法，取得较好效果，本方以附子、干姜、肉苁蓉温肾阳补脾阳，其中肉苁蓉甘、咸、温，归肾、大肠经，有补肾阳、益精血、润肠通便的功效；人参、白术、甘草益气健脾升阳，其中白术苦、甘、温，归脾、胃经，能补中益气、健运脾胃，为治脾虚诸证之要药，重用白术健脾益气、运转中焦，以助推动大肠之力；当归、桃仁活血润肠通便，白芍、甘草缓急止痛。诸药合用，共奏奇效。可见，对便秘的治疗不可拘泥于清热泻下、润肠通便等疗法。

验案2

张某，女，62岁，就诊时间2012年8月12日。

［主诉］便秘20年。

［病史］患者于20前自认为便秘，长期服用通便药物，诸如番泻叶、通便茶、果导片、大黄和芦荟等。如不服上述之类药物则不能排便，时至2~3天，患者便腹胀难忍，便意明显，不能排出，需继服泻药，且渐加量，近日行结肠镜检查，发现大肠黑变病，医生建议不能再服以上述之类泻药，但患者停药后不能自行排便，前来就诊。刻下症见，腹胀不适，但无腹痛，大便干结，状如羊屎，排出困难，努挣乏力，头晕失眠，心烦易急。舌淡苔白，脉细数。结肠镜检查提示大肠黑变病，未见其他异常。腹平片正常，结肠传输功能检查提示结肠慢传输，排粪造影检查未见异常。

［诊断］功能性便秘，结肠慢传输型。

［辨证］血虚肠燥型。

［治法］益气养血，润肠通便。

［处方］生白术30g　生黄芪20g　当归10g　白芍10g
川芎10g　生地15g　茯苓12g　甘草10g
玄参10g　麦冬10g　桃仁10g　柏子仁15g
枳实10g　陈皮10g　火麻仁10g　莱菔子15g

7剂，水煎服。

二诊：服药后，患者未服用其他泻药，能自行排便2~3天1次，大便不干，腹胀减轻，但仍有排便费力、排出困难之症。原方加木香10g，继服7剂。

三诊：患者诉能自行排便，无腹胀。原主去木香继服2周攻固疗效。

按：本例患者年老体弱，便秘日久，久用泻下类药物攻下，大便通后数日复结，则数结数用攻下，苦寒伤脾，攻邪伤正，久则伤脾败胃，耗气伤津，变生他证，导致脾胃气虚，气血不足，津血亏损，则肠燥干涩，气虚则推动无力，同时因脾胃气虚，升降失常，气机不利，而大肠气滞，传导失司，则成便秘。气虚便秘者不可妄用攻下，以免损伤正气，犯虚虚实实之戒。脾虚推动无力，可塞因塞用，以补为通，方中生白术、生黄芪、茯苓、甘草健脾补气，白术用生白术，大量运用有通便之功，同时加用枳实、莱菔子、木香行气导滞。全身的脏腑器官都依赖于血的滋养濡润，大肠的运动功能亦然，如血虚不能滋润大肠，则会致肠道失润，形成便秘。方中以生地、玄参、麦冬、当归、白芍滋阴养血，增液行舟。正如《景岳全书》云："治阴虚而阴结者，但壮其水，则泾渭自通。"并用火麻仁、柏子仁、桃仁、川芎活血润肠通便。

验案3

李某，女，65岁，就诊时间2014年8月12日。

[主诉]排便困难20余年。

[病史]20年来，大便干结，2~3天一次，排出困难，自用番泻叶、大黄等药，用时好转，便停药后又出现便秘，渐渐出现每天均能排便，便不干，但排出困难，费时费力，再用泻药，会出现大便稀，腹痛明显，但仍不能改善排便困难的症状。就诊时症见，排便费力，努责汗出，大便干或不干，每天1次，但排出困难，每次排便半小时以上，有时运用开塞露协助排便。伴有心下痞满，少腹冷痛，腹胀，食少纳呆，眩晕失眠，小便清长。舌质红，苔白润，脉弦细。结肠镜检查提示大肠黑变病，传输功能检查正常。

[诊断]便秘。

[治法]升清降浊，通调三焦。

［处方］半夏泻心汤加减。

半夏 9g	生白术 30g	肉苁蓉 15g	干姜 6g
甘草 6g	黄芩 10g	黄连 3g	大枣 4 枚
莱菔子 10g	枳壳 10g	生黄芪 20g	杏仁 9g

7 剂，水煎服，每日 2 次。

二诊：患者服 7 剂后，排便症状好转，腹痛腹胀减轻，继用原方 7 剂，排便情况明显改善。

按：便秘一证，病因繁杂，归根结底是大肠的传导功能失职，《素问·灵兰秘典论》云："大肠者，传导之官，变化出焉。"若大肠传导不利，脾胃升降失司，气机不畅，腑气不通，则成便秘。脾胃居于中焦，主饮食精微的运化敷布，其精微者由脾气升散敷布，糟粕则承顺胃气之降排出体外。正常饮食物的消化和吸收依赖脾胃的这种升清降浊而正常进行，一旦脏腑功能失调，影响脾胃升降，则导致大肠的传导功能失常，而发生大便秘结。便秘不通，又直接影响脾胃的升清降浊，出现头晕、呕恶、不思食等症状。本案患者表现为脾胃不和，气机阻滞，升降失常，大便不通。故以半夏泻心汤加枳壳、莱菔子治之，辨治得当，疗效明确。半夏泻心汤出自东汉著名医学家张仲景所撰《伤寒论》，由半夏、黄芩、黄连、炙甘草、干姜、人参、大枣七味药组成，本方去人参、大枣，加杏仁、炒莱菔子、生黄芪、枳壳，方中重用半夏和胃降逆止呕，为全方之君药；黄芩、黄连苦寒泄热；干姜、半夏辛温散寒，寒热并用，辛开苦降；杏仁、炒莱菔子，开宣上焦，肃降肺气，使腑气下降，津液下达，大肠得润；生白术、枳壳、半夏，调中焦，升脾气，降胃气，疏通大肠气机；肉苁蓉、生黄芪，补下焦，温肾气，升清阳，助大肠运行之力，更佐甘草补益脾胃。以上诸药合用，宣肺补肾健脾和胃，升清降浊，上焦得宣，中焦得疏，下焦得补，三焦通畅，大肠功能得以正常发挥，则便秘得愈。

验案 4

某某，女，62 岁，2014 年 9 月初诊。

［主诉］便秘 2 年，加重 2 个月。

［病史］患者 2 年来，大便次数少，每 3~4 天一次，大便干结，排出困难，排便费力，挣则汗出，咳喘有痰，胸闷气促，腹满胀痛，大便秘结，面色㿠

白，口干口苦，自用通便药物，用时好转，停用时加重。在外院行结肠镜检查未见异常。舌淡苔薄白，脉弦细。

［诊断］功能性便秘。

［辨证］肺失宣降，气阴两虚。

［治法］提壶揭盖，宣肺降气。

［处方］杏仁 9g　紫菀 10g　桔梗 10g　沙参 20g
麦冬 20g　知母 10g　当归 10g　桑椹子 15g
生白术 30g　生芪 20g　枳实 10g　瓜蒌仁 15g
郁李仁 10g　莱菔子 15g

7 剂，水煎服，每日 2 次。

二诊：服药后，大便次数每天 1 次，不干，排出不费力，咳稍好，继用原方 7 剂。

三诊：便秘症状缓解，原方去桔梗加生地 15g。继用 7 剂巩固疗效。

按：肺主一身之气，肺气不降则腑气不通，开上窍以通下窍，此为提壶揭盖之法，叶天士《临证指南医案》指出："食进脘中难下，大便气塞不爽，肠中收痛，此为肠痹。"本方以杏仁、紫菀、桔梗提壶揭盖，宣肺降气；沙参、麦冬、知母滋养肺阴，清润肺燥；以生黄芪、生白术健脾益气；当归、桑椹子养血润肠；枳实、莱菔子理气导滞；瓜蒌仁、郁李仁润肠通便。此方以治肺为主，补肾健脾为次，佐以养血理气导滞润肠，具有能补能通，养阴不滋腻，健脾行气，润肠而不伤阴，标本同治。既开泄上窍，又增液健运，加强润燥的功能，避免峻利之品耗伤正气。因此达到津液充裕、阴阳调和，肠燥得以改善，大便得以自通。

验案 5

郭某，男，32 岁，于 2013 年 2 月 18 日初诊。

［主诉］便秘 1 周。

［病史］自述 1 周前，因小事和家人生气后，至今未排便，伴腹胀腹痛，无恶心呕吐，有排气，欲便不得出，口干口臭，烦躁不安，而来就诊。查体：左下腹轻度压痛，无反跳痛，无肌紧张，舌质红，苔黄腻，脉滑数。检查：血常规、腹部 B 超均正常，X 线片示肠腔积气，未见液平和膈下游离气体。

［辨证］肠胃积热，腑气郁滞。

［治法］泻热导滞，润肠通便。

［处方］麻子仁丸加味。

麻子仁 20g	白芍 15g	厚朴 15g	枳实 12g
杏仁 12g	大黄 10g	甘草 9g	当归 10g
木香 10g			

2 剂，水煎，早晚分次温服。

二诊：患者自述服药 2 剂后，大便排出，仍干如羊屎，虽有大便欲出，但努挣乏力，查舌红，苔黄腻，脉弦滑，在上方基础上加生白术 30g、黄芪 30g、陈皮 10g，以增加补中益气之功效，5 剂继服。

三诊：自述症状明显减轻，饮食增加，腹胀消失，软便 2 天一行，查舌质淡，苔薄黄，脉弦。在上方基础上改去大黄，加郁李仁 15g，连服 7 剂，症状消失。

按：便秘有实秘和虚秘之分，治疗便秘，先辨虚实。肠胃积热是实秘最常见的病证，临床上以大便干结，腹中胀满，口干口臭为主症，兼见面红身热，心烦不安，多汗，时欲冷饮，小便短赤。舌红苔黄燥，或起芒刺。脉滑数或弦数。其治疗代表方剂为麻子仁丸。《金匮要略·五脏风寒积聚病脉证并治》："趺阳脉浮而涩，浮则胃气强，涩则小便数，浮涩相搏，大便则坚，其脾为约，麻子仁丸主之。"方中麻子仁润肠通便为主药，辅以杏仁降气润肠，芍药养阴和里，大黄苦寒，攻下实热，厚朴苦辛温，消胀除满，枳实苦微寒，破结消痞，三药分量俱从轻减，更取质润多脂之麻子仁、杏仁、芍药、蜂蜜等，一则益阴增液以润肠通便，使腑气通、津液行、二则甘润减缓小承气攻下之力，使下不伤正，诸药合用，共奏润下缓通之功。本方因有大黄，治疗便秘，不可久服，中病即止，以免损伤正气。长期服用可致泻药性便秘。

第五章　医论医话

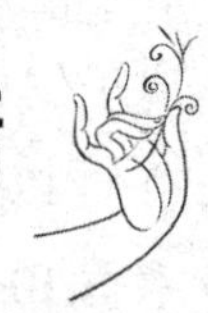

第一节　男科疾病

一、关于心肾不交的思考

心肾相交包括“水火既济”“精神互用”“君相安位”等范畴。心肾相交主要是通过经络联系、五行生克，以及心肾气机升降来完成的。正如《灵枢·经脉》记载：“肾足少阴之脉……其支者，从肺出络心，注胸中。”华佗《中藏经·阴阳大要调神论》记载：“火来坎户，水到离局，阴阳相应，方乃平和。”孙思邈《备急千金要方·心脏》记载：“夫心者，火也；肾者，水也。水火相济。”心肾不交一词最早见于宋代医家严用和的《重订严氏济生方·白浊赤浊遗精论治》中，书中记载“心火上炎而不息，肾水散漫而无归，上下不得交养，心肾受病……此皆心肾不交”。后世医家对心肾不交的概念也多有发挥，但受刘完素“火热论”的影响，很多医家以阴虚火旺作为临床“心肾不交”的主要病机和治疗依据。中医学教材将“心肾不交”的定义为“心肾水火既济失调，心肾阴虚火旺所表现的征候”。

心肾不交是心肾相交的病理状态，因此“心肾不交”不仅是指心肾阴虚火旺这一证，临床许多与心肾相关的疾病证候都可以归纳于“心肾不交”的范畴，这样才能与心肾相交范畴先对应。很多男科疾病的病机都与心肾不交密切相关。“心肾不交”因心病而得者，当“法道清净”，宁心为主，使心火不上炎；因肾病而得者，当节欲固肾精。故而将“降心火，养心阴，滋肾水，温肾阳，交通心肾”作为心肾不交的基本治法。治疗心肾不交导致的男科疾病时，选用交通心肾方剂如知柏地黄丸、清心莲子饮、右归丸、左归丸、交泰丸、芡实丸、天王补心丹、酸枣仁汤等。在治疗心肾不交时不要局限于交通心肾一法，同时要注重调理肝脾胃，肝胆是六经气机之枢纽，肝气往来于心肾之间，自然上引心而下入于肾，下入肾而上入于心。选用疏利肝胆方剂如逍遥散、四逆散、柴芩温胆汤。脾胃居中州，运转中枢，升脾气以升肾水，降胃气以降心火，正所谓“脾升则肾肝亦升，故水木不郁，胃降则心肺亦降，故金火不滞”。选用调运中州方剂如半夏泻心汤、六君子汤、参苓白术散。

（一）泻南补北治遗精

心肾不交的概念在男科中最见于对遗精病的阐述中。病机是心火炎上而不息，肾水散漫而无归。遗精患者中，心肾不交证型最为常见。《景岳全书》记载：“盖遗精之始，无不由乎心。”“盖精之藏制虽在肾，而精之主宰在心，故精之蓄泄，无非听命于心。”《类证治裁·遗泄》记载：“心为君火，肝肾为相火，君火一动，相火随之，而梦泄矣。”治疗上要泻南补北，交通心肾。

（二）滋肾水，养心阴治男性不育

肾藏精，主生殖。男性生育能力和肾关系最为密切，但与心也密切相关，现代人常面临激烈竞争，劳心过度，暗耗心阴，心阳偏亢，日久也会耗伤肾阴。心肾阴虚，肾水不能上济，导致心阴不足、心火上炎，心阳不能下降温煦肾水。正如岳甫嘉《医学正印种子篇》提到：“无子者，虽病在肾，而责本在于心。”提倡求嗣的关键在于心肾同治，水火既济，才能生精育子。李曰庆教授强调治疗不育时，在交通心肾的基础上还要配合调肝、健脾。

（三）温肾阳，降心火治男性更年期综合征

“肾精日损，天癸渐衰”是男性更年期的根本原因。肾阳虚，心火旺，肾阳不足、肾阴无力上升，心火上炎。由此导致阴阳失衡，气血脏腑功能失常，并产生心、肝、脾等脏腑功能的异常。治疗上要以益肾宁心、交通心肾为主，在生活起居上也要恬淡虚无，调神养心，才能精神互用。

（四）调补心肾，建运中州治尿频

肾与膀胱相表里，肾者主开阖，司二便。心属火，肾属水，水火二者互相制约，互相作用，如果水火不交，肾无心火之温煦则水寒，心无肾阴之滋润则火炽，故见小便频数，精神不振，时有心慌，口唇干燥。脾胃为气机升降之枢纽，可调节心肾阴阳水火之升降。五脏之中，脾居心肾之间，心肾欲

得相交，有赖脾之斡旋。《景岳全书》提到“盖水为至阴，故其本在肾；水化于气，故其标在肺；水唯畏土，故其制在脾”。王肯堂《灵兰要览》记载“脾上交于心，下交于肾”“心肾不能自交，必谋中土”。脾为后天之本，其运化功能正常可使气血精微生化充足，气血精微上奉于心，下补于肾。正如李用粹《证治汇补》记载“五脏之精华，悉运于脾，脾旺则心肾相交”。故宜建运中州，调补心肾。

（五）交通心肾，调肝理气治早泄

早泄一病，首当责之于心肾。心居上焦，为君主之官，神明之主，所行房事受心神支配，喻嘉言也在《医门法律》中提到“心为情欲之府”。肾居下焦，为作强之官，水火之宅，司精关开阖。心中所寄君火一旦为欲念所动，则心气下行于肝肾，肝肾相火起而应之，自然阳道振奋，泌精外出。说明心肾相交，君相火动，肾中阴精得以气化是泌精的生理基础。然而心喜宁静，不喜过劳，若淫欲过劳则心火妄动，引动相火，频扰精室，精关大开，精液提早排出，君相火旺，伤津耗气，故常表现为阳事易举，举而易泄，或心中欲稍念动则精泄而出。肝属木，其性喜条达，其气主升，有调畅气机的作用，其功能正常与心肾相交关系密切。《外经微言》曰：“心肾之交，虽胞胎导之，实肝木介之也。肝木气通，肾无阻隔，肝木气郁也肾即闭塞也。”张锡纯《医学衷中参西录》指出“因肝属木，木之条上达，木之根下达。为肝气能上达，故能助心气之宣通，为肝气能下达，故能助肾气之疏泄”，可知，肝通过疏调气机的从而助心肾相交。

（李曰庆　韩亮）

二、试论“君火”“相火”“命火”理论及其在中医性医学中的应用

君火、相火、命火是中医学中的三个重要概念，它们共同组成了人体内部的生理之火，又相互协同主宰着有机体的各种生命活动。历代医家对这三种生理之火多有论述，但又歧义纷呈；对三火的内涵及外延亦颇多争议之处。

（一）三火的主要生理功能与相互关系

一般认为，君火是指人体的神志之火，是思维活动的原动力。《素问·灵兰秘典论》说："心者，君主之官，神明出焉。"《灵枢·邪客》则说："心者，五脏六腑之大主也，精神之所舍也。"说明心为君主之官，对五脏六腑的功能活动有强大的制约和调节作用。心的这一重要作用，主要是通过心神的活动实现的，而君火则是心神活动的内在动力。所谓相火，是指人体发育到一定阶段，身体内部产生的一种激发性欲、引起性活动欲望的内在动力。由此来看，相火并不是与生俱来，而是生命过程中阶段性的产物。

一般来说，相火与天癸的发生有密切关系。《素问·上古天真论》指出："女子二七而天癸至，任脉通，太冲脉盛，月事以时下，故有子……丈夫二八肾气盛，天癸至，精气溢泻，阴阳和，故能有子。"说明天癸是相火产生的物质基础。命火又称命门之火，其发源在肾，是一切生命活动的原动力。后世医家多将命火归于肾阳或元阳的功能范畴，如张景岳说"命门有火候，即元阳之谓也，即生物之火也"，不仅对命门之火提出了独到的见解，而且发前人所未发，首次提出了命火为生物之火的概念。所谓生物之火，就是人类与一切动物所共有的生命之火。而君火亦即神志之火却是人类社会与心理属性的产物。三者之中，命火是先天之火，是君火及相火的生物学基础。亦就是说，从生物学角度来讲，应该是先有命火，后有君火及相火。对此有的前贤已有明确的认识。如陈士铎在《石室秘录》中说："命门者，先天之火也……人先生命门，而后生心。其可专重夫心乎！心得命门而神明有主，始可以应物；肝得命门而谋虑；胆得命门而决断……无不借命门之火以温养之也！"由此可见，君火所主导的神志思维活动，必须在命火的支持下才可以正常地进行；而相火所主导的"性"活动，也必须在命火的温养下才可以圆满完成。否则，如命门火衰，温煦无力，则君火难以为君，不能统帅诸脏；相火亦难以为相，不能鼓动性欲，繁衍后代。从此一角度来看，君火、相火又皆为后天之火，必须在先天命火的鼓动下才能发挥作用。就君、相二火而言，则如《内经》所说"君火以明，相火以位"。就是说，君火对相火有强大的主导与制约作用。关于君火以明，相火以位，历代医家有诸多解释，大多以君、臣之间的主从关系为核心立论，其中不乏真知灼见，但亦不少牵强之处。另有许多医家，则把相火与命火混为一谈。

唯李东垣提出“相火为下焦胞络之火，元气之贼”，此说虽得到朱丹溪的赞同，但却受到大多数医家一致的反对。其实，东垣提出相火为元气之贼，是很有见地的。因为他体会到人体的相火是一种情欲之火，容易妄动，从而耗伤元气，故为元气之贼。丹溪的解释也较为精辟，他说：“相火易起，五性厥阳之火相煽，则妄动矣。火起于妄，变化莫测，无时不有，煎熬真阴，阴虚则病，阴绝则死。”更有意思的是，他将君火与相火的关系比作“道心”与“人心”的关系：“必使道心常为一身之主，而人心每听命焉！此善处乎火者，人心听命乎道心，而又能主之以静，彼五火之动皆中节，相火唯有裨补造化，以为生生不息之运用耳，何贼之有？”此所谓“道心”，是指君火主持的正常神志活动；而所谓“人心”，亦即“凡心”，则是指人类在相火作用下无时不在的“性意识”及性活动。所谓人心听命于道心，则是以合乎“社会道德规范”的思维活动去制约这种无时不在的“性意识”及“性活动”。唯其如此，则相火不但不为贼邪，反可以“裨补造化，生生不息”。这也是对“君火以明，相火以位”的最好注释。然而，并不是君火总能使相火生生不息，裨补造化。

君火对相火的制约，有以下三层内容：①强化作用。即君火激发或煽动相火，使相火的强度增加。此一作用既可使衰弱的相火趋于正常，也能使正常的相火趋于亢进。②压制作用。即君火抑制相火，使偏亢的相火暂趋向正常，或使正常的相火趋于低下。这也是一般意义上“人心”听命于“道心”的最常见形式。③升华作用。此一作用是君、相作用的最高层次，即在君火的作用下，相火向命火转移，由一种生物能量向另一种生物能量转化。换言之，只有在此一条件下，相火才能生生不息，裨补造化。另一方面，相火作为一种生物能量，对人体又有极大的能动作用。它不仅能使人体保持旺盛的性欲和正常的性功能。而且能协同命火促进身体的发育和成长，协同君火发挥正常的神志活动。而在某些情况下，相火妄动又可为贼邪，对身体产生诸多不利影响。特别是相火煽动君火，干扰人体的正常神志活动，甚至出现多种躯体及神志病症。

（二）研究君火、相火与命火的临床意义

1. 对房事养生的意义

我们知道，人类的“性”有三重属性，即生物学属性、社会学属性和心

理学属性。而这三重属性受各种条件的制约，经常处于复杂的矛盾运动之中。而且这种复杂的矛盾运动又经常给身体带来种种不利的影响，甚至影响健康，影响寿命。从房事养生学的角度来讲，就是运用君火、相火、命火的关系，恰当处理上述的矛盾运动，使人体向健康的方向转化，以达到却病、养生以及长寿的目的。对于相火偏衰者，要充分发挥命火的温养和君火的强化作用，以使衰微的相火有所增强；对于相火偏亢者，则要充分发挥君火的升华作用，以使相火转化为有用的命火，以俾补造化，使生生不息；尽量避免君火的压制作用所带来的不利影响。另一方面，要调节好三火的关系，除了要做好思想意识方面的修养外，还要努力调养身体，使命火不衰而长旺，以增强君火、相火的生物学基础。实践证明，要调整好三火的关系，绝非一件易事，必须具备一定的精神修养和丰富的养生学知识才行，而医生的指导和教育作用显然也是至关重要的。

2. 对临床治疗的意义

了解了君火、相火、命火的功能及关系，对于许多性医学疾病的预防及治疗有重要的指导及实用意义。

（1）对男科疾病的预防及治疗意义

男科疾病主要有阳痿、遗精、精浊、不育等。一般来说，这些疾病的形成，大多是由于三火失调的结果。例如遗精，即有命门火衰、相火偏亢或君、相失调等多种原因。如沈金鳌在《杂病源流犀烛》中对遗精的病理专门做了总结："丹溪曰主封藏者肾，主疏泄者肝，两脏皆有相火，而其系上属心，心君火也，为物所感而动，动则精自走，虽不交会，亦暗流而疏泄也。《直指》曰精之主宰在心，精之藏制在肾，心肾气虚不能管摄，因小便而出者曰尿精，因见闻而出者曰漏精。《入门》曰初则君火不宁，久则相火擅权，精元一于走而不固，甚则夜失连连，日亦滑流不止，黄连清心饮主之。《千金》曰邪客于心，神不守舍，故心有所感，梦而后泄也。"沈氏自己的体会也很有见地，他说："盖心藏神，肝藏魂，肾藏精。梦中所见之心，即心之神也；梦中所见之形，即肝之魂也；梦中所泄之精，即肾之精也。要之，心为君，肝肾为相，未有君火动而相火不随之者。故寐时神游于外，欲为云雨，则魂化为形，从而行焉，精亦不容不泄矣。治法，当先治其心火而后及其余，此治遗泄之大旨也。”沈氏的此一论述，不仅阐明了君火与相火的关系、由其失调而致的种种遗精病机及治疗大法，而且他对性梦的解释与现代心理学奠基人佛洛伊德的学说有异曲同工之妙，对中医性医学及性心理学的创立有重大的启蒙意义。其他如精浊（慢性前列腺炎），多在男子青壮年发生。其成因也多由于君、相二火失调，相火偏旺，克伐肾阴，并使精离其道，败精瘀阻精络，从而导致下焦决渎失司，而致精室不能闭藏，而成精浊之证。现在许多临床医生误将精浊（慢性前列腺炎）与淋证（泌尿系感染）混为一谈。其实无论在病位上还是病机上二者均有不同。从病位上看，淋证多纯属水道为患；精浊则主要病在精道。从病机上看，淋证以外部湿热侵犯下焦，导致下焦湿热蕴结，影响膀胱的气化为主；而精浊则以内在君、相失调，湿热内生，败精瘀阻精道而致。而精浊日久可延及水道；淋证日久亦可延及精道，故二者又有密切的联系。临床上精浊初期多相火偏盛，克伐肾阴，治宜以滋阴伐相为主。久病则命火偏衰，治疗当向温补命火转移。而君火偏亢殃及相火者又当以清泄心火为法。

（2）对妇科疾病的预防及治疗意义

从性医学的高度来看，男科疾病与妇科疾病虽有不同的特定形态，但二者又有共同的病理基础，这就是三种生理之火的失衡。妇科疾病较常见者有月经不调、不孕及性欲异常等。而其中月经不调又往往是各种妇科疾病的原因和基础。月经是在命火的基础上，在天癸及相火的作用下形成的，命、相二火的失调是月经不调的重要原因。而君火的制约与冲激又往往是月经失调的另一重要影响因素（包括心火偏盛、肝气郁滞及惊恐伤肾等不同形式）。而月经不调又是导致不孕及其他多种妇科病证的直接原因。如命火衰微，可推迟月经的初潮或使月经量减少甚或闭经，从而导致不孕；而肥胖性不孕又多是相火衰退的结果。对上述病证的治疗也要抓住三火的关系，从协调三火的平衡入手进行防治。如有温补命火法、清泄相火法、清心安神法及平肝理气法的不同治疗方法。至于性欲异常，则与三火的关系更为密切。如原发性性欲低下，多由命火偏衰而成；继发性性欲低下则除命火偏衰外，亦有君火对相火过分压制而致者。而性欲亢进，则多由相火偏亢或君火过分激动相火而致。

（3）对其他性医学疾病的防治

如有人治疗女性特发性性早熟，认为其病机是肾的阴阳失衡，出现肾阴虚而导致相火偏亢所致。临床运用滋阴而清泄相火的中药治疗，不但阴虚火旺的症状得到缓解，而且血清 FSH、LH、E_2 水平下降，子宫卵巢及乳核缩小，并有延缓骨骼成熟加速的作用。我们认为，性早熟患儿除了上述原因外，肾的发育异常导致天癸早至也是一个重要原因。当然，由于君火、命火与相火的失调，不但这三火之间发生了一系列的病理关系，导致许多脏腑都直接或间接地参与了病理环节的形成；而且还衍化生成了许多不同的中间病理产物如痰浊、湿热、瘀血等。在具体治疗上应详察病机，明确病性，分清虚实，准确辨证，才能取得较好的治疗效果。

（三）小结

综上所述，君火、相火与命火是构成人体生理之火的主要内容。三者相互促进，相互影响，共同完成对人体各种生命活动特别是性活动的激发、影响与制约。三者之间的失调与偏颇则是导致多种疾病的病理学基础。认真地研究三者的关系，探讨如何促进它们由失衡到恢复协调关系的理论与临床，包括中医药理学与心理学领域的研究与探索，是我们中医界面临的重要使命。

（李曰庆）

三、虫类药在男科疾病中应用心得

在祖国传统医学的发展中，形成了多种治疗疾病的手段，其中虫类药物的应用与植物、矿物药物一样源远流长。《神农本草经》中记载本草药物 365 种，其中收录虫类药物多达 30 余种，现代临床中如水蛭、桑螵蛸等常见药物均首载于此；《伤寒杂病论》中大黄䗪虫丸、抵当汤等传世经方多以水蛭、虻虫等药为君药，沿用至今。此后，历代医家将虫类药广泛应用于各科痰证、瘀证、奇病、怪病，给我们留下了丰富的临证经验。男科疾病一向有多奇、多怪的特点，辨证上亦多夹瘀、夹痰，在临床上活用虫类药物解决男科诸症，往往可以收获佳效。

（一）雄蚕蛾

蚕蛾由蚕蛹蜕皮、羽化而成。蚕蛾的成虫期是交配产卵的生殖阶段，因此其成虫的生殖器官十分发达。雄蚕蛾具有固精壮阳、补肝益肾、止血生肌等功效，可以主治遗精、阳痿、白浊、早泄、尿血等男科疾病。雄蚕蛾常用作内服：研末，1.5~5g；或入丸剂。外用：适量，研末撒或捣敷。雄蚕蛾也可与其他药材一同煎煮或制成颗粒剂内服。

在古代文献中，对于雄蚕蛾的记载最早可以追溯至陶弘景集的《名医别录》："原蚕蛾，有小毒。主益精气……交接不倦，亦止精。"明代李时珍著的《本草纲目》对其也有相关记载："雄原蚕蛾，壮阳事……尿血，暖水脏……汤火疮，灭瘢痕。"《本草衍义》中云："蚕蛾用第二番，取其敏于生育也。"《日华子本草》中也写道："雄蚕蛾壮阳事……尿血，暖水脏……冻疮、汤火疮，灭瘢痕。"雄蚕蛾具有补养肝肾的功效，尤其擅长强养宗筋，而且雄蚕蛾兼具有虫类药物善行的特性，是通补并施的上品药。雄蚕蛾除了补养肝肾之外，尤具有其特有的活勃之性，入肾、肝两经以及督脉，用其血肉有情之体，峻补肝肾之用，以其善行走窜的特性，尚可流动滋腻壅补之品畅行经脉，灌养宗筋，以壮阳展势起痿。因此对于肝肾亏虚的阳道难兴、阴器痿弱者，药专而力宏，尤应用之。《本草纲目》中记载了应用蚕蛾治疗遗精白浊的方法："晚蚕蛾，焙干，去翅、足……饭丸如绿豆大，每服四十丸，淡盐汤下。"《圣惠方》中记载了应用蚕蛾治疗血淋脐腹及阴茎涩痛。现代药理研究在雄蚕蛾中发现了多种类人类激素，其中包括睾酮、雌二醇、黄体酮、促卵泡释放激素、垂体泌乳素等，尤其是其具有类睾酮作用。除此之外，也有研究表明，雄蚕蛾还具有抗疲劳、延缓衰老等作用。

雄蚕蛾并非辛热之烈味，也非强壮补阳的猛药，但本品临床的确不宜用于阴虚有火者。临床上，雄蚕蛾可广泛用于治疗肾阳亏虚、下元虚冷所致的腰膝酸痛、遗精白浊、阳痿早泄、精液异常、排尿涩痛、尿滴沥、夜尿频多、尿血、前列腺炎、男性不育、前列腺肥大等病症，如果用之适宜，配伍得当，往往可以收获佳效。

（二）九香虫

九香虫，味咸，性温。归肝、肾、脾经。主要功用为行滞理气，兴阳益精。《本草纲目》始收录本药，言其可"壮元阳"。《本草新编》云："九香虫，虫中之至佳者……以扶弱为宜。"认为九香虫此药，入于肝、脾、肾经，既因其气味芳香、归于脾经而有走窜之效，可行气理气而有止痛之力，又因咸温入肾，可温补肾阳，而有壮阳起痿之效。九香虫多用于辨证属肾虚合有肝郁气滞之阳痿、早泄、前列腺炎等男科疾病。可治脾肾阳虚所致之宗筋弛纵之患，尤擅合有肝郁证之阳痿、早泄；亦可配伍川楝子、延胡索等用于前列腺炎气滞痛甚者。以九香虫多配伍柴胡、白芍等疏理气机，共奏补肾疏肝之功。

（三）桑螵蛸

桑螵蛸，味甘、咸，性平，归肝、肾、膀胱经。始载于《神农本草经》。主要功效为收涩敛精，温阳益肾。《药性论》与《本经逢原》都言及桑螵蛸为治疗男子虚损、命门火衰之要药。桑螵蛸此药其性收敛，甘能补益，咸能入肾，既能温阳益肾，又能收涩敛精，可补可收，可用于命门火衰、下元虚冷、肾失固藏之遗精、早泄、阳痿、白浊等症。对于肾阳虚衰所致遗精滑泄、小便失禁，配伍金樱子，一长于补肾助阳，一长于酸敛收涩，补涩兼施，共奏固精止遗之功。对于肾气虚弱、收束无权之遗精、遗尿、滑泄者，桑螵蛸能益肾以助先天之本，可配伍黄芪健脾以扶后天之本，共奏助阳生精、固涩精关之功。对于心肾不交所致之失眠、多梦、遗精、早泄，可与远志合用，远志能助心气、开心郁，又能通肾气上达于心，二药合用共奏补心益肾、济上通下之功。

（四）蛤蚧

蛤蚧，又称仙蟾、大壁虎，性味咸平，有小毒，入肺、肾经。主要功效为补肾益肺，定喘填精，固本培元。始载《雷公炮炙论》。《本草纲目》云："蛤蚧兼有人参之补肺定喘止渴、羊肉之补血助精扶羸之功。"蛤蚧此药质润不燥，补肾阳兼能填精血，有固本培元之功，配伍淫羊藿温肾壮阳，相须为用，适用于男子肾亏，命门火衰所致的阳痿、早泄。在中医男科理论指导下，性欲低下、阳痿不举多为肾阳虚衰的表现，而现代研究表明性欲的下降与男性雄激素水平下降有直接的关系，故可认为补充雄激素同中医补肾助阳有同样的功效。现代药理研究显示，蛤蚧有与性激素相似的双向调节作用，其中蛤蚧体、尾醇提取物对于人体具有与雄激素相似的作用。蛤蚧一药，是在临床中治疗性欲低下、阳痿不举时的必用要药，尤宜证属肾阳虚衰或者由雄激素水平下降所致者。

蛤蚧为血肉有情之品，有补肾填精之力，固本培元。对于腰膝酸软、畏寒肢冷兼有尿频、尿急、咳喘无力，证属肾阳虚衰、肺失宣肃、水道不调者，多用蛤蚧，因蛤蚧此药，归于肺经，不仅可补肾填精、温补肾阳，又可上补肺气，止咳定喘，又因其补肾之力可使肺气纳于肾，增强其补益肺肾之功；又肺肾皆为水脏，二者分别为人体一身之水的上下源，故其又能畅达水道，解决尿频、尿急。

（五）蜈蚣

蜈蚣，辛，温。有毒，入厥阴肝经，功能息风镇痉，攻毒散结，通络止痛。首载于《神农本草经》。蜈蚣此药最能走窜，表里皆至，能畅达一身凝聚之气血，为疏达肝脉之首选药物，宗筋为肝脉所主，临证中蜈蚣治疗肝脉不达所致之阳痿。阳痿从临床表现和病因病机上均与中风类疾病相似；此外，阳痿多起病突然，与情绪波动密切相关，时好时坏，符“风善行而数变”的特性，故在阳痿的治疗上多用蜈蚣配伍其他虫类活血药和柴胡、白蒺藜、青皮、白芍等疏肝药搜风通络、活血通经起痿。另外，在不育症的治疗中，少弱精子症甚至是无精子症的患者，可在补肾益精方药中配伍蜈蚣活血化瘀，通络生精。对于前列腺炎症见放射区痛如针刺或隐痛、舌暗有瘀斑、脉沉涩，辨证属气滞血瘀、精窍不利者，可用蜈蚣配伍土元等虫类活血药及防风、蒺藜等祛风止痛。

（六）水蛭

水蛭，咸，辛。有小毒。入肝、肾、膀胱经。首载于《神农本草经》。主要功用为逐瘀消癥，破滞活血。《本草经疏》亦言及本品可治“恶血、瘀血，因而无子者”。水蛭在破除瘀血的同时又不损伤新血的生成，入于血分而不伤正气。用于血瘀为标，肾虚为本之男科疾患，如瘀血阻络所致之阳痿、败精瘀血阻塞精道之男性不育，无论配伍滋养肾精药物如蛤蚧、枸杞子等，还是温阳固精之淫羊藿、九香虫等，都可起到标本兼治之功。水蛭一物居水而潜伏，水性至柔，无所不至，故此药最能通利精窍，攻逐精道、尿道之瘀血，尤其对前列腺增生、前列腺炎、射精功能障碍尤宜。另外，现代药理研究显示水蛭有抗凝血、抗血小板和降血脂作用，可使血液黏度降低，有促进精液液化之效，故对于虽无瘀血而仅有液化不良之男性不育症，亦可加入本品。

（七）土鳖虫

土鳖虫，咸，寒，有小毒。归肝经。主要功效为破血活血，祛瘀消癥。始收录于《神农本草经》。本品入于肝经，功类蜈蚣，性善走窜而更能攻坚。针对阳痿、前列腺炎、前列腺增生等男科疾患多瘀的特点，取土鳖虫破血活血，祛瘀消癥、极善攻坚之特点，用于慢性前列腺炎后期顽固的疼痛类症状，如会阴、小腹、腰骶和腹股沟等部位刺痛，痛处不移，小便涩痛等，每能收到较好效果；用于血瘀阻络所致阳事不兴，伴有会阴、小腹、腰骶和腹股沟等部位刺痛或隐痛者，配伍蜈蚣、水蛭、桃仁、红花、丹皮等大队活血散瘀药物，亦有良效。

（八）全蝎

全蝎，味辛，性平，有毒，入肝经，首载于《开宝本草》，主要功效为息风止痉，搜风活络。《本草纲目》云："蝎乃治风要药。"本品味辛，入于肝经，性虽有毒，却可以毒攻毒；既能息风止痉，又可搜风活络，为中风无论内风外风之要药。其搜风通络之力强，配伍蜈蚣、地龙等共收通络起痿之效；又全蝎通络止痛力强，现代药理研究已显示全蝎有较强的镇痛作用和抗血栓作用，故对证属血瘀阻络的男科疾患，无论慢性前列腺炎或是阳事不兴，皆有良效。

（九）地龙

地龙，性寒味咸，归肝、肺、肾经。主要功效为清热定惊，平肝息风，解毒通络，平喘利尿。《神农本草经疏》："咸主下走，利小便。"本品有通络散滞之功，用于治疗阳痿属血瘀证者，配伍蜈蚣、全蝎等攻毒散结、活血通络；另外，本品咸寒入肾，功善清热，又兼其有活络散滞之用，故可用于男性慢性前列腺炎症见热结滞涩尿道，小便不利者，配伍车前子、萹蓄等利尿通淋。

（李曰庆）

四、浅评《妙一斋医学正印种子编》一书

《妙一斋医学正印种子编》是明·岳甫嘉于1635年撰写的。"妙一"者，取岳武穆"运用之妙，存乎一心"意，"正印"者，印正先古圣贤，当代后世

也。种子编分男科、女科各一卷，在种子编男科篇中列有先天灵气、交合至理、交合有时、养精有道、炼精有诀、胎始从乾、父精母血、脉息和平、服药节宣、服药要领、成效略举（8个验案）和附方（33首）12项内容。整卷层次分明，环环相扣，理法清晰，方药完备，充分反映了岳氏论治男性不育症的辨证思路和用药特色，虽成书于300多年前，但仍对现代不育症的治疗有极大的临床指导意义，特别是其心肾同治的思想，开创了治疗男性不育症的新的辨证思路，更具现实指导意义。

（一）心肾同治思想

1. 求嗣根本在“肾精”

肾藏精，主生殖，岳氏也十分强调肾精对求嗣的决定性作用，认为其胎之成否、子之有无、灵蠢，全在一点先天真一之灵气，即肾精的充盛。若保养得道，则如《素问·上古天真论》所说：“肾气盛，天癸至，精气溢泻，阴阳和，故能有子。”精是生育的基础，身体尚未发育完全，肾气未盛，天癸刚至，就过早的房事，耗散其精，必然会影响其身体健康，造成体弱多病，甚至会影响其生育能力，造成艰嗣。故岳氏指出“若情欲太早，男精未通而御女，譬如亥之木，质原柔脆，根本既薄，枝叶必衰，岂能繁衍乎”。若父母不注意后天调摄，七情六郁、痰凝气滞、饮食醉饱，都能令气脉瘀塞，精血清淡，如此非但不能成胎生育，即成胎亦多损伤夭折，至有既孕而小产者，有产而不育，有育而不寿者，有寿而黄耇无疆者——即所谓先天不足，造成胎儿不是流产就是早产，即使正常生育，也会因禀赋不足而体弱多病，不能健康长寿，不能给后代带来健康快乐，同时也会给社会带来更大负担。

2. 日常养肾固精要“戒心”

肾精是生育的根本，也极易受到耗伤，所以岳氏在日常调护中特别强调保肾固精，提出聚精要有道，提倡寡欲、节劳、惩怒、戒醉、慎味，这其中又以心的作用最为关键，因“心者，君主之官也，神明出焉”，《灵枢·邪客》说“心者，五脏六腑之大主也，精神之所舍也”。心主血，精血同源，殚精竭虑，耗伤心血，肾精也会随之枯竭。心为君火藏神，肾为相火藏精。《素问·天元纪大论》说“君火以明，相火以位”，说明心的功能活动正常，肾的功能才能正常进行，岳氏也云："种子者贵乎肾水之充足，尤贵乎心火之安宁，乃今之艰嗣者，皆责乎肾水之不足，而不咎乎心火之不宁，何也？肾精之妄泄，由乎心火所逼而然，盖心为君火，肾为相火，而相火奉行君火之命令焉，是以无子者，虽病在肾，而责本在于心。"肾水应上济于心火，心火宜下交于肾水，如此则心肾相交，水火既济，心神安宁，肾精宁谧，施泄有时，才能种子毓麟。正如朱丹溪所云"人不能避世而无物欲，物欲所感，则心为之动，心动则相火亦动，动则精自走，相火翕然而起，虽不交和，亦暗流而疏泄"。因此要清心寡欲以聚精、怡心节劳以惜精，让其稳心惩怒以藏精，精足才能有子。

3. 补肾生精辨证要"重心"

岳氏认为男子不育病因病机主要为先天禀赋不足，或房劳过度、气血亏虚、肾阳虚损、肝肾阴虚或脾胃虚弱等所致的肾精不足。并认为男子不育病位在肾，涉及心、肝、脾，但尤重心，因此在种子求嗣时必须讲究辨证论治，察脉而虚心审证，在重肾的基础上，还要注意从心论治。综观岳氏附方 30 首内服种子方中所列的心肾种子丸、广嗣既济丸、补心滋肾丸、柏鹿种子仙方等都是从心肾论治，充分体现了岳氏种子求嗣心肾同治的用药特色。其中养心安神药在岳氏 30 首内服种子方中 14 方用到，占 46.67%，用药频率最高的依次是柏子仁、远志、酸枣仁，皆为养心安神之药。张景岳曾说："精之藏制虽在肾，而精之主宰则在心，故精之蓄泄无非听命于心。"精之藏泄盛衰皆与心有密切关系，用补心的方法可以资助肾精之虚衰。而岳氏配伍频率最高的柏子仁,《本草纲目》云："养心气，润肾燥，安魂定魄，益智宁神。""味甘而补，辛而能润，其气清香，能透心肾。"可为调精种子，从心论治之要药。岳氏在温壮肾阳的同时注意配伍天冬、麦冬等补益心肾之阴的药物，善于水中补火，阳得阴助则生化无穷。心火下降，肾水上升，心肾相交，阴精得固，则阳生阴长，生生不息。林珮琴谓："浊出精窍，病在心肾。"故岳氏在心肾火旺时重用生地、丹皮、知母、黄柏清肾中相火，用黄连清心火，君火以明，相火以位，从而可稳固生殖之精，以保护肾中之精的充盛。肾藏精，主生殖，所以历代医家都认为不育的病位在肾，病机是肾虚，以补肾生精入手治疗男性不育症，补肾生精成为共识，但如果单纯地补肾，忽略其他脏腑对生殖的影响，一味峻补肾阳，就会导致阳亢热盛，精液煎熬而黏稠不化，过于滋补肾阴，造成精液黏腻阻滞而活力减弱，同样不会取得很好的临床疗效。岳甫嘉治疗男子不育也以补肾为主，但又不拘泥此，临证中又重视心对生殖的影响，根据病情而选用清心滋肾、固肾宁心、宁心疏肝、养心温肾、活血安神，开创了心肾同治男性不育的新的思路。精血相生，心肾同源，在用药补肾生精的同时加用当归、丹参养血补心，党参、柏子仁补心气，天冬、麦冬滋心阴，知母、黄柏一去心火，二佐补肾药之过热，心肾同治，清补结合，多能事半功倍，取得明显的临床疗效，因此岳氏在补肾生精的同时再辅以从心论治男性不育更有现实意义，值得临床推广。

（二）治未病思想

治未病，就是预先采取措施，防止疾病的发生、发展与传变。中医“治未病”思想最早见于《内经》,《素问·四气调神大论》言：“是故圣人不治已病治未病，不治已乱治未乱，此之谓也。”男性受各种因素的影响，不育症的发病率越来越高，治未病思想特别适合男性求嗣及优生优育。岳甫嘉在其撰写的《妙一斋医学正印种子编》一书中将治未病思想作为其学术的精髓，强调摄生养精才是求嗣的根本。

1. 求嗣治未病的理论基础

岳氏开篇即在先天灵气中明确指出生嗣未病先防的重要性，指出“盖今之求子者，只言男女交媾，其所以凝结成胎者，不过父精母血，而不知此犹是后天滓质之物也”。然其胎之成否，子之有无，灵蠢，全在“乃一点真一之灵气，妙合在未始细缊、未始交媾之先者”。生子之道，本之父精母血，阳精元是气结之华，阴精仍是血凝之液。各种后天因素的影响均可造成精弱血虚而致艰嗣，“或有既孕而小产者，有产而不育，有育而不寿者，有寿而黄耇无疆者，则亦精血之坚脆分为修短耳。世人不察其精血之坚脆，已定于禀受之初。乃以小产专责之母，以不育专付之二，以寿夭专诿之数，不谬乎”。岳氏强调人要能葆合先天之灵气，就如正天得之以清，地得之以宁，人得之以生且灵者。可见转否为泰，转蠢为灵，转无子为有子。在未生育之前，提前保养元精是求嗣和优生优育的根本所在。

2. 求嗣治未病贵寡欲以聚精

人自有生以来，惟赖后天精气为立命之本，故精强神亦强，神强必多寿，精虚气亦虚，气虚必多夭。在身体未完全发育成熟时，肾气未盛，天癸刚通，如过早开始性生活，耗散其精，不知保养，轻则如岳氏所说“譬使亥之木，质原柔脆，根本既薄，枝叶必衰，岂能繁衍乎”；重则如张景岳所说“又有年将未冠，壬水方生，保养萌芽，正在此日，而无知孺子，遽摇女精，余见苞萼未成而蜉蝣旦暮者多矣，良可悲也”。肾为精之府，男女交接，必动其精，虽有忍精不射，但精已离宫，故孙思邈言“强抑郁闭之，难持易失，使人漏精尿浊，以致鬼交之病，损一而当百也”，这种非正常的漏精较之男女正常交媾对身体的损伤远为严重。《素问·汤液醪醴论》曰：“嗜欲无穷，而忧患不止，精神驰坏，营涩卫除，故神去之而病不愈也。病成名曰逆，则针石不能治，良药不能及也。”因此要寡欲以聚精。

3. 求嗣治未病贵节劳以惜精

脾胃为后天之本，气血生化之源。脾主四肢肌肉，故凡日常过劳损血之事，都能损耗精血，如目视于劳，血以视耗，耳劳于听，则血以听耗，心劳于思，则血以思耗。华佗认为：“人体欲得劳动，但不使极耳。”劳力过度及劳倦太过，多能损伤脾气，以致气化不及州都或脾气虚弱，则气血生化无源，气血亏虚，又精血同源，互生互化，血亏则精亏，故应节劳以惜精。

4. 求嗣治未病贵戒怒以藏精

肾者，主蛰，封藏之本，精之处也，肝主疏泄，二脏皆有相火，而其系上属于心，心君火也。《素问·天元纪大论》曰：“君火以明，相火以位。”怒伤肝，肝火一动，上煽君火，君火动于上，则相火必应下，心肾不交，肾失其闭藏，虽不交合，但精血亦随之暗耗，“人有所怒，血气未定，因以交合，令人发痈疽……为五劳虚损，少子。”说明情绪不安、忧郁、暴怒时会影响肝的疏泄功能，疏泄太过，或疏泄不及，都能影响生育，可见怒不惟伤肝，而肾亦受其害也，故当戒怒以藏精。

5. 求嗣治未病贵戒酒以护精

对于酗酒的危害，中医学亦早有论述，张景岳在其所著的《景岳全书·虚损》中说："夫酒本狂药，大损真阴，惟少饮之未必无益，多饮之难免无伤，而耽饮之则受其害者十之八九矣。"其在《景岳全书·妇人规》进一步指出："盖胎种先天之气，极宜清楚，极宜充实。而酒性淫热，非为乱性，亦且乱精。精为酒乱，则湿热其半，真精其半耳。精不充实，则胎元不固；精多湿热，则他日痘疹、惊风、脾败之类，率已受造于此矣。故凡欲择期布种者，必宜先有所慎。"岳氏认为酒性烈，最能动血，且多热毒。酒能灼伤人体的精、血，又能煽动人的欲火，促使性欲亢进，而性交又要损失大量的精微物质，"昼以醇酒淋其骨髓，夜则以房事输其血气"，酒与色双耗精血，必然损人寿命。正如《素问·上古天真论》指出："以酒为浆，以妄为常，醉以入房，欲竭其精，以耗散其真，不知持满，不知御神，务快其心，逆于生乐，起居无节，故半百而衰也。"同时大量的医学实验也证明，男性的性功能以及精子的活力、畸形多与大量饮酒有关，故要戒酒以护精。

6. 求嗣治未病贵慎味以补精

《素问·阴阳应象大论》云："气归精，精归化。"脾为后天之本，主运化水谷精微，为气血生化之源，脾胃健则气血充，生精有源，种子有望。《内经》云："精不足者，补之以味。"但要注意过食肥甘厚腻不但不能生精，还会造成脾失健运，聚湿生痰，湿热下注从而精液黏稠不化，或形态畸形导致不育，故岳氏认为"浓郁腐炙之味，不能生精。惟恬淡之味，乃能补精耳"。现代营养学家认为，菜、水果含有丰富的水溶性维生素和人体必需的微量元素，而维生素和微量元素缺乏者精液质量低下，所以要慎味以补精。随着社会的进步，生活水平的提高，生活方式的改变，人们受到外界因素的影响也越大，造成脏腑功能失调，精液质量下降，不育、停孕、畸形的发病率逐年升高，因此在生活上更有必要提前准备，戒烟酒、调情志、清淡饮食、劳逸结合，避免过早、过频或不洁的性生活，通过预先采取措施，治未病，才能提高精子质量，优生优育。

7. 求嗣治未病不废外治法

岳氏认为"人为阴阳自然之体，若六气迭侵于外，七情交战于中，饮食致伤其中州，房劳亏损其元气，发为诸病，耗散精血"，除了日常生活预防调护外，还应重视用外治法保肾调精。清代吴师机在《理瀹骈文》中曾指出："外治之理，即内治之理，外治之药，亦内治之药，所异者，法耳。”故岳氏教人以“半夜子时，即披衣起坐，两手搓极热，以右手将外肾兜住，以左手掩脐而凝神于内肾约半小时，久久习之，而精自旺矣”。正如李杲在《兰室秘藏》所说：“夜半收心静坐半刻，此生发元气之大要也。”故岳氏利用导引之术，填精补气，补耗散之真精。岳氏从彭祖接命熏脐法对初生婴儿用“艾火熏脐，外以固其脐蒂，内以葆其元神，使真气不至逗泄”来预防脐风撮口、天吊、惊痫中得到启发，认为“成人因七情六欲之牵诱，声色嗜味之感通，元气渐乖，真精渐斫。至中年而气衰惫，疾病交侵，或艰于子嗣，或夭其天年，皆因丹田气海之受伤，无接养滋培之良法也。回思初生熏脐固蒂之功，可得却病摄生，种子延年之诀”，于是立熏脐延龄种子方，来预防和治疗男子下元虚损、遗精腰软、阳事不举、中年无子者，女子月信不调、赤白带下、子宫寒冷、久不成胎者。熏脐能温经散寒，培源固精，令百脉和畅，毛窍皆通，“上至泥丸，下达涌泉，撤脏腑之停邪，驱三焦之宿疾”。岳氏导引养精，用药物熏脐温经散寒，未病先防，冬病夏治，简单易行，值得进一步研究。

《黄帝内经》指出：“圣人不治已病治未病，夫病已成而后药之，乱已成而后治之，譬犹渴而穿井，斗而铸锥，不亦晚乎？”朱丹溪则指出：“已病而后治，所以为医家之法；未病而先治，所以明摄生之理。”如果不知调摄，一味透支，七情六欲，痰凝气滞，饮食醉饱，虽非唯不能成胎，即成胎亦多损伤夭折，惊痫疮疹，弊有不可胜言者。所以提倡人要能葆合先天之灵气，保养元精，如果徒持外部药力而浪费元精，犹如炼石补填，是没有益处的。岳氏寡欲、节劳、戒怒、戒酒、慎味以养精，导引以聚精，熏脐以驱邪，未病先防、先治思想，符合《素问·上古天真论》“法于阴阳，和于术数，饮食有节，起居有常，不妄作劳”之说，对于发病率不断上升的不育症、停孕流产、胎儿畸形很有临床指导意义，值得临床男科医师借鉴、学习和应用。

（三）时间对治疗不育症的意义

1. 保精有时

岳氏在开篇先天灵气就指出其胎之成否，子之有无、灵蠢，妙合在未始细缊、未始交媾之前。指出要想能生育，甚至优生优育，就必须要提前准备，未病先防，故岳氏提倡一系列的育前准备，来养精蓄锐，保养身体。首先要寡欲，肾藏精，主生殖，阴阳交合，必动肾气，肾动则精血随之外流，即便忍精不射，但精已离宫，非但不能聚精，久将变为他症。孙思邈也指出“强抑郁闭之，难持易失，使人漏精尿浊，以致鬼交之病，损一而当百也”，房劳过度或过度的性欲冲动都能引起精的损耗，因此《万氏妇人科·种子》也云“故种子者，男则清心寡欲以养其精……此清心寡欲，为男子第一紧要也”，故首先要寡欲。第二要节劳，精血同源血损精伤，因此凡日常损血之事均可耗伤精气，如目视于老、耳老于听、心老于思，俱可耗伤精血，主张清心淡泊，随事而节之，则血得其养，而与日俱积矣，精血充盛而有子，故要节劳。第三要惩怒肾者，主蛰，封藏之本，精之处也，肝主疏泄，二脏皆有相火，而其系上属于心，心君火也。《素问·天元纪大论》说：“君火以明，相火以位。”怒伤肝，肝火一动，上煽君火，君火动于上，则相火必应下，心肾不交，肾失其闭藏，虽不交合，但精血亦随之暗耗，即内经所说“恬淡虚无，真气从之，精神内守，病安从来”。第四要戒醉，岳氏认为酒性烈，最能动血，且多热毒。酒能灼伤人体的精、血，景岳在其所著的《景岳全书·妇人规》指出“精为酒乱，则湿热其半，真精其半耳。精不充实，则胎元不固；精多湿热，则他日痘疹、惊风、脾败之类，率已受造于此矣。故凡欲择期布种者，必宜先有所慎”。最后要慎味，岳氏认为“浓郁腐炙之味，不能生精。惟恬淡之味，乃能补精耳。”即内经所谓“法于阴阳，和于术数，饮食有节，起居有常，不作妄劳”才能葆合先天之灵气，在禀受之初务使父精无淡，母血无枯，才能种子毓麟，若父母不注意后天调摄，七情六郁，痰凝气滞，饮食醉饱，“以酒为浆，以妄为常，醉以入房，以欲竭其精，以耗散其真，不知持满，不时御神，务快其心，逆于生乐，起居无节”都能令气脉瘀塞，精血清淡，如此非但不能成胎生育，即成胎亦多损伤夭折，至有既孕而小产者，有产而不育，有育而不寿者，有寿而黄耇无疆者，即所谓先天不足，造成胎儿不是流产就是早产，即使正常生育，也会因禀赋不足而体弱多病，不能健康长寿，同时也会给社会带来更大负担。而现今社会人类生活环境的改变，空气污染问题、食物健康问题都严重损害男性的生精功能，而人们仍过度地消耗着自己的身体，一方面喜烟好酒，过食肥甘，嗜欲无度导致生精功能下降，另一方面又急于寻求医师的帮助，故岳氏指出：若徒持药力而浪费元精，炼石补天，其有济乎。因此要想生育，就必须要保精，这与西医学所提倡的提前戒烟戒酒、劳逸结合、心情舒畅、调节饮食是不谋而合的。

2. 交合有时

《内经》指出当女子月事以时下，男子精气溢泄之时，阴阳和，故能有子。至于具体何时阴阳和？古人不知排卵期，但根据细心观察，总结得出天地生物，必有絪缊之时，万物化生，必有乐育之时。此天然之节侯，生化之真机也。《丹经》云：一月止有一月，一日止有一时。凡妇女月经行一度，必有一日絪缊之候，于一时辰间，气蒸而热，昏而闷，有欲交接不可忍之状，此的候也。于此时施之而成胎也，交合之时也。"的候""絪缊之候"即西医所谓排卵期，正是受孕良机。因此必须要在诊疗不育患者时告知女方测排卵，根据排卵期按时同房，这样治疗才能事半功倍，在精子质量改善时一举即中，确保受孕的成功。即所谓交合有期，不妄用精，必能生子，子不殇夭。

3. 成功有时

在成效举略中，岳氏认为生子专责在肾，但一经之病易治，有病在别经而移疾于肾者，有一人而兼数病，因而无子者，其治法颇难，其立方不易。在治疗上要成方活用，忌急功近利，其成效举略几乎都是愈年而育。如例一，一友年壮力强，娶妇十四载从不成育，岳氏指出"此血气为酒所使，亢阳用事"。用柴葛解肌汤、黄连解毒汤解其热毒，数月后才开始进一清心滋肾之剂，半月后，服心肾种子丸一料，几三月，又服中和种子丸一料。逾半载，与正夫人成孕。例二，治羊痫滑泄之友，先断房事一月，葆其元。后用三子散治其痰，愈其痫后，戒以绝欲半年，常服安神丸，后服心肾种子丸，期年而得子。例三，治新安友人，调理后愈年而得子。例四，治肠烽下血友人，几两年得子。从其病案中可得知治疗的疗程多是较长的，与西医学精子生成周期 75~90 日，3 个月为一个疗程是高度吻合的，因此在临床上要充分与患者沟通治疗难度与疗程，急功近利、频繁更换医生诊疗，只能是事倍功半，种子遥遥无期，即叶天士也指出"求子心越切，得之越难"。

4. 讨论

岳氏强调种子成功时间的选择非常重要，第一个时间段即未育先防阶段，要提前保养调摄身体，葆合先天之灵气，保养元精。如果不知调摄，一味透支，七情六欲，痰凝气滞，饮食醉饱，虽非唯不能成胎，即成胎亦多损伤夭折，惊痫疮疹，弊有不可胜言者。第二个时间段为交合之时，交合时间非常重要，岳氏指出：凡交合之期，必败血去净，新血初生，子宫正开。反之如妇人若遇经行，最宜谨慎，不宜交合。否则恐成血淋、血崩之症，后难成胎。其中“的候”更要找准确，有的放矢，才能一击种的，事倍功半。第三个时间段为疗程，要有一定治疗时间，短则 3~5 月，长则 1~2 年。医师在诊疗不育患者时要详细告知患者，掌握好这三个时间段，日常调养，监测排卵，按排卵期同房，按疗程坚持治疗才能最终毓麟成功，幻想短期受孕、精子质量明显提高，否则开始质疑医疗水平，频繁更换治疗方法和诊治医师，急功近利，是违背科学规律和对医师的不尊重，同时更不容易受孕。综上所述可以看出岳甫嘉撰写的《妙一斋医学正印种子编》一书虽成书 300 余年前，但其对于育前保养、排卵期同房、疗程的论述是高度契合现代临床的，对男性不育的诊疗还是非常有临床指导意义，仍是值得临床男科医生借鉴、学习和应用的。

（宣志华　李曰庆）

五、慢性前列腺炎的中医认识和治疗思路

慢性前列腺炎是个世界范围内的难题，虽历经数十年研究发展，然仍在病因、自然病病程、诊断治疗、预后等方面存在疑问。临床中，各种疗法纷纭众多，疗效却一直得不到突破。中医药疗法对本病有独特的优势，在我国也得到了持久广泛的应用。但由于对疾病的认识各不相同，疗效也千差万别。我们对本病的研究和临床实践已历经数十年，积累了许多成功病例和有效的经验，并形成了对疾病的系统认识。

（一）对前列腺的基本中医认识

首先，中医认为前列腺是精室的主要组成部分。精室即为贮存生殖之精的处所，又名精宫。《冯氏锦囊秘录·太极图说》认为：“冲任皆起于胞中，而上行于皆里，即子宫也，为男子藏精之所，惟女子于此受孕，因名为胞。”即男子藏精之所（即精室）与女子胞在人体内应该位于相对应之处。《医宗金鉴·妇科心法要诀》中指出：“丹田，命门也。在男子曰精室。”而丹田则多

指少腹脐下3寸之处。对照古今之说可知，精室与今之前列腺和精囊大致相当，故而将前列腺命名为精室。

其次，在脏腑分类上归属于脏，是五脏之一肾脏的构成部分。理由如下：①前列腺的主要功能是分泌前列腺液组成精液的一部分，并为精子提供必要的营养支持和活力保障，与中医传统所认识的“肾主生殖之精”相吻合。可以认为，前列腺具有脏“藏精气而不泄”的基本特性，是肾脏的组成部分。②前列腺在形态上，在出生时尚属幼稚，随着“天癸”之至而逐渐发育，并随“天癸”衰竭而发生功能衰退，甚至导致疾病，表现为与肾精充盛与否相平行。这体现了前列腺与肾脏的休戚相关，从另一方面说明前列腺是肾脏的组成部分。③前列腺是膀胱出口的组成部分，正常时起到协助膀胱排尿贮尿的作用，体现了肾主水液，肾主固摄的功能。

第三，在与其他脏腑的联系上，主要与肝、脾、膀胱联系紧密，在经脉上属于少阴，与任、督、冲、厥阴四脉关联极多。

第四，在生理功能上，与天癸同进退，以贮存精气为本，调盈亏溢泻为常，性平和而喜通畅，其正常功能之实现有赖于脾之输送精微、肝之疏泄条达、心之统领温煦。在病理上，易受湿、热所阻，外邪毒气所侵，易壅滞成疾、血瘀成病，易牵及膀胱、溺道，影响精道、肾子。

第五，对于前列腺疾病的治疗，也应顺其生理，以通为顺，以祛邪为先，常以疏肝健脾、清热利湿、畅达精室、补肾养心为主，邪毒去、湿热尽、肝气畅则精室功能自复。若壅滞日久、湿浊成结、瘀血已成，则应以活血化瘀散结为本，辅以通利祛邪。

（二）对慢性前列腺炎的病因认识

本病病因繁杂，可总括为以下数条：①饮食不节：现代社会嗜食肥甘厚腻或饮食不节者日趋扩大，脾胃运化难负其重，积以时日，则致脾胃运化失健，酿生湿热，循经下注，壅洁精室，而成瘀浊。②生活压力：社会竞争加剧，个人情绪易抑，肝气失畅，日久遂致气滞血瘀，精室受阻；木郁侮土，运化失司，内生痰湿而下趋精室。③外感湿热或毒邪：长期居于湿热蕴蒸之所，湿热入内，湿性下趋，入于精室，致壅结不化而成病或溺道受毒邪所染，膀胱气化不利，排泄不畅，日久殃及精室。④性生活不节或不洁：交接过频或久旷，前列腺疏泄失常，易致外邪入内；交接不洁，感染湿热毒邪，循道上行，壅滞精室，而成本病。⑤脾肾亏虚：先天脾肾不足，或久病脾肾本亏，或过度劳心劳力耗伤气血，也易致外邪入内，而成本病。以上各种因素常常混杂而致，正所谓“正气存内，邪不可干；邪之所凑，其气必虚”。又多非一日之成，故而常发为慢性。

（三）慢性前列腺炎的病变表现解释、基本病机分析

慢性前列腺炎在临床上由尿频、尿急，尿末滴沥，尿道不适，尿道口白浊等排尿异常症状和会阴、腰骶、少腹等局部疼痛症状所组成，或伴有性功能障碍症状，前列腺触诊则有局部压痛或形成结节。分析其因，精室受湿热毒邪所侵，壅滞于内，疏泄失常，则精气时有外溢，出现尿道口白浊；少阴厥阴经气不畅，则循行所过之处如会阴、腰骶、大腿内侧等部位发生酸胀疼痛；牵及膀胱溺道，膀胱气化不利，则出现尿频尿急，膀胱固摄失司，则尿末滴沥，溺道壅而不畅，则尿道不适、时觉有物，溺道受湿热，则发灼热；影响精道肾子，精气疏泄不利或暗耗，则可遗精、精少、精弱甚至阳痿、不育；精室壅滞，则局部有压痛，壅滞日久，气滞血瘀，瘀浊结而成块，则质地变硬，可及结节。

慢性前列腺炎病位在肾，与肝、脾、心、膀胱等脏腑密切相关，湿性黏滞，传变慢，易缠绵不愈。根据病程长短，在病机上表现出一定的变迁规律，早期以湿热为主，以实证多见；在中期则转为湿热挟瘀，或同时伴有脾虚、气虚、肝郁等，常常虚实夹杂；中期之后，若得正治，辅以调养，则湿热去，正气复，精室安，疾病痊愈；若少数体质本虚、误治失治、调养失法，则继续传变而进入后期，后期多为湿热未尽、瘀浊已成，并伴肾虚或脾肾两虚或心脾两虚，虚证为其主但在临床上最多见的是处于中期的湿热挟瘀证，并常虚实夹杂。

（四）诊治规律探讨

在治疗时应在明辨病机的基本演化规律基础上，采用正治之则。在清利湿热之余，不忘补肾活血，理气健脾，必要时可脾肾双补、心肾共养，方可取得较好疗效。

1. 分期、分型而治

早期在临证时少见，多由急性或他病演变而来，以尿路疼痛不适并受排尿动作影响为典型主述，常伴有尿道口白浊、会阴部和前列腺疼痛等症状体征，多辨为湿热未尽，可选用八正散或程氏萆薢分清饮为主方加减，药用木通、车前子、金钱草、萆薢、川楝子、赤芍、黄柏、土茯苓、王不留行、川牛膝、猪苓、生草梢等。中期占到临床上的多数，多由排尿异常、局部疼痛、生殖系或全身异常等症状组合而成，但以湿热夹瘀证为多见，另外有脾虚湿滞、肝郁血瘀等型。①湿热夹瘀证为最多见的证型，多表现为生殖会阴部胀痛、隐痛、持续不适，伴排尿不适、尿道口白浊、精液异常、前列腺压痛或质地不均等。基本方药采用程氏萆薢分清饮合川楝子散加减，药用萆薢、黄柏、川牛膝、山药、川楝子、赤芍、炮穿山甲、王不留行、知母、川芎、泽兰、山茱萸等。②脾虚湿滞，多表现为尿道口白浊，尿末滴沥明显，尿道不适，乏力，性欲减低等。基本方药采用参苓白术散加减，药用炙黄芪、炒白术、苍术、生薏苡仁、车前子、泽泻、金钱草、怀牛膝、赤芍、炒砂仁、白芷等。

后期都为症状迁延、缠绵不愈患者：①某一症状长期不愈，如尿道疼痛、会阴部不适等，但程度均轻，都为留邪已衰，稽留未尽，在病理上前列腺可能发生纤维化等改变，可对症而配以丸药久服，至少应达到 3 个月。选择增添虫类活血通络之品如地龙、僵蚕，或化瘀散结之品如莪术、猪牙皂等会有良效。②以明显的全身症状为主要表现，局部症状或有或无，如长期精神不振、失眠多梦、纳少体瘦，影响日常生活，多为心脾肾虚的表现。治疗时宜综合治疗，如心理调整、改变某些生活习惯与药物治疗相结合，药物多以养心安神、健补脾肾为主，如天王补心丹合无比山药丸等。

2. 重视肛塞给药途径

在药物治疗方式上，肛门给药与经口服给药相比对于本病有独到的效用：①药物可快速达到较高的血药浓度。②由于局部吸收可增加前列腺及其周围组织的血药浓度。③有利于避免首过效应。④避免常见的胃肠道反应。因此，临床经常采用经肛门途径给药的新药——前列栓，主要由黄连、赤芍、牛膝等中药组成，具有清热燥湿解毒、活血化瘀止痛等功能并经药代动力学研究证实了上述优点，并且在临床上对中期患者有良效，但对长期迁延及虚证患者疗效欠佳。

3. 注重身心同治

慢性前列腺炎长期迁延或久治不愈，可产生消极的心理应对方式，并进而影响治疗。若进行一定的积极心理干预，则有助于康复，这已为诸多实践证实。在临证时，可参考以下几条：①诊断宜严谨。②疾病宣教宜充分。③鼓励形成积极的心态应对方式。

4. 鼓励形成良好生活习惯

生活习惯和方式的差异可对本病构成影响，如直立行走、长期坐姿工作缺少运动、快节奏生活、长期生活压力、不洁性生活、辛辣刺激饮食习惯等，可能与本病有关。因此，对迁延不愈者，应探究其生活习惯，有针对地进行调整：①如适当增加运动，宜乒乓球、体操、慢跑等运动相间而行，以稍有汗出为度，每周锻炼 2~3 次。②自我放松练习，以控制呼吸和放松全身肌肉为主要目标，重点在于放松会阴盆底部肌肉。③改变不良习惯，如戒除嗜食辛辣、减少熬夜等。

（厉将斌　李曰庆）

六、中医治未病思想在慢性前列腺炎治疗中的应用

中医治未病思想首见于《素问·四气调神大论》中的“圣人不治已病治未病，不治已乱治未乱”，治未病思想可体现在未病先防、欲病救萌、已病防传、病盛防危、新愈防复，治未病思想可指导临床上各种病变的防治，兹将治未病思想对慢性前列腺炎防治的意义体会如下。

（一）未病先防

慢性前列腺炎属中医学淋证、白淫范畴，与不良生活方式密切相关，大量饮酒、辛辣食物刺激、过频的性生活、久坐、长期憋尿均能引起和加重慢性前列腺炎。

要想达到未病先防的目的，首先要寡欲。过度的房事、手淫或忍精不射都会使下元虚惫，湿热之邪乘虚入肾，下注膀胱，影响膀胱的气化功能，同

时败精留滞，瘀久生热，下焦湿遏热蕴，因此形成慢性前列腺炎，故有尿频、尿痛、小便短赤、腰骶隐痛等症状。《丹溪心法·赤白浊四十四》指出“若调摄失宜，思虑不节，嗜欲过度，水火不交，精元失守，由是而为赤白浊之患”,《景岳全书·淋浊》指出“有浊在精者，必由相火妄动，淫欲逆精，以致精离其位，不能闭藏，则源流相继，流溢而下，移热膀胱，则溺窍涩痛，精浊并至，此皆白浊之因热证也”,《素问·痿论》指出“入房太甚，宗筋弛纵，发为筋痿，及为白淫”。因此，房事过度，精败化腐，所伤太甚，肾气受损而发为此病。

第二要忌酒。酒为辛辣之味，具湿热之性，最易伤脾胃，脾胃受伤，则湿浊内停，从而导致湿热留滞，湿热蕴结膀胱，肾失开阖，水道不利而成淋证。《景岳全书·虚损》指出“夫酒本狂药，大损真阴，惟少饮之未必无益，多饮之难免无伤，而耽饮之则受其害者十之八九矣”。西医学证实过度饮酒会引起前列腺血管扩张、水肿或前列腺抵抗力降低，从而引起尿频、尿不尽的前列腺炎症状。

第三要慎味。脾胃为生化之源，后天之本，过食辛辣、肥甘厚腻之味，造成脾胃功能失调，湿热下注，膀胱失和，而成淋证。《景岳全书·淋浊》指出“凡肥甘酒醴，辛热炙煿之物，用之过当，皆能致浊，此湿热之由内生者也”,《杂病源流犀烛·遗泄源流》指出“有因饮酒厚味太过，痰火为歹失者……一有因脾胃湿热，气不化清，而分注膀胱者，亦混浊稠厚，阴火一动精随而出”,《医学正传·淋闭》指出“原其为病之由，皆膏粱之味……郁遏成痰，以致脾土受害乏力，不能运化精微，清浊相混……渐成淋闭之候”。

第四要节劳。《灵枢·口问》指出“中气不足，溲便为之变”，脾胃为后天之本，气血生化之源。脾主四肢肌肉，正气旺盛，则运化正常，水道自利，膀胱气充，开阖有权，小便得行。若思虑过度，耗伤气血，劳力过度及劳倦太过，损伤脾气，以致气化不及州都或脾气虚弱，升举无力，清阳不升，中气下陷，不能统摄精微，州都开阖失约，则发为淋证。慢性前列腺炎病因复杂，但如果注意日常生活调摄，防病于未然，其发病率会呈明显的下降趋势。

（二）已病防危

慢性前列腺炎患者多伴有程度不同的精神心理症状，心理因素与多种致病因素互相夹杂是慢性前列腺炎久治不愈的重要原因。前阴是足厥阴肝经循行所经之处，肝主筋，而前阴为宗筋之所聚，肝经疏泄失调，肝气不疏，一方面可气郁化热，加重病情，另一方面社会上不良医疗机构夸大宣传慢性前列腺炎危害性，造成患者思想压力重，出现急躁、易怒不良情绪，随着病情不能及时治愈，还会出现情绪低落、焦虑甚至自杀倾向。因此，在治疗时，①帮助患者重建与疾病作斗争并战而胜之的信心，进行心理疏导，使其保持心情舒畅；②在辨证论治的基础上加柴胡、川楝子、玫瑰花等疏肝理气，当归、白芍等养血柔肝，龙胆草、栀子等清肝胆湿热，以助患者疏肝解郁，防止病情发展。

中医学认为，前列腺应指古人所称的“精室”，其分泌前列腺液，有如五脏的藏精功能，同时前列腺又有排泄作用，类似于六腑，故前列腺当归于奇恒之腑，奇恒之腑易虚、易瘀，以通为顺，极易瘀阻。恣食肥甘，或外感湿热之邪，阻遏下焦，病久入络，精道气血瘀阻不畅，即《金匮要略》指出“热之所过，血为之凝滞”，朱丹溪谓“血受湿热，久必凝滞”，从而出现会阴胀痛、睾丸隐痛等瘀阻症状，而从以往的研究中也发现，慢性前列腺炎中医辨证属气滞血瘀者居多。前列腺位于盆腔之深部中央位置，解剖位置特殊，前列腺导管呈直角或斜行进入尿道，前列腺的内部结构很像许多窦道样盲管，只有一个出口，排出的动力很弱，无论病原体、非病原体侵袭性因素还是炎症病理产物等，都极易阻塞出口，不利于前列腺液引流，以致前列腺液淤积，引起炎症。从血管走行来看，进入前列腺体的动脉多相对粗大，而静脉则相对细小迂曲，前列腺的循环特点造成炎症时微循环易致血瘀。因此，在诊疗过程中一定要防瘀。化瘀通络常用药物有王不留行、益母草、泽兰、桃仁、红花、赤芍药、丹参、牡丹皮、乳香、没药、牛膝等。此类药物性味多辛苦，辛能行散，苦能疏泄，善走散通行，对疏通络脉有重要作用。现代药理研究表明，化瘀通络药能使腺体微循环得以改善，腺上皮细胞膜通透性增加，促使体内残血败精得以迅速通泄，并能增强机体免疫力，从整体上改善患者的身体状况，从而缩短疗程，提高疗效，减少复发率。

（三）新愈防复

慢性前列腺炎久病新愈后，一定要防其复发，除节欲、戒酒、慎味、节劳外，同时要补肾健脾，补先天，养后天。肾主水，司开阖，为先天之本，生命之源，肾开窍于二阴，其经脉络膀胱，故膀胱、小便的病变均当责之于肾，肾气亏虚是慢性前列腺炎发病的内在因素和关键，当人体肾气旺盛时，未入之邪不得侵入，已入之邪难以滞留，即所谓“正气存内，邪不可干”，因此补肾是调节机体抵抗力，防止疾病发生、发展、反复的关键所在，阴虚者可选用知柏地黄丸，阳虚者可选用金匮肾气丸，正如《医宗金鉴》指出“劳肾阳虚，用金匮肾气汤。阴虚，用知柏地黄汤”。脾胃为后天之本，气血生化之源,《素问·经脉别论》指出“饮入于胃，游溢精气，上输于脾。脾气散精，上归于肺，通调水道，下输膀胱”，若脾气亏虚，水谷精微不能很好地吸收和输布，正气必虚，邪气致病；中气不足，气虚下陷，膀胱气化无权，水液运化失常而发为淋证。因此，健脾胃培养后天之本在防病和养生方面有着重要的意义，如《脾胃论·脾胃盛衰论》指出“百病皆由脾胃衰而生也”。

（四）小结

慢性前列腺炎是男科临床常见病、多发病，表现为尿频、尿急、尿痛等排尿异常，以及少腹、会阴、睾丸部不适等症，属中医学淋证、白淫、劳淋范畴。慢性前列腺炎多缘于不良生活方式，造成脏腑功能失调，多迁延难愈，患者极其痛苦，同时也造成国家医疗资源的极大浪费，因此应加大预防力度，中医治未病思想在慢性前列腺炎的防治中具有重要意义。

（宣志华　李曰庆等）

七、勃起功能障碍中医病因病机探析

勃起功能障碍又称为阳痿，是指阴茎持续不能达到或者维持勃起以满足性生活。约5%~10%的成年男子患有不同程度的阳痿。过去认为阳痿大多由精神和心理因素造成，近年来由于医学的发展，检查和诊断水平不断提高，器质性阳痿所占比例明显上升。由于人们在对阳痿的病因、发病机理、诊断和治疗等方面的认识上存在诸多问题，虽然中西医的研究取得了很多成果，但尚有许多不尽人意之处。近年来，中医诊治阳痿思维活跃，思路宽阔，师古不泥古，大胆创新，病因认识更加深入，病机思路更加拓展，从而提高了阳痿病因病机的认识水平。

（一）古代中医对阳痿病因病机的认识

古代医家多数认为阳痿的发病原因是多方面的，但绝大多数认为阳痿发病与肾有关或肾在发病中起主要作用，肝、脾胃功能障碍及湿阻、郁火也是其因。从医学发展史角度看，在金代以前的医家均从一脏或一因来认识阳痿的病因病机，其中绝大多数从肾虚立论；金及其以后的医家们一部分承沿前人思路从一因或一脏立论，但大部分则倡多角度探讨，而从肾虚立论的医家已明显减少，不过，从多因论述者中有绝大多数医家认为阳痿与肾有关。

历代医家从多角度阐述阳痿的发病原因时，涉及的病因很多，依次为恣情纵欲、思虑、抑郁、恐惧、湿热、湿邪、先天不足、阴虚、脾胃失调、肾寒、七情劳倦、郁怒、心神浮越、后天失养、肝肾不足、心气不足、劳力太过、纵酒、厚味、老人精衰、暑湿、手淫，以及天阉、郁火、强忍房事、非法精出、病后房事、劳后房事、贪食冷凉、久旷房事、痰、瘀等。

总之，在病因学方面，古代医家总体上认为病位在肾，病性属寒属虚，病变涉及的脏腑包括肾、心、肝、脾，但以肾为主。但在各个时期认识的重点不同，宋以前多主张从一脏或一因阐述阳痿病因病机，以从肾论者最多；明以后医家虽主张不能局限一脏一因而倡多因之论，但倡多因论者绝大多数认为肾脏功能失调为其主，病因则以情志伤、房劳伤为主，后天失调、六淫侵袭、嗜好不良及痰、瘀等也可致痿。在发病学立论思路上有从肾虚立论、从肝立论、从多因立论、从阳明立论、从湿立论和从郁火立论等，但以肾虚论和多因论为主流。从医学发展史看，古代医家仅从肾虚或一因立论阳痿的人数随着历史的不断延伸而逐渐减少，而从多脏多因立论者反而逐渐增多。总的认识是，病因多为七情所伤和房事不当，病机多为肾脏功能失调。

（二）现代中医对阳痿病因病机的认识

1. 病因规律

目前中医书籍在论治阳痿时，多数将其病因病机混在一起论述，归纳为命门火衰、心脾受损、惊恐伤肾、肝郁不舒、湿热下注、瘀血阻滞、寒滞肝脉、思虑忧郁、脾胃虚弱及先天不足等，少则三五种，多则十数种，使学者难以把握。而且，众多学者在其专著中都采纳了明代医家张介宾的观点，即强调房劳伤是阳痿发病的主要原因，阳痿一病的性质是虚多实少，但这种理论并不普遍符合当今阳痿的病因规律。当代社会条件下的阳痿，在中医病因规律上，房劳伤已不是其主因，情志之变为其主要发病学基础，不良生活习惯所致的湿热不可忽视，性质上虽有寒、热、虚、实、阴、阳之不同，但虚实上以实证多而虚证少和阴阳上以阴虚多而阳虚少是其普遍规律，寒证、热证二者差异不大。

2. 发病特点

在现代社会条件下，由于生活水平的提高，医学的进步，人们丰衣足食，身体素质增强，体虚或任其体虚者甚少；因婚姻制度的变革，医药卫生知识的普及，传统“贵精”思想的影响，房室损伤之人甚少；时代发展迅速，生活节奏快，为了追求更高层次的生活质量，民众竞争意识强烈，时代紧迫感强，社会压力和工作压力大，形志过劳，以致精神紧张，情志变化过激，终使因情志之变致病者增多；夫妻不和，或偶尔的性生活失败，都会给男方以心理压力，从而情志抑郁而致病；环境污染，食品污染，饮食结构改变，以及嗜食辛辣炙煿和肥甘厚味，过量吸烟酗酒等，往往内聚痰浊或变生湿热瘀毒。以上便是当今阳痿发病学规律发生改变的背景和基础，即阳痿病机向实证方面转化的原因，而其所产生的痰、热、瘀、浊、湿、郁等则是导致实证增多的病理基础。在发病原因上，虽有脏腑的阴阳亏虚，但更多的是痰、湿、湿热、瘀、郁致病，尤以因郁而病的阳痿更具普遍性。阳痿患者不仅因情志变化而致者有肝郁的病机变化即“因郁致痿”，而且非情志因素所致者患病后亦多出现情志抑郁不舒而发生肝郁即“因痿致郁”。不论“因郁致痿”还是“因痿致郁”，二者均相互影响，往往形成恶性循环，使病机变得更加复杂。这亦是无论阳痿的病机如何转变，都有肝郁存在的关键所在。

3. 证候、体质与病因

通过对 340 例阳痿患者的病因进行了调研，结果情志刺激者占 42.3%，湿热浸淫者占 22.94%，瘀血阻络者 15.59%，提示情志刺激、湿热浸淫、瘀血阻络是阳痿病常见的病因。在证候方面，对 340 例阳痿患者进行了临床证型分布的调研，结果与肝有关者占 87.65%，肝经湿热、肝气郁结是最常见的证型（各占 20% 以上），瘀血阻络、命门火衰、肝郁脾虚、肝气横逆也较为常见（6%~10%），其他证型所占比例均＜6%；肝病证候的发生率青壮年患者明显高于老年前期和老年期患者（$P < 0.001$）。从湿热论治阳痿已开始受到重视，据曹安来等对 451 例阳痿患者统计，湿热阳痿 14.19%。人的体质的特异性在很大程度上决定着痿病发生后的性质，即痿病发生后其性质的发展变化与体质类型有趋同化。为了了解阳痿患者体质类型的分布情况，对此做了调查，结果忧郁质者占 20.22%，阴虚质者占 19.81%，湿热质者占 19.10%，阳虚质者占 13.11%，平和质者占 12.13%，痰湿质者占 11.71%，瘀血质者占 3.91%。以上结果提示忧郁质、阴虚质、湿热质三者最多，忧郁质、湿热质、痰湿质及瘀血质等实性体质占 54.95%；阴虚质、阳虚质等虚性体质占 32.92%，中性体质占 12.13%。调查结果为当今社会条件下阳痿患者证候类型多实证提供了一定的基础。

4. 现代研究与病因

研究发现，阳痿患者的阴茎动脉血流灌注或静脉充盈障碍，血红细胞变形性降低、血黏度增高，甲襞微循环异常，肾阳虚阳痿患者腰椎密度值下降、24 小时尿 17- 羟皮质 / 酮类固醇高于正常人和 17- 酮类固醇低于正常人。活血化瘀法能改善阳痿患者的微循环，降低血黏度，提高红细胞变形能力，加快血流速度，临床疗效与血液流变学指标和微循环状态的变化大致相平行；温补肾阳法能提高阳痿患者血浆 T、E_2 的水平，降低 E_2/T 比值，也能改善血液流变学和微循环状况等。这些研究为阳痿血瘀肾虚的病因病机提供了依据。

5. 治疗与病因

由于阳痿发病在脏腑定位上与肝肾尤其与肝关系极为密切，与脾关系次之，与肺、心、胆有一定关系，常见证候依次为肝肾阴虚、湿热下注、肝郁肾虚、肝郁脾虚、脾肾两虚、肝郁气滞等，治疗阳痿已经不再拘泥于从肾论治和以补肾壮阳为主的传统治法，而是以肝肾为中心从多脏论治，或补或泻，或补泻相兼，同时还拓宽和增加了治疗阳痿的途径和措施，并从单一的辨证治疗模式发展到了辨证与辨病相结合或以辨病治疗为主的治疗模式，从而提高了中医治疗阳痿的疗效。我们临床辨病治疗阳痿采用疏肝补肾、活血清利方法治疗，该法既能疏肝解郁使气机条达，血行通畅，湿热得清，又能扶助肾气以振阳势，同时改善血液瘀滞状态，使血液畅行宗筋，阳气透达阴茎，从而阴茎得血之充、得阳之动而坚举。从治疗上佐证了肝郁肾虚、痰热血瘀是阳痿的基本病机。

（三）基本病机

阳痿的基本病机是肝郁肾虚，痰热血瘀。

1. 痰热是阳痿的启动病机

痰热常常作为阳痿的启动因素而导致阳痿。环境污染，食品残毒，饮食结构改变，以及嗜食辛辣炙和肥甘厚味，大量吸烟酗酒等，往往内聚痰浊或变生湿热瘀毒；嗜食辛辣醇酒厚味，中焦失运，精微失布，湿热内生下注，或感受湿热之邪，内阻中焦，宗筋失养，或遏阻经络而致宗筋功能障碍，致弛纵而不举。

2. 肝郁是阳痿的病机特点

从发病上看，不论是功能性还是器质性阳痿，患者都伴有不同程度的心理障碍，从而影响肝的条达疏泄而致郁。从肝与阴器的功能上看，肝通过经络与阴器连接，通过疏泄及调节血量参与阴茎的功能活动。阴茎以血为充养，若肝郁气滞，疏泄不及，气血失调，房事时不能将血液迅速灌注阴茎，影响阴茎的勃起，从而导致阳痿。

3. 肾虚是阳痿的病机趋势

肾主阴器，为阴茎勃发坚举提供原动力，肾气终身处于亏损态势，加之“久病穷及必肾”，因而病在肾又以虚为主。肾虚是阳痿的主要病机趋势应主要从生理上来认识，男子性功能除受肝之疏泄、调节血量参与外，还受肾的调节与控制。男子以肾为先天，精气为其本，男子生长发育、性功能和生殖能力兴衰的过程，就是肾之精气盛衰的反映。然而，男性一生，肾气惟有亏耗而不会过胜，少儿时期肾气未盛而多肾气不足，或先天禀赋素弱或后天失养而致；青壮时期，肾之精气虽已充盛，但每因自持而恣情纵欲，不节房事，或习手淫，或形志过劳，而致精气亏乏；“五八”之后尤其是进入更年期及老年期后，肾之精气开始自然衰退，若加之调摄不法，则可加速肾气亏损。肾气一亏，启动功能不足，阴茎难以勃起，故而阳痿。

4. 血瘀是阳痿的终极病机

从中医学理论角度分析，阴茎充血而振奋，阳兴用事，若血运障碍，则阴茎血少而难充，或真阳难达阴茎以致其势难举。而不论肝郁、肾虚，或其他原因都会导致血瘀。瘀血是一种病理产物，同时又是一种致病因素。从西医学来看，正常人阴茎的勃起，至少需要充分的动脉血输入、有效阻断静脉血的回流和健全的神经反射通路配合，而更重要的是血液灌注系统综合作用的结果又必须通过血流动力学的变化来完成。从这个意义上说，任何原因影响阴茎动脉血流灌注或静脉充盈障碍，均可导致阳痿。国外研究认为，阳痿的发生与阴茎的供血动脉被动脉粥样硬化斑阻塞而致动脉供血不足有关。国内学者研究发现，阳痿患者的血液黏稠度明显高于正常人，红细胞变形明显异常，而且甲皱微循环也不正常。研究也发现这种现象。从中医角度对以上结果加以分析，血管因素也好，血液流变学因素也好，都属于“瘀”的范畴。但这种“瘀”在临床上表现出的舌暗、舌有瘀点等瘀象较少，因此从宏观表象上很难发现。可见，不论从中医角度还是从西医角度看，阳痿的发生都与瘀血有关，血瘀是阳痿的重要发病环节。以上病理互为因果，共同作用，影响阴茎的勃起。中青年时期以痰热血瘀肝郁为主，肾虚次之；老年时期以肾虚血瘀为主而肝郁痰热次之。这是一般规律，也有中青年以血瘀肾虚为主，而老年以痰热血瘀肝郁为主者，临证又当谨守病机，知常达变。肺主治节朝百脉、心主神明、脾主化运等功能异常也可导致阳痿，但相对较少且多伴有前述基本病理变化。故曰阳痿之中医基本病理变化乃肝郁肾虚湿热血瘀。

（李海松　李曰庆）

八、补肾法在男性不育中的研究与应用

补肾是中医治疗男性不育的一个重要方法，它不仅用于肾虚一证，即使在各种不同病因的治疗过程中也往往不同程度地运用补肾之法。盖因肾藏精，乃先天之本，是生殖系统及其功能的主宰。而男性不育症主要为肾虚所致，有报道男性不育症患者辨证属肾虚者达 70%~80%。

肾主生殖器官，开窍于二阴，前阴之睾丸，其功能形态与肾相似，故又有肾子之称。精室是男性的内生殖器官，其功能相当于精囊、前列腺等的功

能，为肾所司。肾为天癸之源，天癸是促进生殖功能成熟的一种物质，能促使任脉通、太冲脉盛、调节精液的生成及排泄，从而使机体具有生殖能力。到一定年龄天癸逐渐枯竭，精液及生殖能力也逐渐衰退。而天癸的盈亏取决于肾气的盛衰，肾气盛则天癸至，肾气衰则天癸竭。正如《素问·上古天真论》所说："丈夫……二八，肾气盛，天癸至，精气溢泻，阴阳和，故能有子……七八……天癸竭，精少，肾脏衰。"西医学认为，生殖系统的生长发育受内分泌系统所支配，肾本质的研究，证实了中医的肾类似下丘脑－垂体－性腺轴的作用。因此，补肾法有调节生殖系统功能的作用，是治疗男性不育症的主要方法之一。由于肾有阴阳之分，肾阴、肾阳偏胜的病理性质及其程度的不同，补肾又有温阳、滋阴、降火等不同的具体治法。

（一）温阳补肾法

温阳补肾法主要用于肾阳虚衰所致的精子活力低下，精液液化不良，无精、少精等精液异常所致的不育症。临床以不育、性欲淡漠、神疲乏力、恶寒怯冷、便溏溺清、舌淡苔白、脉弱无力为指征。阳气有温煦、化生、推动、固摄的作用，肾阳在推动五脏生理活动、化生精微、充养肾精的同时，又直接主宰着生殖系统的功能活动。阳气不固，则遗精、早泄；推动无力，则射精无力、精子活力低下；肾阳虚衰，天癸匮乏，精液质量异常；阳失温煦则精薄精冷；寒凝气收则精不液化，诸种病机皆致不育。故先天不足，劳倦过度，过用寒凉，年老体衰，损伤肾阳，生殖系统功能受损，可致男性不育。临床应以温药补益肾中阳气，振奋生殖系统功能。根据病因、年龄及病势轻重的差异，温阳补肾分补益肾气、温肾助阳、温阳散寒等不同治法。

补益肾气用于肾气不足的精液质量低下，多用山萸、川断、菟丝子等性稍偏温、质地柔润的药物鼓舞肾气，振奋生殖功能而无伤阴动火之患。如山萸,《本草新编》曰"益精温肾",《药性论》云"补肾气，兴阳道，添精髓，疗耳鸣"。又如川断,《药品化义》言"苦能坚肾，辛能润肾，可疗小便频数，精滑梦遗"。临床常用方剂如《医学入门》治遗泄少精的五子衍宗丸（枸杞子、菟丝子、覆盆子、五味子、车前子）。

温肾助阳用于肾阳不足的精子活力低下等病变，多用淫羊藿、仙茅、阳起石、海狗肾、韭子、鹿角霜等温性药物补阳助肾。如海狗肾,《药性论》称其治“肾精衰损”。《日华子本草》谓其“益肾气，暖腰膝，助阳气。”临床常用的方剂如《景岳全书》治肾精亏损不育的毓麟珠（人参、白术、白芍、茯苓、甘草、山药、当归、熟地、川芎、枸杞、胡桃、山芋、杜仲、巴戟、菟丝子、鹿角胶、鹿角霜、川椒）。

温阳散寒法用于肾阳不足、阴寒内盛引起的较顽固的精液异常等病变，多用肉桂、鹿茸等温热之品补火壮阳，振奋一身阳气，恢复温煦功能。如肉桂，《本草汇言》曰“味厚甘辛大热，……壮命门之阳，植心肾之气”；鹿茸，《本经逢源》谓“补火助阳，生精益髓，强筋健骨，固精摄便”。临床常用方剂，如《景岳全书》治遗精早泄的石归丸（熟地、山药、山芋、枸杞、杜仲、附子、肉桂、甘草），《妇科玉尺》治精薄精冷不育的阳起石丸（阳起石、鹿茸、天雄、韭菜子、菟丝子、肉苁蓉、覆盆子、五味子、桑寄生、石斛、沉香、蚕蛾）。

（二）滋阴补肾法

滋阴补肾法主要用于肾阴不足，精血亏损所致的少精、精液量少、无精等不育症。肾阴是一身津、液、精、血的基础，是肾中阳气活动的物质基础。生殖之精由先天父母之精及后天水谷所化的津、液与血所合成。肾阴不足，精元匮乏，则见无精、少精；血津不足，则精液量少；津液枯竭，则精质稠厚，液化不良。虚则补之，肾阴不足，精血亏损者应滋养肾阴，填补精血，使肾精得以生化，则不育可疗。由于阴虚多内热，据内热的程度不同，滋阴补肾又分滋阴清热、滋养肾阴、滋填精血等不同治法。

滋阴清热法用于阴虚兼内热之证，常用生地、天冬、女贞子、桑椹子等甘凉而有清热作用的滋阴药。如女贞子，《本草经疏》谓“入肾除热”，称之为“补肾之要品”。桑椹子，《滇南本草》云“益肾而固精”。临床常用方剂如三才封髓丹（天冬、地黄、人参、黄柏、砂仁、甘草）等。

滋养肾阴法用于肾阴不足、精液质量低下的男性不育症，多用熟地、枸杞、黄精、菟丝子等质地滋腻纯厚的药物以补精血，正如《内经》“精不足者补之以味”。如黄精，《本草便读》称“滋腻之品”，《滇南本草》又言其有“补阴添精之功”。《本经逢源》称菟丝子“功专于益精髓，坚筋骨，止遗泄”。陶弘景认为枸杞“补益精气，强盛阴道”。临床常用方剂如六味地黄丸等。

滋添精血法用于肾精亏损所致的精液质量低下病变，多用紫河车、阿胶、蛤蚧、海马等血肉有情之品，峻补精血，以形补形。如紫河车,《本草经疏》言其“补阴阳两虚之药，有返本还原之功”,《本草纲目拾遗》言其“添精固肾”,《别录》又言“治丈夫……虚劳羸瘦，阴不足”。临床常用方剂如河车大造丸(紫河车、龟板、黄柏、牛膝、杜仲、人参、生地、天冬、麦冬)。

（三）滋阴降火法

滋阴降火法主要用于相火妄动所致的死精、畸形精子过多、精液液化不良等不育症。正常情况下，肾阴有使相火潜藏的作用。若肾阴不足，失于潜藏，或房事不洁，感受湿热，嗜食肥甘，湿热内生，积聚下焦，湿渐化热，热烁肾阴，扰动相火，精液浓厚则液化不良；精元损伤则见死精或畸形精子增多；腐蚀精血则为脓精之证。相火妄动属热证，在其病理过程中，都伴有阴虚的病理基础，故属本虚标实之证。治疗上要滋补肾阴与清降相火并用，即“壮水之主以制阳光”，多用知母、黄柏、生地等滋阴清热降火之品。如黄柏,《重庆堂随笔》曰“凡下部不坚之病……如茎痿遗浊，始因阴虚火盛，而湿渐化热，继则湿热阻人气化，反耗精液，皆黄柏之专司也”。临床常用方剂如知柏地黄丸等。

以上补肾之法，临床上要分清病因、病机，辨证施治，以免误治，如精液质量异常患者，若过用滋阴泻火之品，可使精子活力下降；过用温肾壮阳之品，又可使精液稠厚不化。临证之时，不可不慎。补肾之法又常常须相互协同、配合应用以调节生殖功能使之恢复常态。在具体应用上，常用有平行与交替两种形式。平行的调节方法，是调节阴阳，使其恢复平衡的方法，如患病日久，阴损及阳或阳损及阴，出现阴阳两虚见证时，应阴阳并调，温阳与添精并用，故在既有精液不液化，又有精子活力下降时，常须知柏地黄丸与巴戟天、淫羊藿、肉苁蓉等同用，以阴阳互补，阳中求阴，肾精得充，肾阳得振，则精液质量可改善也。交替的调节方法，是温补肾气与滋阴降火交替使用，以达到治疗目的方法。如治疗精液异常不育时，在配偶排卵期，可在辨证论治的处方之中适当地给以温补，而平时则适当地给以滋阴。因排卵期是男性的有效施泄期，应以温肾益气，振奋阳气，激发精子活力，使频泄而不疲，有利于受精。平时则应避免无效施泄，保精固本，以期有充足的精子能用在一朝。故平时应滋阴降火，使相火保持平静。滋阴降火与温肾益气交替应用，动静结合，序贯往复，形成与排卵相应的排精周期，更有利于提高受孕能力。

补肾也应与调节其他脏腑功能相结合。肾是生殖的主宰，补肾是调节生殖功能的枢纽，但脏腑是统一的整体，肾与其他脏腑密切相关，心、肝、脾、肺的病变常可影响肾脏，故补肾当与调节其他脏腑的功能结合，统筹兼顾。如心肾在生理上相互联系，在病理上相互影响，心气不足，肾气不安，可用枣仁、远志、茯神养心安肾。肺属金，肾主水，金水相生，肾阴不足精液稠厚液化不良者，可用沙参、麦冬、花粉滋养肺津使肾精得充，精液得化。肝为藏血之脏，精血互生，肝肾同源，故情志失调，肝失疏泄，可影响肾脏；而肾精不足，不育日久，常有肝郁。治疗上补肾药应与柴胡、郁金等疏肝理气药同用，解肝郁补肾气，可有佳效。脾为后天之本，气血生化之源，脾虚气血津液不足而肾精亏损者，宜用黄芪、党参、白术健脾益气，补后天而养先天。

（李海松　李曰庆）

九、宏微观相结合辨治男性不育症

男性不育症是多种原因导致的以不育为结果的临床综合征。这些患者既具有宏观方面的阴阳失衡如临床证候、体征等，又具有微观方面的阴阳失衡如精液质量、激素内分泌等方面的异常。基于以上认识，认为对于男性不育症患者在辨证上要做到宏观辨证与微观辨证相结合。以此理论为指导，结合男性不育症本身的特点，在该病的治疗上应注意做到“宏调”阴阳与“微调”阴阳相结合。只有做到这两点，对于男性不育症的诊治方能精确诊断，药到病除。

（一）男性不育症辨证上的宏观辨证与微观辨证

1. 宏观辨证与微观辨证各自的优势与不足

辨证论治是中医诊断和治疗的特色和优势，这种传统的辨证论治方法是以患者临床症状特点及舌脉等特殊查体为主要诊断手段，从宏观角度分析认识疾病，具有局限性和模糊性等不足。而西医学则在很大程度上借助了现代化的高科技检查手段，从微观解剖结构、分子生物组成变化，也就是从微观角度认识和指导疾病的治疗，存在着宏观上把握疾病的不足。

男性不育症的辨证是不育症临床诊疗工作中极为重要的一环，西医学长于明确病因病理，对其进行微观辨证；传统中医学则对多对其进行宏观辨证。如能在男性不育症的辨证过程中，将两者结合起来，将必能更好地指导下一步的临床治疗。

2. 宏观与微观辨证相结合在不育症中的具体应用

临证时在具体的宏观、微观辨证相结合上，一方面可将现代检测手段所得的数据纳入中医传统的宏观辨证的参考因素之中，既宏观辨证不单单参考患者全身症状、体征及舌脉等中医查体资料，还要将解剖、细胞、分子生物层面的病情资料作为辨证的依据，综合以探索疾病的实质，为临床治疗提供更精确的依据。如现代很多不育症患者，生活不规律、工作压力大，加之平素嗜食辛辣刺激、酗酒，问及症状常有疲倦、乏力、腰酸、寐差等不适，结合舌脉全身整体辨证多属气血不足、肾精亏虚之证，然临床单单给予益气、补血、填精之剂效果并不理想。细察之，此类患者精液常规往往合并有外观发黄、黏稠，不液化或者液化时间延长、白细胞增多，这种情况下辨证则需要在整体辨证基础上将精液检查结果所提示病情资料考虑进去。中医传统理论体系中并无对精液不液化、白细胞增多进行辨证的依据。一般情况下认为白细胞增多属微观辨证中的湿热、热毒之证，在调理全身补益气血的基础上要辅以清热、利湿、解毒之剂，则多可见效。另一方面，可以用中医传统的理论学说对现代检查所提供的微观资料进行分析、归类以指导微观辨证。如中医学认为“阳化气、阴成形”“阳主动、阴主静”，故可以认为精气（精子活动力）无形，动而为阳；精浆、精子有形，静而为阴，精气、精液功能、数量正常，则阴平阳秘，男子可育；反之阴阳失调则可致不育。因此在辨证治疗上，医者可以根据精子、精浆的检查结果来指导男子不育症患者阴阳的调和。具体辨证上，一般认为精子数量与精液量的多少，取决于肾阴的盈亏，肾阴足则量足；肾阴虚，则量少，因此少精症、精液量少者辨证为阴虚，治宜滋补肾阴；而精子活动力的高低多取决于肾阳的盛衰，肾阳盛则活力强，肾阳衰则活力弱，因此弱精症者辨证为阳虚患者，治宜温补肾阳。精液的液化异常，微观辨证上则多辨证为阴虚火旺（素体阴虚、形体消瘦者）、痰凝血瘀（病程长及久坐不动者）、阳虚寒凝（久服抗生素苦寒之剂及素体虚弱者），其中以前两种居多，治疗上则可在整体辨证的基础上加以滋阴降火、活血化痰、温阳散寒等以调和阴阳。

由上可以看出，很多现代辅助检查结果都可为中医辨证提供依据，从而为提高疗效确立基础。不育症的病因复杂，西医学和中医学在诊治该病上各有长短，把根据现代化检查结果所进行的微观辨证与中医传统的宏观辨证相结合进行辨治，必将提高男性不育症诊治水平和临床治疗效果。

（二）男性不育症治疗上的宏调阴阳与微调阴阳

1.“宏调阴阳”与“微调阴阳”的含义

男性不育症的治疗要做到“宏调阴阳”与“微调阴阳”相结合。所谓的“宏调阴阳”是指根据患者全身症状及中医望、闻、问、切四诊收集的病情资料，辨证施治，肾阳不足者予以补肾壮阳，肝郁血瘀者予以疏肝活血，气血两虚者给予补气养血等；所谓“微调阴阳”是指在微观辨证的基础上，结合中医理论及西医检查结果采取相应的治疗药物，如患者精液有白细胞者可给予清热解毒之品，不液化者可予以养阴清热的药物等。“微调阴阳”的另外一个含义还指治疗不育症的遣方用药上要选择药性温和的药物，不宜过于寒凉或者温补，给药的剂型上也应注意在治疗的不同阶段要注意汤剂、丸剂相结合，不可一味汤药猛攻。

2.“宏调阴阳”与“微调阴阳”的具体临床应用

在两种辨证方法的选择和配合应用上，如果患者全身症状较明显则以“宏调阴阳”为主，“微调阴阳”为辅，如患者表现为头晕耳鸣、记忆力差、精神疲乏、性欲下降、腰膝酸软等一系列肾精亏虚之症，则可治以补肾填精，方选五子衍宗丸，再根据患者偏阳虚或者偏阴虚的不同加以相关调理药物。如患者无明显的全身不适，从传统中医诊断理论出发则无证可辨，医者就可以运用上文所述“微观辨证”进行“微调阴阳”，将患者的精液常规、内分泌检查等收集来的病情资料作为辨证依据进行“微观辨证”，以确定下一步治疗原则。

“微调阴阳”还要注重用药药性的温和性。男子不育症的治疗用药如过于寒凉，虽有利于消炎、促使精液液化，但可导致精子活力下降；而如用药偏于辛热、温补，虽短时期内可提高精子活力，但容易导致精液量少、液化差，因此不论过于寒凉还是过于温补都不利于精液整体质量的改善。具体药物选择可多选性平、血肉有情之品，如鹿角胶、枸杞子、仙茅、淫羊藿、五味子等。同时“微调阴阳”时还应注意寒热温凉搭配，攻补兼施。例如因肾阳亏虚导致精子活力低的患者，在应用益气温阳之品提高精子活力同时要注意配伍适当养阴生精之品以防温补导致精液不液化、精液量少。反之由于阴津不足导致精液量少、精子密度低的患者，多在应用养阴生津药物提高精液量和精子密度的同时，佐以温肾补阳之品以防寒凉药物降低精子活力。用药剂型的使用上，应注意结合患者生活实际，汤剂、丸剂配合使用。男性不育症患者一般疗程较长，一味地采用汤剂治疗患者难以坚持且容易引起脾胃的不适。因此在就诊初期，医者可给予汤剂为主以“宏调阴阳”，探其病情之虚实，对其进行整体上的调理；待患者病情稳定后则给予丸药为主以“微调阴阳”，促使精液从量、液化、精子活力、密度整体上得到提高，而不是偏重于一方。总之，只有将“宏调阴阳”和“微调阴阳”结合使用，才能提高临床疗效。

（王旭云　李曰庆）

第二节　中医外治法

一、中医外治法源流

中医治疗疾病的方法包括内治法和外治法，外治法是起源最早的治疗疾病方法之一。中医外治法可以分为广义和狭义两种，广义的外治法是指除了中药内服之外的所有治疗疾病的方法；狭义的则指以中医基础理论为指导，将药物应用相应的治疗方式施用于皮肤、孔窍、经络、腧穴等部位，以发挥其疏通经络、调节气血、解毒化瘀、扶正祛邪等作用的治疗方法。在漫长的发展过程中，中医外治理论逐渐成熟、方法应用灵活、剂型不断丰富，适用于内外诸病及疑难杂症，另外该方法使用简便、见效迅速、费用低廉、安全稳妥，故倍受历代医家和患者的青睐。

（一）起源于先秦

先秦时期的医学典籍以及其他古籍，已有中医外治法的论述。其中最早记述中药外治作用的史籍当属《山海经》，书中有“熏草佩之可以已疠”的记载，另有用硫磺灌洗浴治疗疥疾的描述；《周礼·天官》记载了用外敷药物治疗疮疡，曰：“疡医掌肿痛、溃疡、折疡、金疡、祝药刮杀之齐（剂）”。祝药亦即外敷药，说明外敷药（法）已经应用于外科疾病。公元前1300多年前的甲骨文《殷墟卜辞》中记载有22种外治法，多为经皮给药内容，其中灸法和药物外治各5条。马王堆汉墓出土的《五十二病方》是我国现存最早的方书，其中所载的283首方剂中，用于外敷的方剂达110余首，外治法涵盖敷贴法、熏蒸法、熨法、药浴法、涂敷、烟熏等，剂型包括沐浴剂、糊剂、熏蒸剂、熨剂、烟熏剂等。该书对敷法的用途、敷药的剂型、方法及注意事项也做了较为详细描述，并首次提出外伤愈后留有瘢痕及用药物外敷以预防之，如诸伤第10方“以男子洎傅之，皆不瘢”。同时出土的《杂疗方》为古代性学，书中记载“壮阳方”可使用“外敷药巾”以增强男性性功能，与后来始于宋代所用“金冷法”增强男性性功能有异曲同工之妙。战国时期问世的中医经典著作《黄帝内经》对外治方法、外治理论进行了详细的描述，如《素问·至真要大论》中明确指出“内者内治，外者外治”，为外治法的形成和发展奠定了理论依据。另外对于中药经皮给药方法的运用，书中也做了较多描述，如《素问·阴阳应象大论》云“其邪者，渍形以为汗”，即用药物熏蒸、浸浴等方法，在取汗以祛其邪的同时，使药物更好地透过皮肤达到治疗目的。《黄帝内经》中记载的浸渍、热浴、熏蒸等治法及熨剂、膏剂、洗剂等剂型以及对中医外治基础理论的阐述，说明中医外治法开始自成体系并逐渐多样化。从文献研究可以看出，先秦时期，外治方药味数较少，方法简单，但其理论已经初步形成，为后世外治法的发展，奠定了坚实的基础。

（二）成长于汉唐

东汉时期张仲景的《伤寒杂病论》是我国医药史上第一部集“理、法、方、药”于一体的医学典籍，其中有关外治法的论述，既有较高的理法原则，又有具体的施治方法。内容涉及内、外、妇、儿、皮肤诸科，其剂型有丸、散、膏等 10 余种。张仲景是首次运用妇科外治坐药及阴道冲洗药物，且详细描述了冲洗药物、坐药的制作、使用方法的医家。这种直接的坐药疗法成为现代妇科常用治疗方法之一。如《金匮要略·妇人杂病脉证并治》曰“妇人阴寒，温阴中坐药，蛇床子散主之”，即为蛇床子仁为细末，加白粉少许，和药如枣大，以绵裹纳入阴道内，每用 1 丸。张仲景为后世中医外治学科的发展做出了重要贡献。晋代葛洪编著的《肘后备急方》是目前发现最早的急救专著。栓剂在继承《伤寒杂病论》肛门栓、阴道栓的基础上，增加了尿道栓、耳栓及鼻栓剂等，是当时记载栓剂最多的医籍。在《肘后备急方》中充分体现了中医外治“简、便、验、廉”的优势。我国现存第一部外科著作《刘涓子鬼遗方》共收方 151 首，其中外治膏方 79 首，药物配伍更加合理，并详述膏药制作方法。

晋代沈括著《苏沈良方》中有许多薄贴的记述，如术膏方，用白术配伍松脂、附子等熬膏，治疮痈肉烂坏死，是用白术外治的最早记述；该书含有川芎的方剂50余首，其中数首用川芎去腐生肌，已视为外科疮疡的重要药物；对久病疥癣，诸恶疮毒用五黄膏，金疮出血用金疮止血散，既可内服，又可外用，其治疗范围涵盖整个外科疾病。隋唐时期是我国历史上中药与方剂发展的盛世，应用中医外治法治疗疾病已经相当普遍，如《新修本草》载有山楂汁“洗头及身瘥疮痒”。《本草拾遗》则首载了鸭跖草疗疔肿、小儿丹毒、蛇犬咬、痈疽等。孙思邈的《千金方》涉及内、外、妇、儿各种病症，收集医方 4500 多首，其中有 1200 余首外治方，运用了 50 多种外治法，书中记载的剂型就有汤（饮）、散、丸、膏、糊、汁、酒、煎、熨、坐导、尿、烟熏、浴、乳、沐、煮散、澡豆、泥、粥、枕、蒸、熏等 20 余种，该书成为隋唐时代的代表作，为后世中医学发展发挥不可磨灭的贡献。王焘在《外台秘要》中也收集了大量外治方，如用苦参煎汤淋浴治小儿身热等。《外台秘要》眼疾 24 门中，载方 148 首，外治者达 90 首，丰富了眼科外治的内容。隋唐时期，还发明了许多脐疗膏药，如今仍沿用的有紫金膏、太乙膏、阿魏化痞膏等，脐疗同时体现了穴位外治的雏形。另外，这一时期的《药性论》对外治论述颇多，如补充了苦参疗“赤癞屑脱”的作用。由汉至唐，中医外治法也得到了很大发展，中医外治理论逐渐形成，外治方药种类增多，方法开始丰富，为后世中医外治的专科化创造了有利条件。得益于宋元随宋代工商业的发达，中药生产的规模日益扩大，尤其金元四大家的出现及其学术流派的形成，都有力地推动了当时中医学的发展，中医外治内容也进一步丰富充实起来。剂型的发展与创新应首推宋代官方颁布的第一部成药专书《太平惠民和剂局方》，书中对中医外治方法尤其是剂型制法有较详细的论述。该书基本涵盖所有中医外治剂型，为后世剂型研究及应用奠定了基础。治疗范围上逐渐扩大至内、外、妇、儿诸科。如外用摩腹中说道“治卒中恶暴闭，用灵宝丹五粒，以醋调，摩脐中千余遍，从脐至四肢渐暖”。如陈自明的《妇人大全良方》广搜博采，汇集外治方药达70首之多，其中含有大量应用中药外治法的给药制剂，涉及妇科疾病20余种，大大丰富了妇科经皮给药的内容。钱乙的《小儿药证直诀》已将经皮给药用于小儿百日内发搐、丹瘤、胎怯、胎热等各种小儿疾病。外治经皮给药的作用机制开始逐步探讨，如《圣济总录》中指出“治外者，由外以通内，膏熨蒸浴粉之类，藉以气达者是也”。指出了外治经皮给药首以通气行气为先。认为渍浴法能“疏其汗孔，宣导外邪”，熨法则“因药之性，资火之神，由皮肤而行血脉，使郁者散，屈者伸”。元代齐德之《外科精义》则对外治经皮方药在外科治疗中的机制做了分析研究，如在论外洗方时说：“夫塌渍疮肿之法，宣通行表，发散邪气，使疮内消也，汤水有荡涤之功……此为疏导腠理，通调血脉，使无凝滞也”。这一时期的张子和把众多外治方药归于汗、吐、下三法，认为汗法的治疗机制在于“玄府而逐邪气”，并把当时灸、蒸、洗等经皮给药方法均归之于汗法。《开宝本草》首先记述了五灵脂的内外治功用，《本草图经》首载拳参，并指出“捣末，淋渫肿气”。《日华子本草》则对中药外治作了大量论述和补充，是外治本草文献的重要参考著作。临床方面，《太平圣惠方》《圣济总录》《本事方》《幼幼新书》等方书，又进一步补充了外治法及其应用。《南阳活人书》用葱白烘热敷脐，治“阴毒腹痛”；《丹溪心法》治虚火用附子末涂足心，以引火下行。不仅如此，《圣济总录》还对中药外治机制做了探讨，可以说此期更加深化了外治法的应用研究。宋元时期，由于工商业发展，官府重视，中医学得到空前的发展，中医外治剂型不断丰富、外治方法不断创新、外治机制开始探讨，为中医外治体系形成奠定了坚实的基础。

（三）成熟于明清

明清时期，中医药发展到历史最高水平，大量知名医学家涌现，著名外治专著问世，中医外治法已经进入到一个全新的时期。

1. 名医辈出，专著问世

明代李时珍著《本草纲目》记述了不少穴位敷药疗法，收载数量众多的外治或内外并治单验方，其中有大量的外治法，如涂、扑、擦等，其范围涉及临床各科，仅小儿外治方就有 232 首，书中述及外贴膏药治疗痈疽、风湿之症。明代薛己的《校注妇人良方》中收载外治方 67 首，运用了 22 种外治法，使用药物 101 种，包括芳香走窜、收敛固涩、行气活血、泻火解毒、温里祛寒等十二类药物，广泛地运用外敷、冲洗、坐药等法，如治疗湿痒阴蚀阴疮等症，多采用熏洗法。明代《普济方》仅在风门卷有关风瘙痒提到的外治方药就有犀角竹沥膏、乌蛇膏等 10 余首，陈复正的《幼幼集成》特设神奇外治法一章，将外治方药的应用方法分为 9 种。明代著名医家张介宾在其著作《类经图翼》中对脐的生理及重要性作了理论上的阐述，并载有一些验方，如隔盐、川椒灸脐治疗不孕症等。此外《寿世保元》《万病回春》《古今医鉴》等均有外治法的运用内容。清代赵学敏的《本草纲目拾遗》（1765 年）不仅补《本草纲目》之遗，而且还首载了不少药物的外治作用。如言鼻烟“通关窍，治惊风，明目，定头痛，辟疫”；又言普洱茶膏“受暑擦破皮血者，研敷立愈”。清嘉庆十年（1805 年）程鹏程所撰的《急救广生集》是迄今为止发现的最早一部外治专著，该书收集了清代嘉庆以前千余年的外治经验和方法，存方 1500 余首，大部分属于经皮给药制剂，内容十分丰富，因其“为救急而设”，故书中载方简便易得，有不少方剂沿用至今。如在虚汗门中，详细介绍了汗证的一些外治法，自汗不止用何首乌末津调敷脐中，盗汗者取五倍子末填脐中等。又如在卷二黄疸篇的“热病发黄，瓜蒂为末，以大豆许吹鼻中，轻者半日，重者一日，流出黄水乃愈”的记载，发展了张仲景的鼻疗法，至今在临床上仍被应用。清同治三年（1864 年），“外治之宗”吴师机在精心研究前贤外治经验和从医以来研制膏药等外治法所获经验的基础上，对外治方药进行了系统的整理和理论探讨，终于写成了《理瀹骈文》一书，共收录外治方药达 1500 余首，治病范围涉及内、外、妇、儿、皮肤、五官等科。书中详细论述了外用膏剂的制备方法和治疗机制。《理瀹骈文》的问世使中医外治法更加成熟完善，标志着中医外治法理论体系的建立，是一部划时代的医学著作。

2. 理论完善，辨证论治

明清以前，中医外治主要依靠经验处方，明清时期开始，中医外治理论逐步成熟，中医外治由经验处方逐步发展为外治理论指导处方用药。清代徐大椿著《医家源流论》，把疾病分为“有形”和“无形”2种，他认为邪在筋骨肌肉间的“有形”之疾，尤宜用膏贴之，以“闭塞其气，使药性从毛孔而入，其腠理通经贯络，或提而出之，或收而散之，较之服药尤有力”。清代吴师机在《理瀹骈文》中提出了较为完整的系统的外治理论“外治之理，即内治之理，外治之药，亦即内治之药。所异者，法耳”，阐明了内治与外治原理的一致性，是我国目前发现最早、最详细的中医外治法理论阐述。吴师机提出“内病外取，须分三焦论治”，“三焦分治法”将内治理论巧妙地运用到外治法上，给向来不重于“理”的外治法丰富了理论的内容。又云：“外治必如内治者，先求其本。本者何？明阴阳，识脏腑也。”故在外治法的运用中，强调中医外治必须以中医基础理论为指导，诊病当“先辨证，次论治，次论药”，并申明辨证包括5个方面：一审阴阳，二察四时五行，三求病机，四度病势，五辨病行。如此方可辨证分明，做到明阴阳，识脏腑，故内治外治其理同一。吴师机在外治疾病时始终将各种外治法纳之于中医基本理论指导之下。而且在外治药物的选择上，吴师机“就中去平淡无力味，易于它方厚味之品”，“假猛药、生药、香药，率领群药，开结行滞，直达其所”，说明当时中药外治法给药理论已较为成熟。

3. 剂型丰富，随证加减

明代李时珍的《本草纲目》收载的外治剂型有30多种，如浸膏剂、流浸膏剂、含漱剂、膏滋剂、洗剂、浴剂、熏洗剂、散剂、熏烟剂、吸入烟剂、嗅剂、熨剂、灰剂、栓剂、条剂、糊剂、膏药剂、软膏剂、膜剂、搽剂、泥笔剂、油膏剂、油浸剂、丹剂、棒剂、锭剂、药捻剂、滴鼻剂、滴耳剂、眼药膏、眼药粉、眼药水、乳剂、芳香水剂等。《本草纲目》中剂型最多，列证最详。其中多数剂型现仍然在广泛应用，部分剂型已被改进，对现代中药剂型的设计产生了极为深远的影响。清代吴师机在《理瀹骈文》剂型以膏药为主，还包括洗剂、浴剂、熏洗剂、散剂、熏烟剂、嗅剂、熨剂、灰剂、栓剂、条剂，糊剂、膜剂、搽剂、泥笔剂、油浸剂、丹剂、棒剂、锭剂、药捻剂、滴鼻剂等，剂型丰富。很多剂型又根据疾病特点，用药部位不同，用法相应改变，如浴法详分为：洗、浴、沐、浸、渍、浇、喷、巽、灌九类。吴师机还对膏药的应用有着独到之处，如云“膏与药分为二，临证活变在此。有但用膏而不必药者，有竟用药而不必膏者，有膏与药兼用者”；又云“膏，纲也。药，目也”“膏中用药味，必得通经走络，开窍透骨，拔毒外出之物为引”等，这些论述至今仍被视为中药外治的重要理论依据。吴师机根据疾病不同，随证加减，充分体现中医辨证论治理念，如治疗上焦风热及表里俱热之清阳膏，当四时感冒，清阳膏贴两太阳穴，同时以上清散“嗅鼻取嚏”；如治疗下焦寒湿及表里俱寒之散阴膏，若“黄疸色暗身冷自汗者，(散阴）膏掺附子、干姜、茵陈末，贴脐上，并用一料炒熨并缚”。由此可以看出，吴师机在中医外治中充分利用中医“整体观念和辨证论治”精髓，将中医外治法发展成成熟的理论体系，为后世医学发展做出卓越贡献。

中医外治法起源于原始社会，来源于社会实践，历经千载，逐渐成熟，为人类的健康事业做出卓越的贡献。纵观中医外治发展历史，可以看出外治方药由单味药到复方药，外治方法从简单的外敷到多种剂型应用，外治应用从经验到理论升华，逐步形成系统的中医外治理论体系。中药外治通过经皮给药系统，经由皮肤吸收进入全身血液循环达到有效血药浓度，避免肝脏首过效应及胃肠道破坏，降低药物毒性和产生不良反应，达到内病外治、靶向治疗的目的，中医外治法正受广大患者青睐。因此，医疗科研院所已经对中医外治方药、方法进行了深入的研究，正朝着三效（高效，速效，长效）、三小（毒性小，反应小，用量小）和五方便（生产方便，运输方便，使用方便，保管方便，携带方便）的方向努力，以更满足现代社会医疗需求。

（孙占学　李曰庆）

二、浅谈陈实功对中医外治疗法的贡献

陈实功（1555~1636 年），字毓仁，号若虚，崇川（今江苏南通市）人，

明代著名外科医家，中医外科学“正宗派”的创始人。少时拜著名医家李沧溟为师，学习刀圭之术，嗣后专事外科四十余年，精研明代以前外科有效方药，并结合自身临证经验，于62岁刊行所著的《外科正宗》(1617年)，书成时，“揽镜自照，须鬓已白，”其中辛苦可见一斑。该书门类分明，条理清楚，理论与实践相结合，体现了明以前外科学的主要成就，被后世医家评价为“列证最详，论证最精”，对中医外科学的发展影响很大。最可贵的是陈实功一改以往中医外科偏于内治法、轻于针刀腐蚀的保守疗法，形成了一套较完整、系统、规范的外治疗法。

(一)列证详细，论证精确

宋元时期，中医外科已经发展到比较成熟的阶段，该时期的外科专著也日益增多，其中陈自明编撰的《外科精要》是以总论为主的外科专著，对各论的论述寥寥无几。元代齐德之所著的《外科精义》以外科总论和药物为纲，涉及的病种仅20余种。明代中医外科学获得了很大发展，涌现出《外科理例》《外科启玄》《疡医证治准绳》等名医著作，这些外科书籍虽各有特点，或记载疾病较多，或收载较多方剂，或附有不少病案，但均无《外科正宗》全面、详尽。

《外科正宗》论述疾病120论(篇)，可分为11大类，包括疾病140余种，共载方剂446篇，有论、症、法、方、术、案，集明代之前外科专著之长，着眼于临床，突出个人见解，别具一格，是一部学习和研究中医外科学的极具价值的专著。该书对其中29种疾病的论述特别详尽，每证先述病因病机，次述症状与诊断，再论治法，后列治验和方药，方之下括以四言歌诀、主治证候、修制方法，并附典型医案及预后评价。书中还附图36幅，标示疮疡部位、形状，最后又介绍了炼取玄明粉、红铅、硝石等特殊外用药制法，附有人神歌、尻神歌、医家五戒十要等，颇具临床指导意义。清代名医徐灵胎评道:“所以凡有学外科者，问余当读何书，则要令其先读此书，以为入门之地，然后再求良法。”可见其学术价值和对后世的影响是其他著作所不能替代的。据考证《外科正宗》为陈实功存世的唯一著作，其文献价值更加弥足珍贵。

(三)提倡内外兼治，重视外治

陈实功认为外科病同样也具有三因，“三因者，内因外因不内外因”，故陈氏治病，必先审证求因，然后内外兼治。陈实功强调“痈疽虽属外科，用药却同内伤”“业外科者，不可不兼明内科也”，又认为“医之别内外也，治外较难于治内”，提倡各种外治方法、手术与药物相结合。

外科疮疡具有“易肿、易脓、易腐”的特点，非单纯内治可以解决，陈氏在内外并重的前提下，重视外治，尤其在疾病的初、中期如配合针灸、外敷、腐蚀等方法，可令脓毒外发，病情好转。反之，如果未能及时泄毒于外，则有令毒邪内攻之患。尝谓“消疮先断根本，次泄毒气，无得内攻之妙”，采取内外兼治的方法可以标本同治，则诸疮肿疡向愈。内治方面提出消、托、补三法，重视脾胃，补益气血，注意调护。外治法方面更有许多独创性的观点、药物及方法，下面将详述。

（四）主张“开户逐贼，使毒外出”

陈实功发展了《内经》理论，阐明了经络凝滞是外科病重要病机之一，在外治方面主张“开户逐贼”，“使毒外出为第一”。倡导在痈疽的初期宜消之，已成脓经内消和箍肿不散，内脓已成之时，宜配合刀针手术或药线等外治方法托之以引毒外泄，取“开门逐贼”之意，迫使脓毒外泄，而达到早期治愈之目的。陈实功同时强调应重视局部辨证，根据脓肿的大小、深浅，以及疮形与日期是否相对等判断进针深浅及是否适宜刀针治疗。凡疮十日后，疮根深固不成脓者应将针当头点入以开窍发泄；十日外未出脓，但疮焮热肿痛，后必出脓，不必针之；疮半月不作脓，急用披针于疮顶，点开三孔如品字样，随后药筒提拔毒血；若脓管不通脓难出的，须用披针勾起顽肉，再用披针、利剪剪去。而对于气瘿、血瘿、顽毒、结核四证，以及失荣之症则指出需慎用或禁用刀针。

陈实功除了运用刀针之法外，还使用披针、钩针、竹筒拔法、药捻、银线等方法引流。陈氏对披针的选料、形态以及操作方法也有详细描述。陈氏对通脓管及腐蚀药捻的引流方法也尤为重视，如用“立马回疔丹”治疗针刺后或误灸失治，致疔毒走黄险证；用“蟾酥条”化腐消坚，有未成者即消，已成者即溃之效。又如瘰疬一症，日久坚核不消，而且服药不效者，他提出了“腐而溃之”的外治法，用“黄线药、三品一条枪”等，针后插入或点敷其核自落，收以药代刀之效。

（五）外治药物丰富，用法灵活

陈实功所著《外科正宗》中所记载的外治药物丰富多样，几乎每个疾病都附有各种外用方药，并且详细描述其适应证及用法。部分疾病，如皮肤病、外阴疾病、跌扑损伤类疾病更是明确提出应以外洗、外敷、外涂药物为主。其创制的银粉散、蟾酥条、生肌玉红膏、冰硼散、枯痔散、如意金黄散、立马回疔丹、三品一条枪、飞龙阿魏化坚膏等外用制剂至今仍是临床常用的有效药物。书中所载外用药物的剂型十分丰富，有散、丸、丹、膏、熏、洗、敷、栓、漱、吹喻、膏、锭、酒、醋、纸剂、药线等，仅膏剂而言又有油膏、蜡膏、乳膏、灰膏等，可谓琳琅满目、不胜枚举。陈氏使用剂型也十分灵活，如酒剂可内服也可外用，外用又包括酒调敷、磨涂等，陈氏还擅长将同一个方剂做成不同的剂型以便内服或外用，如蟾酥就有丸、条、饼三种剂型。陈氏所用外治方法多样，包括擦药法、掺药法、塞药法、磨涂法、漱口法、熏洗法、吹药法、点药法、敷贴法、熨法、探吐法、垫棉法、神灯照法、药筒拔法、插药法（腐蚀法）、针灸、手术等。

总之，陈氏的外治药物、剂型丰富、方法多样，主张应用得法全在于活字，《痈疽治法总论第二》曰“治在活法，贵在详审”，《瘰疬治法》云“坚而不溃，腐而溃之，溃而不敛，补而敛之，皆活也”。迄今四百年来，中医外治，许多还宗陈氏之要，其为后世中医外治疗法的发展起到了不可估量的作用。

（六）推崇灸法，善用披针排脓泄毒

陈实功在一定程度上推动了针灸疗法的发展，其推崇灸法，善用披针排脓泄毒。《痈疽治法总论第二》开篇即云：“痈疽发背怎生医，不论阴阳先灸之，不痛灸至痛，痛至不痛时”下文又详述：“凡疮七日以前，形势未成，元气未弱，不论阴阳表里寒热虚实，俱当行灸。……轻者使毒气随火而散，重者拔引郁毒，通彻内外，转阴为阳，方能发肿作痛。”陈氏认为经络凝滞是外科病重要病机之一，突破“热证忌灸”的观点，大力提倡疮疡热证早期贵于温灸，痛者为局部气血经络不通，灸法可疏通经络，活血散瘀而痛止；不痛一般在痈疽早期，邪毒炽盛，疮窍闭塞，故浑然不知痛痒，此时用灸法可拔引郁毒，透通疮窍，使内毒有路向外发。《痈疽灸法并禁灸疮穴第九》再次强调：“凡疮

初起，惟除项以上，余皆并用艾灸。……诚为疮科首节第一法也，贵在乎早灸为佳。”其后又详述了灸法的禁忌证及禁灸的穴位，为后世治疗疮疡提供借鉴。陈氏常用的灸法有桑木灸法、灸乳痈妙方、隔蒜灸、附子饼灸、艾灸法、药条灸（又称神灯照法）等。还创制了雷火神针，名为针实为灸具，用来治疗附骨疽、结毒、咬骨疽等。

陈氏还擅长使用披针等尖针具点刺局部以切开排脓及开窍泄毒。在《外科正宗》中提到的针具有披针、喉针、乌龙针、火针、线针、银针、三棱针、皮肤针等。此外《外科正宗》对部分针具如披针、喉针进行了改良，丰富和发展了针刺疗法。

（七）完善外科手术方法和制度

《外科正宗》中记载了包括眼科、五官科、牙科、肛肠科、骨科、外科的手术十四种。尽管在明代以前的医籍中已有部分手术的记载，但手术种类均不及《外科正宗》。陈氏所用到的手术器材有披针、喉针、刀、剪、钩、铜箸、铜管、乱麻团、铁丝、黄蜡团、丝线、绢条、绷带、头发等。陈氏改进了披针的用料和外形及喉针的形状，使其更利于手术。还研发了治鼻痔的铜箸和治食道异物的乱麻团和治误吞针铁骨的黄蜡团等手术器械，制法简捷，经济实用。

陈氏完善了传统针刺排脓法，开创了切开引流排脓术、坏死组织切除术、药线枯痔术、铜管取痣术、咽喉异物取出术、鼻痔套除术、腹腔穿刺排脓术、下颌关节复位术、指关节离断术、舌下痰包切开术、取牙术、眼胞菌毒切除术、火针术、刎颈吻合术，有些手术方法沿用至今，有些加以改进后仍在临床广泛应用。

陈氏对于手术疗法十分谨慎，记载了每种手术的适应证和禁忌证，主张对需要做手术的患者应取得本人同意，并进行会诊，重视术前准备及术后护理和饮食等。如《脱疽论第二十五》曰：“凡治此不可一己专任，必与高明众议，听患者愿割与否，……”。《痈疽治法总论第二》载：“凡看疮时，冬宜温床温室，夏宜净几明窗，外风不令得入，才可揭膏洗贴。”；“频将汤洗，切忌风吹”等，这些均为现代外科手术和护理制度形成的萌芽和基础，无菌观念隐约其中。

（八）师古不泥，勇于创新

陈实功对医术精研细查，既继承了前人的经验，又不拘泥于古法，在临床实践的基础上，勇于创新，独创了许多新理论、新方药、新方法和新器械。

对于破伤风病因的认识，陈实功在总结前人经验的基础上，提出了“破伤风，因皮肉损伤，复被外风袭入经络，渐传入里”的新观点。对于疥疮的认识也更接近科学，认为“故热痒之中，湿火混化为虫……，既化之后，潜隐皮肤，辗转攻行，发痒钻刺，化化生生，转遍肢体。”在治疗上主张用含硫磺的“诸疮一扫光”等药物进行治疗，找到了治疗该病的有效药物。对于百虫入耳的治疗也十分巧妙，主张令“麻油滴入窍中，虫亦自死取出。如蜈蚣、蜜蜂等大虫入者，以肉炙香安耳边，其虫闻香自出；有虫夜间暗入者，切勿惊慌响叫，逼虫内攻，宜正坐点灯，光向耳窍，其虫见光自出，对面有人见，其虫不出”。陈实功在“黑子”病的治疗中，提出“宜细铜管将痣套入孔内，捻六七转，令痣入管，一拔便去……”此法与现代的环钻术极其相似。书中还有诸多类似的创新之处，不胜枚举。基于作者当时所处的年代，观念仍偏于保守，科学技术不甚发达，能有如此之多的科学创新，实为难能可贵，进一步推动了中医外科学的发展。

陈实功生于明代动荡时期，毕生致力于钻研医术和临床实践，兢兢业业，淡泊名利。陈氏重视理论联系实践，提倡内外兼治，尤为重视外治法，丰富了中医外治的药物和方法，提倡疾病初期根据病情尽早选择灸法、切开引流或手术等外治方法，又反对滥施针刀，创造性地发明了很多外治方药、器械和方法。陈氏强调外科护理和饮食调护的重要性，并提出换药、手术时应选择适宜的温度，保持伤口的局部清洁，主张尊重患者的意愿进行手术，并进行会诊，形成了基本的外科手术和护理制度。陈氏不但医术高超，而且医德高尚，堪称后世楷模，其在书中特别撰写了医家“五戒”和“十要”，告诫医者应提高自身修养，恪守职业道德，被美国 1978 年出版的《生命伦理学百科全书》推崇为世界最早成文的医学道德法典。《外科正宗》是陈实功留下的唯一著作，凝结了其毕生的临床经验，集明以前众医家之长，对推进中医外科学，特别是中医外治法的发展，具有不可磨灭的功勋。清代祁坤的《外科大成》、吴谦的《医宗金鉴》等均宗陈实功的学术思想，并将之发扬光大，形成了中医外科史第一大学派“正宗派”。而其后形成的“全生派”和“心得派”虽学术主张不同，但也渗透着陈氏的诸多经验。

（李诺　李曰庆）

三、外吹乳痈病因病机的古代中医文献初考

外吹乳痈，又名妒乳、吹乳、产后吹奶、产后妒乳、产后乳结痈、外吹等，是哺乳期发生于乳房部的急性化脓性疾病，与之相区别的是妊娠期发生的内吹乳痈，和既非哺乳期也非妊娠期发生的不乳儿乳痈。目前中医有关外吹乳痈病因病机的认识以乳汁郁积、肝郁胃热、感受外邪等为主。本章拟对中医古籍文献中记载的外吹乳痈病因病机内容进行初步的探索梳理，以期为当前临床诊疗提供更多参考。

（一）历代文献病因病机记述

1. 乳汁不泄，蓄血生热

“乳痈”一词首次出现于晋·皇甫谧《针灸甲乙经》（约成书于256~259年）一书，记载于《卷之九·肝受病及卫气留积发胸胁满痛第四》下“胸胁榰满不得息，咳逆，乳痈，洒淅恶寒，神封主之”一条中，说明当时医学家认为乳痈的病因病机为肝受病、卫气留积而发于胸胁。“妒乳”一词亦首见于该书，但未述及病因病机。晋·葛洪《肘后备急方》（约成书于341年）《卷五·治痈疽妒乳诸毒肿方第三十六》中所载妒乳可明确定义为外吹乳痈，根据原文“乳汁不得泄，内结名妒乳”可知道“妒乳”为现代所谓的哺乳期外吹乳痈，其病因病机为乳汁不得泄，结于内而成妒乳之病。这是中医古代文献中第一次明确阐述妒乳的病因病机。

南北朝·龚庆宣《刘涓子鬼遗方》（约成书于483年）为中国第一部中医外科学专著，该书卷三虽记载了妒乳的主治方剂为辛夷汤方，但未阐述妒乳的病因病机，只提到乳痈的病因病机为“妇人客热乳结肿”。隋·巢元方《诸病源候论》（约成书于610年）在“卷之四十·妇人杂病诸候四（凡五十论）一百二十八、妒乳候”中记述“此由新产后，儿未能饮之，及饮不泄；或断儿乳，捻其汁法不尽，皆令乳汁蓄结，与血气相搏，即壮热、大渴引饮，牢

强掣痛、手不得近是也”。认为妒乳病因有两种情形：一为妇人新产后，婴儿未能吸乳，或虽吸乳而乳汁排泄不畅；一为小儿断乳后，手捻乳汁而未排尽。这两种病因均造成乳汁蓄结，使乳汁与血气相搏，形成了壮热、大渴等实热证候。此外，在“一百二十九、乳痈候”中“足阳明之经脉，有从缺盆下于乳者……亦有因乳汁蓄结，与血相搏，蕴积生热，结聚而成乳痈”，该段文字亦认为外吹乳痈是由于乳汁蓄结与血相搏蕴积生热而成，与足阳明经脉相关。

唐·孙思邈《备急千金要方》(成书于652年)，“卷二十三痔漏方肠痈第二”中论述“产后不自饮儿，并失儿无儿饮乳，乳蓄结痈，不饮儿令乳上肿者”，亦认为妇人产后不自喂儿乳或因失儿而无法喂乳，导致乳汁蓄积结而成痈是妒乳的病因病机。唐·王焘《外台秘要》(成书于752年)，“卷第三十四妒乳疮痛方一十四首”所载“集验论疗妇人妒乳，乳痈，诸产生后，宜勤挤乳，不宜令汁蓄积不去，便不复出，恶汁于内引热，温壮结坚掣痛，大渴引饮，乳急痛，手不得近，成妒乳”，记述妒乳的病因病机亦为产后乳汁蓄积不去不出，引发实热证候，其后复引《备急千金要方》原文“又产后不自饮儿，及失儿无儿饮乳，乳蓄喜结痈，不饮儿令乳上肿者方”。宋代《圣济总录》(约成书于1111~1117年)“卷第一百二十八痈疽门乳痈”下论述“新产之人，乳脉正行，若不自乳儿，乳汁蓄结，气血蕴积，即为乳痈”，认为吹奶的病因病机为新产妇人不自乳儿导致乳汁蓄结，气血蕴积而成。宋·陈自明《妇人大全良方》(成书于1237年)也认为产后吹奶、妒乳的主要病因病机是乳汁蓄积，壅闭乳道，津液不通而成病。如《产后妒乳方论·第十四》引录《诸病源候论》“妒乳候”原文；《乳痈方论·第十五》引录“《产宝》论曰：产后宜勤去乳汁，不宜蓄积。不出恶汁，内引于热，则结硬坚肿，牵急疼痛或渴思饮，其奶手近不得。若成脓者，名妒乳……若产后不曾乳儿，蓄积乳汁，亦结成痈”。

明·朱橚《普济方》(成书于1406年)是中国历代以来最大的一部方书，该书汇集前人之言，记载了大量医书内容，如引《备急千金要方》“产后不自饮儿，并失儿无儿饮乳，乳蓄结痈，不饮儿令乳上肿者”内容，并对《妇人大全良方》上述部分亦有引录。明·王肯堂《证治准绳》(成书于1602年)“女科卷之五·产后门妒乳”中记有“夫妒乳者，由新产后儿未能饮之，及乳不泄，或乳胀捏其汁不尽，皆令乳汁蓄结，与血气相搏，即壮热大渴引饮，牢强掣痛，手不得近是也。初觉便知以手捋捏去汁，更令旁人助吮引之，不尔，或作疮有脓，其热势盛，必成痈也。轻则为吹乳、妒乳，重则为痈。虽有专门，不可不知”，该部分内容与《普济方》相同。

2. 冲任不和，风邪侵袭

宋代《圣济总录》(约成书于1111~1117年)、《卷第一百二十八·痈疽门·乳痈》下论述“足阳明之脉，自缺盆下于乳，又冲脉者，起于气冲，并足阳明之经，夹脐上行，至胸中而散，盖妇人以冲任为本，若失于将理，冲任不和，阳明经热，或为风邪所客，则气壅不散，结聚乳间……然风多则肿硬色白，热多则肿焮色赤”，认为乳痈之起病与足阳明经脉、冲脉关系密切，因妇人以冲任为本，若冲任不和，阳明经热，或为风邪侵袭则易发乳痈。该段文字后进一步论述“又有因乳子，汗出露风，邪气外客，入于乳内，气留不行，传而为热，则乳脉壅滞，气不疏通，蓄结成脓，疼痛不可忍，世谓之吹奶”，即认为吹奶的病因病机为因喂养母乳时汗出而受风邪侵袭，使气留不行，传变为热，乳脉壅滞成脓。该书首次提出吹奶病因与冲任二脉、风邪相关。南宋杨士瀛《仁斋直指方论》(成书于1264年)“卷之二十二·乳痈乳痈方论”认为妇人“坐草以后，风邪袭虚，营卫为之凝滞，与夫婴幼未能吮乳，或乳为儿辈所吹，饮而不泄，或断乳之时捻出不尽，皆令乳汁停蓄其间，与血气搏，始而肿痛，继而结硬，至于手不能近，则乳痈之患成矣。乳痈一名妒乳”。即妇人生育后风邪乘虚侵袭，使营卫凝滞，又兼乳汁结蓄，是妒乳乳痈的主要病因病机。明·朱橚《普济方》除引录此部分记述外，在《卷三百四十七·产后诸疾门·产后乳结痈(附论)》中还记载有“产后冲任不足。气血俱虚。潜行入于足阳明之脉。其直行者。从缺盆下乳内廉下。侠脐入气冲中。冲脉者起于气冲并足阳明之经。夹脐上行。至胸中而散也。其经为邪热冲则血为之击搏。气为之留滞。击搏则痛作。留滞则肿生。内经所谓营气不从。逆于肉理。乃生痈肿。此疾者。乳汁蕴积。与气相搏故也”。即认为乳痈、妒乳的主要病因病机是产后冲任不足、气血俱虚而邪热客于足阳明胃经脉致气滞血瘀而发病。

3. 郁怒伤肝，饮食厚味

元·朱震亨《丹溪心法》（成书于1347年）记载“乳痈，乳房阳明所经，乳头厥阴所属。乳子之母，不知调养，怒忿所逆，郁闷所遏，厚味所酿，以致厥阴之气不行，故窍不得通而汁不得出；阳明之血沸腾，故热甚而化脓。亦有所乳之子，膈有滞痰，口气焮热，合乳而睡，热气所吹，遂生结核”。即认为吹奶形成与足阳明胃经、足厥阴肝经密切相关，乳母之怒忿、郁闷情绪使气机或逆或滞，再兼饮食厚味生热，使足厥阴肝经气机不畅、足阳明胃经血热化脓从而形成外吹乳痈。其后明·汪机《外科理例》（成书于1531年）、明·楼英《医学纲目》（成书于1565年）、明·王肯堂《证治准绳》亦引录此文。明·陈实功《外科正宗》（成书于1617年）认为哺乳期乳痈与乳母饮食厚味胃汁浊滞、忧郁或暴怒伤肝有关，“乳子之母，不能调养，以致胃汁浊而壅滞为脓。又有忧郁伤肝，肝气滞而结肿……浓味饮食，暴怒肝火妄动结肿者”。清·祁坤《外科大成》（成书于1665年）为辑录前人文献。

4. 乳儿呵吹，气逆乳凝

宋·东轩居士《卫济宝书》（成书于1170年）、《卷下乳痈》认为该病“皆由气逆，寒热相乘，荣卫缝结，乳汁不行”是哺乳期乳痈的主要病因病机。宋·陈自明《妇人大全良方》也认为产后吹奶、妒乳的主要病因病机是乳儿呵吹，乳汁蓄积，壅闭乳道，津液不通而成病，如“卷之二十三·产后吹奶方论第十三”“夫产后吹奶者，因儿吃奶之次，儿忽自睡，呼气不通，乳不时泄，蓄积在内，遂成肿硬。壅闭乳道，津液不通，腐结疼痛；亦有不痒不痛，肿硬如石，名曰吹奶”。

明·朱橚《普济方》（成书于1406年）“卷三百四十七·产后诸疾门”吹乳（附论）》引录《妇人大全良方》原文。明亦认为气逆、小儿呵吹、乳汁蓄积为乳痈、吹奶病因病机之一，如“卷三百二十五妇人诸疾门乳痈（附论）”记载“又有产后发乳痈者。此乳道蓄积不去。因气逆而结成也……又有产后为小儿口中呵吹。以致肿结而痛。名曰吹奶”。明·张介宾《景岳全书》（成书于1624年）引录前人文献认为产后吹乳为乳儿口气所吹致令乳汁不通，产后妒乳为无儿饮乳，或儿未能饮使乳汁蓄积所致。清·王洪绪《外科全生集》（成书于1740年）认为外吹乳痈的病因病机为“妇人被儿鼻风吹入乳孔，以致闭结”。清·吴谦等《医宗金鉴·外科心法要诀》(成书于1742年)“卷六·胸乳部内外吹乳”认为与妇人肝胃气浊、乳子凉气袭乳有关,“外吹者,由乳母肝、胃气浊,更兼子吮乳睡熟,鼻孔凉气,袭入乳房,与热乳凝结肿痛”。清·顾世澄《疡医大全》(成书于1760年)、清·高秉钧《疡科心得集》(成书于1809年)二书在辑录前人文献基础上加入个人临床经验所得,对外吹乳痈主要病因病机的认识与前人相同。清·许克昌、毕法所著《外科证治全书》(成书于1831年)认为吹乳是乳子热气吹乳,气逆乳凝所致,且与足厥阴肝经、足阳明胃经密切相关。

(二)讨论

晋代至唐代对乳痈的病因病机认识可概括为产后小儿不饮乳、母不喂乳、小儿断乳等原因导致乳汁不得泄、与血气蓄结于内生热而发为外吹乳痈,与足阳明经脉相关。宋代在以往认识的基础上首次提出冲任不和、阳明经热,或为风邪侵袭、气逆、寒热相乘,荣卫缝结或营卫凝滞亦可导致乳汁蓄结,气血蕴积而发为外吹乳痈。元代朱丹溪认识到吹奶的形成不但与足阳明胃经相关,而且与足厥阴肝经亦关系紧密,并首次提到妇人郁怒情绪、饮食厚味亦是致病之因,其后的明代医家汪机、楼英等亦引录了丹溪之言。明清医籍集录前人之言,认为外吹乳痈的主要病因病机是产后冲任不足、气血俱虚而邪热客于足阳明胃经脉致气滞血瘀或气逆、小儿呵吹、乳汁蓄积而发病,或乳母饮食厚味胃汁浊滞、忧郁或暴怒伤肝或肝气滞引起,或乳儿鼻风、乳子凉气袭乳,或乳子热气吹乳,气逆乳凝所致,与足厥阴肝经、足阳明胃经密切相关。可见,古代医家对外吹乳痈病因病机的认识从病变局部的乳汁蓄结生热化痈逐渐丰富到情绪上的郁怒伤肝气滞,或饮食上的厚味生胃热、或阳明经热,或产后冲任不足、气血虚弱而感受风邪、寒邪,或荣卫缝结或营卫凝滞,或乳儿凉气或热气等外邪使乳汁蓄结生痈,对七情致病、饮食致病、产后气血虚弱致病、外感致病、乳儿致病等各种相关因素逐一收录,无有遗漏,古人临床观察之细微于此可见一斑。

(李桃花　李曰庆)

四、中药外治皮肤病不足与展望

近年皮肤病发病率逐年上升，不仅给患者造成躯体不适，而且影响了患者的心理，甚至产生社交障碍。另外，中医药外治皮肤病具有使用方便、直达病所、疗效可靠、副作用小等特点。基于此，广大医疗科研人员极力进行中药外治皮肤病的研究，并得到了迅猛的发展，新药不断产生，但也存在一些不足。本文简要介绍中药外治皮肤病存在的不足，并谈谈目前发展趋势。

（一）中医药外治存在不足

1. 科研设计起步晚，中医诊断和疗效评定标准尚不规范

相对于中医内科学研究，中医外科学科研起步较晚，中药外用治疗皮肤病临床与实验研究滞后：首先，缺乏严谨的科研设计，纵观目前的研究方法，其深度和广度尚不够，按照合理性（rationality）、代表性（representation）、随机化（randomization）和可重复性（repeatability）的 4R 原则设计的临床和基础试验较少，缺乏统一的中医诊断和疗效评定标准，难以做出客观的临床疗效评价；其次，缺乏对外用中药及剂型的深层次药理机制的研究，外用药物的作用靶位、作用机制以及药物的透皮、皮内分布、代谢、吸收等药效学、药代动力学评价方法或技术等尚为欠缺。目前皮肤病临床研究仍然参照《中药新药临床研究指导原则》(2002 年试行版)，而且病种仅限于湿疹、痤疮、银屑病等，整理文献，发现全国各地对于中医药治疗皮肤病诊疗标准各异，缺乏全国统一、行之有效、科学严谨的诊疗标准，进而影响中药外治皮肤病疗效统计，造成研究结果说服力不强、可信度不高等后果。

2. 中药外治剂型仍不能满足临床需要，费用相对较高

治疗皮肤病外用剂型从古代的汤剂、中草药粉剂，逐步发展为溶液、粉剂、洗剂、酊剂、软膏、油剂、糊剂、膏剂、霜剂等众多类型，素有“简、便、验、廉”美誉。随着中药外用剂型的改进，可供医生根据不同皮损选择的剂型大大增加，方便实用。例如，皮肤康洗剂、10% 黄柏溶液、炉甘石洗剂、复方土槿皮酊、青鹏膏剂、冰黄肤乐软膏、普连膏、恩肤霜、湿润烫伤膏等等，在很大程度上，方便了医生患者应用，达到了中药简、便特点，适

应人们工作繁忙，需要简单、方便使用的外用药物剂型的时代要求。但是，针对皮肤病皮损多形态，变化迅速等特点，可供中医辨证选用的药品或剂型仍不多，不能满足临床需要。从而能体现中医辨证加减的外用药物剂型更是少之又少。另外，中药外用起效缓慢，疗程较长，相对西药外用药量大，再加上单支外用中成药零售价偏高，导致总费用相对增高，增加患者经济负担，尚不能体现“廉”的特点，影响推广。

3. 外用中药色味等缺点仍阻碍临床推广

大部分中草药来源于草根、树皮、果实、花朵（花蕾），往往具有特殊颜色、特殊气味。制成的外用中药因存在气味难闻，染衣着色，令很多患者难以接受。统计文献和市售药品调查发现外用中药制剂中 76% 染衣着色，82% 气味难以令人接受，很多患者因为病情迫不得已选择外用中药制剂。在另一项外用药品调查结果显示，患者最不能忍受的外用中药缺点是药物的颜色和气味，而西药少有此缺点而受青睐。

4. 皮肤过敏反应仍为中药外治主要副作用

中药外治治疗皮肤病引起的皮肤过敏反应有药物本身对皮肤的刺激，也有生产外用剂型的溶剂、赋形剂、矫味剂、防腐剂引起的。容易引起过敏反应的药物包括鱼腥草、穿心莲、板蓝根、番泻叶、丹参、红花、大黄、山豆根、白僵蚕、三七、乳香、人参、冰片、紫草、雄黄、石膏、葛根、水蛭、地龙干、蜂乳、辛夷、苍耳子、大青叶、川贝、鸦胆子、胖大海、乌贼骨、熟地、柴胡、蟾蜍等。引起过敏反应的溶剂最常见是酒精，比如酒精制剂中的复方土槿皮酊、补骨脂酊等。常见的过敏反应有接触性皮炎、湿疹样皮炎、多形红斑、荨麻疹等，其中最常见的为接触性皮炎，占外用药物皮肤过敏反应的 80% 以上。外用中药引起皮肤过敏反应临床上非常常见，尤其过敏体质的患者更容易发生，这也是中药外用剂型大力推广的瓶颈。

（二）中医药外治的展望

1. 严格科研设计，制定统一的中医诊断和疗效评定标准

近年来由于国家持续加大对中医药研究的投入力度，提出了“继承、创新、现代化、国际化”的新要求，中医外科学得到了迅猛的发展。中药外治

皮肤病的研究逐步走向成熟，现在国家中医药管理局在全国各地已建立皮肤病重点学科、重点专科，划拨研究经费，进行银屑病、带状疱疹、湿疹、神经性皮炎、痤疮、白癜风等诊疗方案梳理工作，制定标准化的诊疗标准；另外，科技部支持的国家“十一五”科技支撑计划课题——中医外治特色疗法和外治技术示范研究，目前进行研究的皮肤病包括银屑病、湿疹、神经性皮炎、真菌病、白癜风等，目的是通过研究得出中医外治皮肤病的示范性临床研究方法，使中医外治皮肤病研究符合合理性、代表性、随机化和可重复的临床设计原则。今后，中医外治皮肤病除了继承中医传统理论、遵循科学的设计原则外，还应该与现代透皮技术结合，形成中药透皮治疗系统，改进剂型，进一步筛选出疗效确切的中药外用制剂。以期达到“最大药效和最小药毒”的治疗方案。

2. 外治与现代科技相结合，增强疗效

历代医家经过临床实践总结，中药外治皮肤病具有独特疗效，中药外用治疗剂型多，适应证广，疗效可靠，不良反应少。由于时代发展，人们工作繁忙，中药外用剂型存在诸多不足，不能满足患者需求，影响了其的推广应用，故中药外用剂型应该结合现代科技进行改良，去弊利新，适应时代要求。中药外用剂型除原有剂型外，可以制成膜剂、涂膜剂、喷雾剂等；可以借助透皮控释系统（TTS）、纳米科技新技术改善中药外治给药途径，利用离子导入把药物离子或分子直接导入体内，并可在局部保持较高的浓度；利用场效应治疗仪作中药热敷，集药物治疗、红外线热疗、磁疗为一体，促使药物由体表而至体内以提高疗效，是为外治法的一种手段和思路。同时进行外用中药实验研究，明确单味中药、复方中药外用于皮肤病作用机制，是中药单体还是药物之间作用后的合成体发挥治疗作用，为开发高疗效中药外用剂型奠定基础；明确药物颜色和气味是否有治疗作用，利用高科技减色、减味或脱色脱味，以适应患者需要。实践表明，将传统的中医药学与现代技术相结合将会更加异彩纷呈。

3. 积极控制药物过敏反应

外用中药过敏的预防和治疗不容忽视。发生过敏反应者，大多为过敏体质的人。用药前要考虑患者药物过敏史。对于有花粉过敏史者要慎用花蕾或花朵类药物，比如紫菀、款冬、草红花、小蓟、大蓟、蒲公英、苍耳、茵陈蒿、青蒿、艾、菊花等药物；异种蛋白过敏者，慎用虫类药，如地龙、全虫、蜈蚣、白僵蚕等。用药期间密切观察药物反应，尤其是过敏体质或体质虚弱者更须谨慎用药，一旦有过敏症状立即停药，症状轻者可使用抗过敏药物如扑尔敏、苯海拉明、异丙嗪（非那根），或维生素C、钙制剂等治疗，症状重者如过敏性休克患者应立即送医院给予肾上腺素、地塞米松、呼吸兴奋剂、升压、吸氧等综合救治。因此，应加强外用药物制剂基质研究，尽量减少容易致敏基质的应用。积极进行中药有效成分的研究，筛选有效成分，剔除致敏物质，尽量减少过敏反应的发生。

总之，中药外治皮肤病虽然存在不足，但是无论从外用剂型的种类、临床疗效、还是科研水平都得到了很大的提高，不断满足临床的需要。中药外用剂型改革的方向，仍应朝着三效（高效、速效、长效）、三小（毒性小、反应小、用量小）和五方便（生产方便、运输方便、使用方便、保管方便、携带方便）的方向努力。理想的中药外用剂型改革，其结果应达到：在保持或提高原药功效的前提下，降低成本，提高质量，便于贮存、保管、携带及方便使用，按照中医治则，便于辨证加减，确保临床疗效，减少毒副作用；制剂生产工业化、质量标准化。中药外治皮肤病科研设计要规范化，诊疗标准要统一化。

（孙占学　李元文　李曰庆）

第六章 传承创新

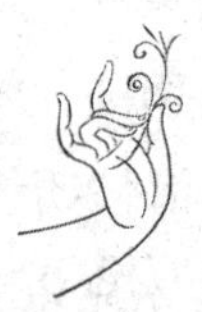

第一节 证治思路

一、运用解郁法治疗男科疾病经验阐释

李曰庆教授在男科疾病的临床诊治中擅长运用解郁法，收效颇丰，现对其经验简要阐述如下。

（一）郁是男科疾病重要的致病因素

李曰庆教授认为，“郁”在男科疾病的发生、发展、转归等过程中，有着至关重要的作用，是男性疾病常见的致病因素和维持因素。

随着现代社会生活节奏的加快、社会竞争日益激烈，男性在社会、家庭中更多地承担着“顶梁柱”的作用，所面临的压力与日俱增，男性疾病的发病率有增多趋势。男科疾病大多发病因素复杂，譬如慢性前列腺炎、性功能障碍、男性不育症等，病情迁延日久，治疗难以速效，加之男性疾病多涉及个人隐私，患者常常难以启齿，要么羞于就诊，要么自行购买保健品治疗，花销不菲且收效甚微，久而久之会背负严重的心理负担，郁郁寡欢，引起恶性循环。以阳痿为例，大样本的流行病学调查结果显示，当今社会条件下，情志之变是阳痿主要的发病学基础。此外有研究显示，抑郁对前列腺增生也有一定的诱发作用。《丹溪心法》曰：“气血冲和，万病不生，一有抑郁，诸病生焉，故人身诸病多生于郁。”

郁，指因七情内伤而导致的忧思郁结，常以气郁为主，还包括湿郁、痰郁、热郁、血郁、食郁。如丹溪所云“郁者，结聚而不得发越也。当升者不得升，当降者不得降，当变化者不得变化也，此为传化失常，六郁之病见矣”。李曰庆教授认为男科郁证形成的病理中心多以肝为主，亦可涉及肾、心、脾，情志抑郁引起的病理产物，如气滞、血瘀、痰浊及湿热等引起上述四脏功能失调，可以是因郁致病，也可因郁致病，“郁”贯穿男科疾病始终。

（二）解郁法治疗男科疾病的治疗经验

李曰庆教授基于“郁”贯穿男科疾病始终的观点，在临床诊疗男科疾病时往往施以解郁之法。但其解郁，不唯疏肝一途，尚从肾、脾、心多脏解郁者，更强调在衷中基础上参以西医之法和心理疏导，以期综合治疗，提高疗效。

1. 从疏肝论解郁

李曰庆教授认为解郁可从肝论治。其一，《灵枢・脉经》云“肝经循股阴，入毛中，过阴器”，阴器功能与肝关系密切，如慢性前列腺炎患者肝郁气滞，可引起阴器胀痛。其二，肝主筋，《证治概要》云“阴茎以筋为体，宗筋亦赖气的血涌，而后自强劲有力”，肝失疏泄则宗筋废弛。其三，肝寄相火，可鼓动阴器，启闭精窍而司精液走泄。其四，肝主藏血，具有调节血量的功能，肝木得养则宗筋得以濡养，这对维持阴茎的勃起有重要作用，其次血为精化生之源，肝血充足则肾充足。若肝气郁滞则肝失疏泄，影响肝正常功能而出现阳痿、阳强、睾丸胀痛、早泄等问题；肝的疏泄功能正常，则气机舒畅，气血调和，精神愉快，心情舒畅。

2. 从补肾论解郁

肾主藏精，主生殖，为男子先天之本。肾精是濡养他脏的物质基础，亦是宗筋奋发、性欲产生的物质基础，同时也是维持男性正常生殖功能及性功能的关键物质。肾开窍于二阴，与膀胱互为表里，与男性泌尿功能息息相关。而肾精需由气血化生而来，郁久导致气滞血瘀等病理产物从而影响肾精的生成。肾在志为恐，男科患者由于病情多为个人隐私，且受传统观念影响担心害怕他人知晓病情，这种不良情绪可影响肾的正常功能。一方面，对于肾虚夹郁患者，通过补肾可以药达病所，通过生殖功能及性功能等肾的生理功能的提升，给予治疗信心。另一方面，所谓“精血互生、肝肾同源”，肾精足则肝血旺，补肾通过养肝间接到达情志舒畅的目的。

3. 从健脾论解郁

脾为后天之本，主运化，为气血化生之源。脾胃健则气血充，宗筋得养方可用事自如，肾精得养方可天癸充盈，精气溢泻而有子，膀胱得养方可气化有源，小便有节。由此可见男性多种生理功能都与脾气健运息息相关。脾喜燥恶湿，若失健运则易为痰湿所困，而气血不足，行气无力可导致气血阻滞，水道不通从而导致湿郁、痰郁，二者都可影响脾的功能，此外脾在志为思，思郁无度而可无心饮食或暴饮暴食，导致食郁进一步影响脾的运化，气血化生无力，影响男性正常生理功能，而陷入恶性循环。

4. 从养心论解郁

心藏神，主神明，为人身五脏六腑之大主，五脏皆听命于心。人的精神、生理活动都必须在心的支配下完成。心主神明可司性欲，且心主血脉可养精室。君火为欲念所动则心气下交于肝肾，心定肝舒肾强，阳道自然振奋。若思郁扰心，一者君火难以引动相火，阳道失其充盈振奋而痿软不举，二者君火难制相火，心肾不交，相火妄动精室失摄而遗精早泄。

5. 衷中参西，辅用西法

男科疾病多为难治性疾病，发病缓慢，治疗时间长，有时单纯用中医中药治疗难以取得速效，有可能导致或加重患者抑郁情绪的倾向，从而失其失去治疗的信心。基于此，李曰庆教授主张在诊疗男科疾病的早期就应该结合西医的治疗方法，及时给患者服用抗焦虑药物，迅速改善患者心理症状，增强其治疗信心，愿意继续接受治疗，提升其对医师的认可度，提高依从性，为后续的治疗提供充足的时间和奠定坚实的基础。

6. 心理疏导，良言胜药

由于中国男性受传统观念的影响，患有男科疾病时多有自卑感，其前来就诊时可能对自身症状描述不详细，支支吾吾，表达不清，抑或到网络搜索信息，受不良广告影响，担心病情恶化，加重心理负担。医者应本着为患者负责的态度，认真倾听，对患者诉说的信息要认真思考，提醒其有无遗漏信息，分析其病因病机，耐心解释病情，将其从错误的思想状态中纠正过来，树立治愈的决心。若条件允许亦应做女方思想工作，增强双方的互信，给予男方充分理解、支持和包容，促进家庭和谐，从而事半功倍。

从上可知，李曰庆教授认为男科疾病病因病机复杂，既涉及患者身体因素又涉及心理因素，有时既包括男方因素又包括女方因素，治疗较为困难。而郁既可作为男科疾病的发病因素又可作为维持因素，单一的辨证论治往往不能收到满意疗效。因此，如能在明辨男科疾病之病证和辨病、辨证论治的基础上，施以运用解郁之法，截断扭转“郁”对疾病的影响，并采用衷中参西、心身同治的综合治疗方法，便可取得满意的临床治疗效果。

（秦国政　马栋）

二、调补肝肾法治疗男科疾病经验

有幸随师侍诊，聆听教诲，现将李曰庆教授运用调补肝肾法治疗男科疾病的经验整理介绍如下。

（一）肝肾失调是男科疾病的常见病机

肾为先天之本，主藏精。天癸源于肾精，并随肾中精气的盛衰而变化，它对男子生殖器官的发育、生殖之精的化生及性功能的维持等起着重要的作用。《素问·上古天真论》指出：“丈夫八岁，肾气实，发长齿更。二八，肾气盛，天癸至，精气溢泻，阴阳和，故能有子。……七八……天癸竭，精少，肾脏衰，形体皆极。”肾主水，与膀胱为表里，司膀胱之开阖。膀胱对尿液的贮藏和排泄功能，取决于肾的气化作用。肾主男子前阴二窍，即精窍和溺窍，男子阴茎的勃起、生殖之精的排泄以及尿液的排泄均为肾所主。肾中精气又分阴阳，即肾阴和肾阳，两者相互依存，以保证人体的功能活动正常进行。若先天不足，或房劳手淫过度，或久病耗伤等，导致肾精亏虚，阴阳失调，则可见性欲下降、阳痿早泄、精少精弱、小便频数或淋沥不畅等症。

肝藏血，足厥阴肝经“过阴器”，肝血对宗筋汇聚之前阴具有濡养作用。肝主疏泄，调畅气机，调节情志，对性事活动有着重要的协调作用。在性事活动中，阴茎应时达到充分的勃起并维持，以及排精后的疲软，与肝藏血的调控功能密切相关。故肝血不足，或肝气郁滞，或寒凝肝脉等，均可引起性功能异常。此外，水液的代谢亦与肝有关。肝脏疏泄有权，三焦气机调畅，水液才能正常的输布。若肝失疏泄，气机阻滞，必然影响水液的循环和代谢，发生白浊、癃、闭等症。

肝肾同居下焦，关系密切。肾藏精，肝藏血，肝血有赖于肾精的滋养生化，肾精又需要肝血的转化补充，故有“肝肾同源”之说。在性事活动中，生殖之精的排泄与肝的疏泄功能关系密切，肝气条达则精关开阖有度。在男科疾病中，二脏常相互影响。肾精亏虚，肾阴不足，“水不涵木”，可致肝阳上亢。若肝血不足，或肝经湿热，或肝血瘀滞，可致肾精不足。李曰庆教授认为，男科疾患多肝肾同病，补肾同时勿忘调肝。

（二）调补肝肾法治疗男科疾病举隅

1. 勃起功能障碍

赵某，男，45岁，主因阴茎勃起困难6个月，于2002年5月10日就诊。自诉半年来逐渐出现阴茎勃起硬度下降，有时插入困难或未射精即疲软，近2个月不能勃起，伴性欲下降，急躁抑郁，多梦盗汗，腰酸怕冷，纳食、二便正常，舌暗红、苔薄白，脉细弦。既往有轻度脂肪肝，无高血压及糖尿病史。平素工作紧张，生活不规律，每天吸烟20支，经常饮酒，夫妻感情良好。IIEF-5评分：13分。诊断为阳痿，证属肝郁肾虚，予疏肝养血、补肾兴阳。处方：柴胡10g，赤芍、白芍各12g，当归10g，淫羊藿15g，熟地黄12g，山茱萸10g，郁金10g，蜈蚣2条，生龙骨30g（先煎），怀牛膝15g。水煎服，每日1剂。嘱患者生活规律，戒酒烟，增强运动，保证睡眠时间。服药14剂后，夜梦汗出减轻，性欲及晨勃好转，房事时仍勃起不坚，原方加巴戟天15g，鹿角胶10g（烊化）。服14剂后，勃起硬度及腰酸明显好转。继服20余剂，诸症缓解，性生活基本正常。

按：本案患者正值中年，承受工作、社会和家庭等方面的压力较大，长期精神紧张，生活不规律，以及烟酒过度等，导致肝气郁滞，失于疏泄，肝血不能充养宗筋，肾阳不兴，故阳痿。方以柴胡、郁金疏肝理气；芍药、当归养血柔肝；蜈蚣疏肝通络，畅行宗筋；熟地黄、山茱萸、鹿角胶补肾填精；淫羊藿、巴戟天温肾壮阳；生龙骨平肝养心安神；怀牛膝“治阳痿，补肾填精，逐恶血流结”（《药性论》），又“能引诸药下行”（《本草衍义补遗》）。诸药合用，使肝之疏泄功能正常，则气血调和，肾阳得温，宗筋充养有度，故病症得愈。

2. 慢性前列腺炎

朱某，男，31 岁，尿频伴小腹会阴疼痛不适 1 年余，于 2002 年 3 月 26 日就诊。半年前曾在北京某医院诊断为慢性前列腺炎，给予抗生素及直肠微波治疗 4 周，后又间断服用多种中成药，仍效不显。刻下：尿频、尿急，夜尿 2~3 次，尿道灼热不适，尿不尽，小腹、会阴坠胀疼痛不适，阴囊潮湿，伴腰膝酸软，早泄，舌质暗红、苔白根腻，脉细滑。指诊：前列腺饱满，质地均匀，轻度压痛。尿常规（-），前列腺液常规镜检：白细胞 15~20 个 /HP，卵磷脂小体（++）。前列腺液细菌培养（-）。诊断为慢性非细菌性前列腺炎，辨证属湿热瘀阻、肾阴亏虚，治以利湿通淋、理气活血、调肝益肾。处方：黄柏 10g，生地黄 12g，生黄芪 20g，白芷 10g，车前子、王不留行、川牛膝、萹蓄各 15g，川楝子 10g，苍术 10g，生甘草 6g。7 剂，水煎服，每日 1 剂。嘱患者忌酒及辛辣食物，少坐多动，保持正常性生活。二诊：尿频、尿急减轻，余症未减，原方减黄柏，加虎杖 15g、川芎 15g，继服 14 剂。三诊：排尿症状及阴囊潮湿缓解，小腹会阴疼痛减轻，仍腰酸早泄，舌暗红、苔白而润，脉滑。下焦湿热已去，仍滋阴补肾，行气活血。生地黄 12g，山茱萸 10g，生黄芪 20g，白芷 10g，川牛膝 15g，川楝子 10g，川芎 15g，制乳香、制没药各 6g，虎杖 15g，龟甲 10g，芡实 10g，生甘草 6g。继服 14 剂后余症消失，复查前列腺液白细胞 5~8 个 /HP，卵磷脂小体（+++）。

按：慢性前列腺炎属中医“劳淋”“精浊”等范畴。因嗜食辛辣刺激之品，饮酒太过，酿湿生热，湿热下注；或情志不舒，郁而化热，下迫膀胱；或房事不洁，湿热从精道内侵；相火妄动，所愿不遂，或忍精不泄，肾火郁滞；或长期久坐，气血瘀阻而成本病。李曰庆教授认为，慢性前列腺炎的病机特点是肾虚为本，湿热为标，气血瘀滞为变。本案患者病程较长，湿热黏腻，阻滞精窍，气血瘀阻，耗伤肾阴。故尿频、尿急，小腹、会阴坠胀疼痛，腰酸早泄，舌暗、苔腻，脉滑。一诊方中黄柏、生地黄滋阴补肾，清泄相火；生黄芪、白芷益气解毒，消肿止痛；苍术、车前子、萹蓄清利湿热；川楝子疏肝理气止痛；王不留行活血利湿通窍；川牛膝补益肝肾，活血祛瘀，引药下行；生甘草清热解毒，调和诸药。二诊方将黄柏改为虎杖，重在加强清热利湿的作用，并配川芎活血止痛。三诊方生地黄、山茱萸、龟甲滋阴补肾；

芡实益肾固精；生黄芪、白芷益气解毒消肿；川楝子疏肝理气，川芎、乳香、没药活血祛瘀，虎杖清热利湿活血，诸药配伍以增强止痛作用；川牛膝补肾活血，引药下行；生甘草调和诸药。本案方证相合，标本兼顾，故能取效。

（李兰群　陈国宏　周强）

三、辨治泌尿男科疾病学术经验初探

李曰庆教授多年来致力于中医外科学事业，尤擅治疗泌尿男科疾病。本人有幸跟随李老学习多年，不揣鄙陋，试将其学术经验初步分析如下。

（一）调补肝肾善用虫药愈阳痿

阳痿辨治当首重肝肾，盖肝为乙木，司疏泄，肾为癸水，主作强。若房事不节，久病体虚，情志不遂，恚怒不释，致肾元不足，肝失条达，疏泄无权，气血逆乱，宗筋失于充养则萎弱不起。治当壮肾元滋癸水，疏郁滞畅肝脉，行气血荣宗筋。

刘某，男，29 岁，设计师。于 2008 年 12 月 8 日因“勃起不坚，不能完成性交 3 个月”就诊。患者结婚 3 个月，阴茎勃起不坚，无法插入，性交一直未成功。外生殖器发育正常，生化检查：PRL：339.2uIU/ml，TTE733.4ng/dl，TG1.82mmol/L，余皆正常。平素工作压力较大，精神紧张，时有腰酸，夜寐梦多，舌淡苔白，脉象弦细。证属肝郁肾虚，治宜疏肝益肾，兴阳起痿。处方：柴胡 10g、当归 10g、白芍 12g、枳壳 10g、九香虫 9g、蚕蛾 10g、山萸肉 10g、阳起石 10g、淫羊藿 15g、远志 6g、菖蒲 10g、合欢花 10g，水煎服，每日 1 剂。嘱其放松心情，积极参加体育锻炼。二诊：2008 年 12 月 15 日。服药 7 剂已能完成性交，但仍感勃起不坚，时未射精阴茎即痿软，舌脉同前。原方加蜈蚣 1 条，红花 10g。三诊：2009 年 3 月 9 日。间断服药 21 剂，现性生活每周 2~3 次，性交时间 2~5 分钟，舌淡苔白，脉细。仍以原法巩固，处方：熟地黄 10g、肉苁蓉 12g、蚕蛾 10g、白芍 12g、淫羊藿 15g、仙茅 9g、红花 10g、鹿角胶 10g（烊）、夜交藤 30g、怀牛膝 10g、九香虫 9g、青皮 10g。14 剂，水煎服，每日 1 剂。

按：从此案不难看出，李曰庆教授治疗阳痿善用虫药，蚕蛾、蜈蚣、九香虫、露蜂房为喜用之品。蚕蛾入肝肾二经，“主益精气，强阴道，止精”

(《中药大辞典》)，颇具补养肝肾之功，而尤以强健宗筋是其所长，故阴器萎弱、阳道难兴源于肝肾亏虚者，必当用之。蜈蚣入厥阴肝经,《医学衷中参西录》记载：“蜈蚣，走窜之力最速，内而脏腑，外而经络，凡气血凝聚之处皆能开之。”临床常用蜈蚣疏达肝脉，畅行宗筋，以治肝郁所致阳痿。九香虫咸温无毒，入脾肾阳明经，能“治脾肾亏损，状元阳”(《本草纲目》)，露蜂房“甘平有小毒，入阳明经”(《本草纲目》),“灰之，酒服，主阳痿”(《唐本草》)，皆能温养荣润宗筋，使宗筋强健，阳道以兴。以上虫药皆为通补之品，于补益之中尤具活泼之性，用其有形血肉之体峻补肝肾之虚，以壮阳展势起痿，虫药善行走窜，无微不至，补而不滞，畅行经脉，涵养宗筋，使萎弱自强。

（二）泻南补北治遗精

经言：心者，生之本，神之变也；肾者主蛰，封藏之本，精之处也。心主神明，精之藏蓄虽在于肾，而精之主宰实由乎心。心神安定，君火藏则相火不致妄动；相反，心神过用，君火动于上，相火妄动于下，扰动精室，虽不交媾而精自遗。李曰庆教授认为遗精当责之心肾功能失常，其治则宜宁心安神，益精固肾，兼以清热、健脾、疏肝、利湿，参以脉证，审度化裁，切不可拘泥于一方一法。

洪某，男，25岁，会计，于2009年4月2日因“遗精频繁1年余”求诊。患者一年来遗精频做，一周2~3次，饮酒、吸烟及进食辛辣油腻食物后加重。平素口唇干燥，手足心易汗，脱发，夜寐梦多，夜间勃起频繁，每因阴茎胀痛妨碍睡眠，偶有尿频尿不净感，夜尿1次。曾服舍曲林、氟西汀、坦洛新、非那雄胺、癃清片等治疗，效不显。既往慢性前列腺炎病史。舌暗苔薄白，脉滑。证属阴虚火旺，当以甘寒育阴，苦甘折热，泻其有余，补其不足，处方：黄柏12g、生地黄12g、丹皮10g、栀子10g、女贞子10g、旱莲草10g、白芍12g、川芎12g、夜交藤20g、珍珠母30g、远志6g、白芷10g、怀牛膝10g、五味子10g，免煎剂，20剂，每日1剂。嘱病人放松心情，积极锻炼，清淡饮食。二诊：2009年4月23日。药后遗精及睡眠均较前好转，舌脉同前，处方：前方去白芷加煅龙牡各30g、茯神10g，免煎剂，每日1剂。三诊：2009年5月21日。遗精1~2周一次，睡眠及燥热汗出均有好转。舌暗苔薄白，脉细。处方：知母10g、黄柏10g、柴胡10g、丹皮10g、栀子10g、女贞子 10g、旱莲草 10g、生地黄 12g、远志 6g、煅龙牡各 30g、五味子 10g、茯神 12g、酸枣仁 10g、夜交藤 30g、丹参 15g、车前子 10g，免煎剂，20 剂，每日 1 剂。其后，患者于 6 月饮酒后症状反复，继以原法治愈。

按：本案患者症状十分典型，李老用药中正平和，养阴不滋腻，泄热不苦寒，不早用、妄用收涩之剂，经年之疾经用宁心益肾之方月余而瘳，甚可师法。

（三）权衡攻补治在三焦启癃闭

《灵枢·本输》云："三焦者，……实则闭癃，虚则遗溺，遗溺则补之，闭癃则泻之。"李曰庆教授受其启发，认为癃闭论治当从三焦着手。上焦之气不化，当责之于肺，肺失其职，则不能通调水道，下输膀胱；中焦之气不化，当责之于脾，脾气虚弱，则不能升清降浊；下焦之气不化，当责之于肾，肾阳亏虚，气不化水，肾阴不足，水府枯竭，均可导致癃闭。此外，肝郁气滞，使三焦气化不利，也会发生癃闭。《素问·奇病论篇》："有癃者，一日数十溲，此不足也。"故癃闭辨证当以辨虚实为主，其治疗应据"六腑以通为用"的原则，着眼于通。但通之法，因证候的虚实而异。实证治宜清湿热，散瘀结，利气机而通利水道；虚证治宜补脾肾，助气化，使气化得行则小便自通。

张某，男，82 岁，干部。主因"排尿困难 1 天"于 2008 年 7 月 7 日求诊。患者昨日起排尿困难，小腹胀痛，今日凌晨于本院急诊行留置导尿。既往有良性前列腺增生病史，并曾与 2008 年 4 月 11 日于本院行心脏支架植入术。患者素日大便干燥，2~3 日一行。舌暗苔薄白，脉弦滑。证属癃闭，病在下焦，当滋肾以助气化，通瘀以利关窍。处方：盐知柏各 10g、肉苁蓉 15g、当归 12g、石韦 15g、川木通 6g、莪术 15g、川牛膝 10g、王不留行 15g、桃仁 10g、生大黄 6g（后下）、生黄芪 15g、猪茯苓各 15g、肉桂 6g，7 剂，水煎服。药后，患者顺利拔除导尿管，近期未见反复。

按："三焦者，决渎之官，水道出焉"，上焦如雾露之溉，中焦斡旋气机，下焦如渎，分泌清浊，故癃闭之治当从三焦论治。李曰庆教授认为，年老正虚，肾气不足，膀胱气化失司，是癃闭的常见类型。然而，湿热、瘀血、痰浊恒多夹杂，故癃闭治疗当以扶正祛邪之法，揆度正邪虚实，庶几用药不致有误。李曰庆教授辨治癃闭多对患者大便情况详加询问，盖腑行畅通则肺气和降，中下得通，津液得下，三焦通利，便能自解。此外，李曰庆教授主张当据癃闭轻重缓急灵活处方。经云：小大不利治其标，小大利治其本。小便点滴全无，大便燥结者宜大剂；癃闭迁延日久非旦夕可除者，则宜小其制，以丸散剂缓图。本案患者虽年届八旬，然发病急剧，胀痛不舒，大便干结，舌暗脉象弦滑，显然以邪实为主，李曰庆教授遂以滋肾丸助膀胱气化，当归、石韦、木通、莪术、川牛膝、王不留行、桃仁、生大黄、猪茯苓祛瘀通关，辅以黄芪、肉苁蓉益气扶正，故临床可收桴鼓之效。

（四）调畅气血

历代医家向来重视调畅气血在治疗中的作用,《素问·至真要大论》曰：“必先五胜，疏其血气，令其条达，而致和平。”张子和亦认为“《内经》一书，惟以气血流通为贵”。近现代名医，譬如施今墨、关幼波等均极力主张在八纲辨证之外增加气血两纲。由此可见畅达气血是调治诸多疾病的有效方法，李曰庆教授受其启发临床辨治泌尿男科疾病多从调理气血入手，常收满意疗效。气血冲和百病不生，一旦气滞血凝，脏腑经脉失其所养，疾病由生。因此，诊治泌尿男科疾病非常重视气血流畅这个重要环节。

李某，男，31岁，职员。主因“睾丸隐痛、腹股沟发凉半年”于2008年5月22日求治。患者自2008年初自觉左腿内侧及睾丸隐痛，腹股沟部位发凉，思想压力较大。经查泌尿生殖系统B超及前列腺液、精液常规，未见异常。查体：双侧睾丸、附睾正常，无结节，无触痛，无精索静脉曲张。曾服癃闭舒、舍尼通、可多华治疗，效果不佳。西医诊断为Ⅲ B型前列腺炎。舌暗苔薄白，脉弦滑。证属气滞血瘀，当行气活血以止疼痛。处方：柴胡10g、当归10g、白芍12g、萆薢15g、川芎15g、白芷10g、川牛膝10g、红花10g、橘叶核各10g、王不留行15g、枳壳10g、乌药10g、茯苓15g，水煎服，日1剂。二诊：2008年6月5日：药后症状消失，舌暗苔薄白，脉细。处方：柴胡10g、白芍12g、枳壳10g、合欢花10g、珍珠母30g（先煎）、川芎15g、橘叶核各10g、乌药10g、红花10g、山萸肉10g、怀牛膝10g、茯苓15g，14剂，水煎服，日1剂。

按：患者睾丸隐痛腹股沟发凉，据其舌暗苔白、脉象弦滑知其非为阳虚，而是肝气不舒，阳气不得布散之故，径用四逆散加减即获显效。李曰庆教授坚持中医辨证论治原则，不囿于西医“炎”的束缚，故临床收以捷效。若以“炎”字当头，施以清热解毒利尿通淋之剂，则永无愈期。

周某，男，42岁。主因“精液带血1天”于2008年12月29日初诊。患者昨日射精疼痛带血，血色鲜红，无血块，无排尿不适。患者先后曾于2007年、2008年上半年、2008年9月11日及10月28日出现血精，经直肠B超提示精囊炎，经服用左氧氟沙星、前列通瘀胶囊后好转。尿常规检查未见异常。舌淡红苔白，脉沉。处方：盐知柏各10g、生地黄10g、萆薢15g、车前子10g（包）、地榆炭10g、生黄芪20g、三七粉3g（冲）、鲜白茅根30g、生甘草6g、五味子9g，14剂，水煎服，日1剂。嘱其清淡饮食，适度性生活。半年后该患者因他疾来诊，云药后血精一直未现。

按：关于血精的论述首见于《诸病源候论·虚劳精血出候》“肾藏精，精者血之所成也。虚劳则生七情六极，气血俱损，肾家偏虚，不能藏精，故精血俱出也。”李曰庆教授认为血精之治当以益肾除湿凉血化瘀为大法。本案方中知柏、生地咸寒益肾，萆薢、车前子、生甘草清热利湿，白茅根、地榆炭凉血止血，生黄芪、三七粉益气化瘀，五味子益肾收敛止血，故可收显效。

（五）扶正祛邪标本兼顾

膀胱肿瘤是泌尿外科常见肿瘤，本病大多以本虚标实为特点。本虚属肾气虚、脾气虚，标实为湿热、火毒、痰浊、瘀血。患者素体虚弱脾肾不足，脾主运化，肾主气化，运化失司，气化不利，则水湿内停，湿邪内停日久生热或感受毒邪侵袭，下注膀胱而致尿频、尿急、尿痛；热灼络脉，迫血妄行，或气虚摄血无力而致血离经脉发为血尿；瘀血不去，新血不生，瘀热交搏，渐化为毒，毒热互炽，窜走经络，舍于脏腑，则为转移。治疗上应健脾益肾以扶正，利湿清热、解毒化瘀以治标。同时应用中药可以减轻化疗的毒副作用，提高患者对化疗的耐受能力，而且效果明显优于单纯化疗患者，并能减少肿瘤复发、转移。

赵某，男，53岁，工人。主因“膀胱肿瘤反复发作，电切术后2个月”于2009年2月9日求治。患者2008年5月于肿瘤医院因膀胱肿瘤行经尿道膀胱肿瘤电切术，并行膀胱灌注。后于同年12月复发，继行膀胱肿瘤电切术。目前膀胱灌注每周1次（盐酸吡柔比星40mg）。现小腹胀痛牵及尿道，尿频尿痛，夜尿2~3次，大便日行2次，便溏。尿常规检查无异常。患者有大量吸烟及酗酒史。舌暗苔薄白，脉滑。证属脾肾不足，湿毒内蕴。治以健脾益肾，利湿解毒。处方：生黄芪20g、党参15g、炒白术10g、三七粉3g（冲）、肉苁蓉12g、女贞子10g、半枝莲15g、白花蛇舌草15g、猪茯苓各15g、乌药12g、薏苡仁30g、鲜茅根30g、怀牛膝10g、莪术15g、黄柏12g，14剂，水煎服，每日1剂。嘱病人戒烟限酒。四诊：2009年4月20日。一诊处方加减服用至今，3月27日复查膀胱镜未见肿瘤复发。舌暗苔薄黄，脉滑。处方：生黄芪20g、女贞子10g、石韦15g、白花蛇舌草15g、半枝莲15g、浙贝母15g、莪术15g、猪茯苓各15g、鲜茅根30g、生薏仁30g、乌药12g、炙草6g，14剂，水煎服，每日1剂。九诊：2009年7月27日。再次复查膀胱镜，未见肿瘤复发。现排尿通畅，无尿频尿痛，大便正常。舌暗苔薄白，脉弦。处方：生黄芪20g、三七粉2g、女贞子10g、莪术10g、南沙参10g、浙贝母10g、土茯苓15g、猪苓20g、白花蛇舌草15g、半枝莲15g、生薏仁30g、萹蓄15g，免煎剂，30剂。十四诊：2010年1月11日。膀胱肿瘤术后一年余，多次复查膀胱镜未见复发。现一般情况良好。舌暗苔薄白，脉弦。仍以原法巩固。处方：黄芪20g、黄柏12g、女贞子10g、三七粉2g、莪术10g、茯苓10g、猪苓10g、白花蛇舌草15g、半枝莲15g、萹蓄15g、甘草6g、生薏仁30g、太子参10g，免煎剂，30剂。

按：《医宗必读》云："正气与邪气势不两立，一胜则一负。"在肿瘤治疗中，扶正与祛邪究竟何者重要，历来争议颇多。李曰庆教授认为扶正是根本，祛邪是目的，为了提高疗效，必须标本兼顾，正确处理扶正与祛邪的辩证关系，二者相辅相成，不可偏废。在临床中必须谨守病机，具体分析患者阴阳气血的盛衰，脏腑经络的虚实，判断疾病的正虚和邪实孰轻孰重，决定扶正和祛邪的侧重。

（苏全新）

四、"辛甘化阳"法治疗男科疾病经验介绍

（一）"辛甘化阳"法理论

"辛甘化阳"的理论于《黄帝内经》首次出现。《阴阳应象大论篇》云："气

味辛甘发散为阳。”表明内经时代对于药物性味的理解就十分深入。东汉医家张仲景继承《黄帝内经》理论，将“辛甘化阳”之法运用于临床，在其所著《伤寒论》中运用了该理论制成多首名方，包括桂枝甘草汤、苓桂术甘汤和甘草干姜汤等。其中常用的辛味药，如桂枝、附子、细辛、干姜、肉桂等；常用的甘味药，如甘草、人参、饴糖、大枣、粳米。仲景运用辛味药来逐寒散邪，温经通脉；以甘味药补益元气，辅助正气，两种药共奏温阳、扶阳、助阳之功，从而极大地发展了理论的临床价值，为该法的后世广泛应用奠定了基础。后世医家在仲景的基础上，将“辛甘化阳”的用药理论再次扩展，以明清时期温病学派对此法发扬最大。温病学派认为，温邪初侵犯人体，可用辛甘凉剂以驱散病邪，清除邪热，以达到“辛凉散风，甘淡驱湿”效果，创制了如银翘散、桑菊饮等此类辛凉解表剂，扩大了“辛甘化阳”临床的适应证，在温病的治疗方面得到了广泛的应用。

药物四气五味各有区别，其归经也差异很大，《黄帝内经》开创性地提出了辛甘化阳的组方思路，将药物有机组合在一起，实现了更有效的作用。中医认为阳虚是由气虚与气寒两个方面组成，故而辛甘化阳法也应从此两个角度入手。其本质包括辛甘发散，以发散表寒，透散邪气为主，代表方包括麻黄汤、银翘散等；和辛甘温通，用以治疗里寒证、阳虚证和亡阳证两种治疗大法。男科疾病多以内伤杂病多见，尤以里虚为主。因此，李曰庆教授多在临床上运用辛甘化阳法治疗男科疾病，疗效尚佳，患者反馈多有好评。

（二）“辛甘化阳”法运用经验

1. 男性不育症

男性不育症是指夫妇结婚同居超过一年，能够完成正常性生活，并未采用任何避孕措施，由男性的原因引起女性不能受孕的疾病。据统计有大约15% 的夫妇在 1 年内不能受孕而需要寻求药物治疗；不能受孕的夫妇之中至少 50% 存在男性精子异常的因素。中医认为男性生殖功能起源于肾，与五脏六腑息息相关，《内经》中说：“肾者主水，受五脏六腑之精而藏之，故五脏盛乃能泻。”肾藏精，主生殖；肾内藏先天之精接受着他脏的不断滋养而充盛，最终促进“天癸”成熟，后有精气溢满而泻，阴阳合，使女方受孕。引起男性不育的原因很多，李曰庆教授认为，男性不育症病因病机以肾虚、湿热、血瘀为主。若患者先天体质较弱，又加之后天情欲过度，房事不节，均可损伤肾气，精气空虚；饮食不调，嗜食肥甘之品，脾胃运化失常，内生痰湿，流注下焦，久而化热，成为湿热；不育患者部分原因表现为精索静脉曲张，络脉迂曲，血行缓慢，日久成瘀，这与中医学“瘀血”理论一致。以上三者互为病因，并相互影响，日久则损及肾精，精子质量下降，出现少弱精症，甚至无精子症，导致男性不育症。

（1）治法提要

临床上，李曰庆教授提出“补肾活血”法治疗此类不育症患者，认为临床用药应借鉴“辛甘化阳”思路，在甘温补肾药物的基础上，配伍辛咸为主的虫类药物，在处方中运用菟丝子、淫羊藿、鹿角胶等补肾精，壮肾阳，同时配伍雄蚕蛾、水蛭、土元等辛香走窜的虫类药物，一方面辛甘合阳，与补肾药物共同起到补益肾阳、通达肾络的功效；另一方面，虫药能“久病入络”，可搜剔走窜，达于经络。睾丸中的血管网络与中医血络的组织结构极其相似，药力直达，疗效提升。李曰庆教授临床中常对雄蚕蛾称赞有加，认为其可补益肾阳，固精止泄，《本草纲目》中说常服雄蚕蛾“可御十室”。现代药理研究也证明雄蚕蛾中含有雄激素，前列腺素多种活性成分，能够促进精子发育和成熟，对于提升男性少弱精子质量有较好作用。

（2）验案举隅

患者，男，35 岁，2016 年 8 月 18 日初诊。主诉：婚后未避孕 4 年未育。夫妻性生活可，前往多家医院治疗未果。分别于 2014 年和 2015 年行“单精子注射二代试管”2 次，胚胎均未能正常发育，来我院门诊就诊。刻下症见患者面色淡白，自觉平素疲乏纳差，腰困，劳累后加重，舌淡暗，边有瘀点，苔薄白，脉沉细。精液常规示：量 3.5ml，pH 7.6，密度为 13×10^6/ml，成活率 68%，活动力 a 级 11.8%，b 级 8.6%，余检查(－)。西医诊断：男性不育症，少弱精子症。中医诊断为男性不育，证型为肾虚血瘀证。治法：补肾活血。处方：生熟地各 10g，山药 15g，枸杞子 20g，菟丝子 15g，覆盆子 10g，五味子 10g，车前子 10g，沙苑子 10g，仙茅 10g，巴戟天 6g，鹿角胶 15g，雄蚕蛾 10g，烫水蛭 10g，蜈蚣 3 条。14 剂，水煎服，1 剂 / 日，早晚饭前分 2 次服用。嘱患者监测女方排卵期，规律性生活，增强锻炼。患者因家在外地，嘱中药服完 14 剂后，可以按原方续服 14 剂。1 个月后复诊，查精液常规均已正常，

密度为 22×10^6/ml，活动力 a 级 28.8%，b 级 36.2%，自觉疲乏、腰酸明显减轻，在原方上加土元 10g，嘱其坚持服药。半年后患者再次复诊告知其妻已于月初怀孕，目前胚胎发育正常，遂来门诊致谢。

按：患者结婚 4 年未育，采用试管婴儿方法也未能如愿，精液常规显示，精子密度活力均较低，可诊断为男性不育症，少弱精子症。患者平素疲乏，腰酸怕凉，为肾阳虚之证，脉沉细，舌质淡暗，边有瘀斑，为血瘀证，综其四诊，辨为肾虚血瘀之证。方用五子衍宗丸加减，生地、熟地、菟丝子、巴戟天、鹿角胶等补益肾精，壮肾阳；雄蚕蛾、水蛭、蜈蚣等活血通络，辛甘化阳，唤起患者生育功能，遂服药一月后，精子质量已正常，只待时机，即可梦圆子嗣。

2. 前列腺增生

前列腺增生又称前列腺肥大，属于中医“癃闭”“精癃”的范围。临床常见症状为夜尿增多，尿频，尿急，尿线变细，排尿困难，严重者可出现尿潴留。中医认为饮食水谷进入于胃，经过脾气运化，肺气通调，清者进入人体，构成人体组成，浊者经膀胱气化，成为尿液排出体外，完成全身的水液代谢循环。膀胱为肾之外腑，膀胱的气化离不开肾阳温煦作用，若肾阳充沛，温煦正常，膀胱疏泄顺畅，则小便自出而无碍，若肾阳不足，温煦失职，膀胱气化失司，津液停留而点滴不下，成为癃闭。针对此类患者，李曰庆教授常用“辛甘化阳”思路选方用药。

（1）治法提要

临床上，李曰庆教授治疗此类证型前列腺增生多以缩泉丸为主方，方中乌药与益智仁、山药同用，乌药辛温，功可理气止痛、驱寒温中，治肾阳不足、膀胱虚冷之小便频数。与此同时，李曰庆教授还在方中配伍一味桂枝，常用剂量多为 15g，最大量可至 30g。桂枝辛温，功效温通经脉，助阳化气，在《神农本草经》中被列为上品，云：“主上气，……利关节，补中益气……久服通神，轻身不老。”在此基础上，再配伍肉苁蓉、川牛膝等补益肝肾，辅助肾阳。辛甘相伍，共助膀胱气化，水道通畅，癃闭自除，临床疗效较好。

（2）验案举隅

患者，男，73 岁，主因小便滴沥不通 1 周余，于 2016 年 3 月 20 日就诊。

刻下症：小便滴沥不通，尿线细，排尿无力，夜尿4次/日，排尿时间较之前延长，平素乏力纳差，眠差，大便溏稀不成形，冬天加重，晨起泄泻，畏寒怕冷，舌淡白，脉沉细。B超示：前列腺增大。西医诊断：前列腺增生。中医诊断：癃闭；辨证：肾阳虚衰，膀胱失司。治以补肾壮阳，温通气化。方药：乌药15g，益智仁15g，山药15g，桂枝15g，覆盆子15g，吴茱萸3g，五味子6g，巴戟天10g，桑寄生10g，穿山甲12g，海藻30g，浙贝母30g，沉香3g。14剂，水煎服，每日1剂。

服药后排尿较前明显通畅，排尿有力，夜尿2次/日，纳眠较差，大便不成形等症状改善明显。上方改桂枝为30g以增强温阳之力，继服20余剂，排尿基本正常。

按：患者老年男性，肾阳不足，膀胱失于温煦，气化失常，尿路阻塞则排尿滴沥不畅，排尿力弱；肾阳亏虚，阳气无力固护于外，则平素疲乏，纳差少食，大便溏稀。方以缩泉丸加减，主药以乌药、益智仁、桂枝温肾益气；山药、五味子、益智仁益肾固精而缩尿；吴茱萸、巴戟天、五味子仿四神丸之意，温补脾肾之火，助其气化，泄泻得减。诸药相合，使肾阳得复，膀胱开阖有度，癃闭可解。

（3）结语

随着现代社会的发展，人们的生活压力逐渐增大，作为社会发展的主力部队，男性健康水平呈现日益下降的趋势。男性相关疾病严重影响男性健康问题，同时也影响家庭和社会的和谐与幸福。李曰庆教授创造性地将“辛甘化阳”的治法引入男性相关疾病的治疗中，为男性疾病综合治疗理论体系提供了一个很好的思路，值得临床推广。

（代恒恒　赵琦等）

五、运用马钱子治疗男科疾病

（一）中医对马钱子的认识

马钱子是一种热带植物，属马钱科，因其形似马之连钱而得名，又叫番木鳖，主要在我国的云南、广东等地以及东南亚等地区有所分布。最早记载于《本草纲目》“番木鳖……夏开黄花……生青熟赤，亦如木鳖，其核小于木鳖而色白”，张锡纯《医学衷中参西录》中记载了马钱子的特性，言其“……通经络，透达关节……胜于它药”。《外科全生集》指出其具有“搜筋骨……风湿，祛……痰毒”的功效。《本草原始》中对其毒性也有所描述：“番木鳖……味苦。鸟……则麻木搐急而毙；狗中其毒，则苦痛断肠而毙。若误服之，令人四肢拘挛。”李曰庆教授认为钱子散结通络，消肿止痛的功效确切，对于前列腺炎等引起的疼痛性疾病有很好的治疗效果，但其毒性十分剧烈，且有效剂量和中毒剂量接近，倘若用之不妥，则可引起惊厥，严重时甚至可以发生全身肌肉的强烈痉挛、抽搐，进而危及生命。《中国药典 2010 版》中对马钱子功能主治总结为：通络止痛，散结消肿；治疗风湿顽痹，跌扑损伤，痈疽肿痛，麻木瘫痪；可用于小儿麻痹后遗症、类风湿性关节痛等的治疗。用量一般为 0.3~0.6g，炮制后入丸散用。不宜生用、多服久服；孕妇禁用。

（二）现代临床对马钱子的认识

1. 马钱子的主要成分

现代药理对马钱子的研究表明，其化学成分包括大量生物碱。杨秀伟等的研究发现，马钱子中含有马钱子碱（士的宁）、伪马钱子碱、异马钱子碱、番木鳖碱、异士的宁、马钱子碱氮氧化物、马钱子次碱、异马钱子碱氮氧化物、异士的宁氮氧化物、依卡金、诺法生等 13 种生物碱，其中含量最高的是马钱子碱和番木鳖碱。马钱子碱经研究后被证实为马钱子的镇痛作用的主要有效成分。作为一种弱碱性吲哚类生物碱，从马钱子碱首次被发现距今，约有 200 年的历史。

2. 马钱子的药理及毒理研究

（1）镇痛作用

有研究证实，马钱子碱及其被加热转化而成的氮氧化物，对于大鼠前列腺素、5- 羟色胺等致痛因子的释放能够产生抑制作用。因此，马钱子碱及其氮氧化物也可使感觉神经末梢麻痹，从而产生镇痛作用。李曰庆教授在临证中也常常运用马钱子治疗前列腺炎等引起的疼痛，屡获奇效。

（2）抗炎作用

杨秀伟等的研究报告还表明，生马钱子及炙马钱子富含马钱子总生物碱和马钱子碱，这些生物碱可以抑制 PGE 的释放，降低血液中炎症介质量，并能够改变炎症局部组织的营养状况，加快炎症部位渗出物质的吸收，因此，都有较强的抗炎作用。李曰庆教授也认为，马钱子对于慢性前列腺炎的炎症有良好的控制作用，在临床中使用都能收到良好效果。

（3）对血清睾酮含量的影响

吴奕富等使用 3 种方法炮制的马钱子（油制、童便制和沙炒）对小鼠 SOD（超氧化物歧化酶）和 T（血清睾酮含量）的影响深入探索和研究。结果表明，在 3 种炮制方法下，马钱子对于小鼠血清中 SOD 的活力都有不同程度的提高作用，从而均能够降低小鼠血清中的 T 含量。其中，油制和童便制炮制的马钱子较沙炒炮制的对于小鼠 T 含量的降低作用更为明显。因此，李曰庆教授指出，临床上在应用马钱子治疗男科疾病时，由于血清睾酮与男科疾病密切相关，血清睾酮偏低可以对男性勃起功能产生一定影响，因此，在男科临证中应密切关注患者血清睾酮变化，对于基础血清睾酮偏低患者，应当谨慎使用马钱子，以防产生血清睾酮的进一步下降。

（4）对中枢神经系统的影响

李曰庆教授指出，马钱子的主要成分士的宁可以选择性地兴奋整个中枢神经系统。番木鳖碱可以率先使脊髓的反射功能得到兴奋，对于脊髓的反射强度有一定提高，并且能够缩短脊髓反射的时间，因此，能够显著提高射精中枢神经的兴奋度。基于此机制，李曰庆教授在临床中应用马钱子治疗不射精症，屡建奇功。研究说明，大剂量的马钱子碱可以对中枢神经系统产生明显的镇静作用，而小剂量的马钱子碱则会提高其兴奋性。但是，过量的番木鳖碱反而会令脊髓的反射明显亢进，会对动物的呼吸以及血管运动中枢等产生不同程度的兴奋作用，可以造成加深加快的呼吸以及血压的升高，进而引起强直性痉挛，甚至可以致使机体呼吸肌痉挛而窒息死亡。研究指出，番木鳖碱对于中枢神经系统的兴奋作用机制，是通过对皮层神经元的钾离子通道进行调节，进而提高其兴奋性来实现的。

（5）心血管、血液系统作用及抗肿瘤作用

马钱子碱在低浓度时可以对钾离子通道（心肌细胞膜表面）产生阻断作用，高浓度时则可以对钠离子通道和钙离子通道产生抑制（心肌细胞膜表面）。异马钱子碱则能兴奋和激发钙离子通道（同样位于心肌细胞膜表面），延长其开放的时间。同时，异马钱子碱及其氮氧化物还可以在一定程度上保护心肌细胞。对于血液系统，马钱子碱及其氮氧化物可以产生类阿司匹林样作用，从而能够对血小板的聚集产生抑制并且能够对血栓的形成产生拮抗作用。此外，马钱子也作用于人体的淋巴细胞，促进其有丝分裂。也有研究指出，马钱子中含有的生物碱类能够对于机体宫颈的癌细胞产生毒性。异马钱子碱的氮氧化物能够对肿瘤细胞的形态结构进行破坏，能够在一定程度上抑制机体喉部恶性肿瘤细胞的生长。

（6）马钱子的毒副作用

番木鳖碱虽然是马钱子的有效成分，但同样也是马钱子毒性的始作俑者。番木鳖碱通过拮抗甘氨酸对前角运动神经元的抑制而产生兴奋。通过这一机制，番木鳖碱可以使得感觉器官更加敏感，从而对大脑皮层的兴奋性进行调节。使用番木鳖碱达到中毒剂量时，就会使得正常反射活动被破坏，让整个脊髓的兴奋性过度扩散至全身，从而发生特有的痉挛，且该痉挛表现为强直性痉挛，严重时能够造成呼吸肌的强直性收缩引起窒息，导致机体死亡。还有报道指出，番木鳖碱过量可以导致机体乙酰胆碱的蓄积，从而加强了肠蠕动的功能，导致机体出现腹痛、腹泻等症状。此外，通过杨蓉对于对硫磷和番木鳖碱药理机制的分析，可以得知番木鳖碱和对硫磷有协同作用，能够增强其毒性，使得机体蓄积大量乙酰胆碱，兴奋机体的神经和肌肉，造成强直性惊厥的出现，导致机体出现呼吸衰竭甚至昏迷，最终可以令机体窒息而亡。李曰庆教授在临床应用马钱子治疗男科疾病时，也很注意增其效而碱其毒，所以常配伍甘草、肉桂等药物共同使用。甘草水煎液加热至沸腾之后，可以和马钱子当中的毒性物质发生相关反应而沉淀，从而削弱马钱子的毒性。有研究显示，甘草配伍马钱子后的水煎液相比与单纯马钱子的水煎液，其毒性成分的含量明显降低。而在肉桂与马钱子配伍后的水煎液中，同样可以发现马钱子毒性成分的含量有所降低。

（三）验案举偶

1. 不射精症

患者段姓男子，28 岁，精神萎靡，自述结婚 2 年，欲子，但性生活中不能射精，自慰时可射精，平素浑身乏力，腰酸腰困，失眠，生活作息不规律，否认烟酒史，小便调，大便一日一行，略干；舌质暗，苔薄白，脉弦。西医诊断：男性射精功能障碍。中医辨证：肾虚血瘀证。法当滋肾填精，通络化瘀。处方：刺五加 10g、五味子 10g、远志 9g、石菖蒲 10g、熟地 12g、山萸肉 12g、肉苁蓉 12g、鹿角胶 10g、枸杞子 15g、三七粉 3g、淫羊藿 10g、仙茅 10g、巴戟天 15g、柏子仁 15g、怀牛膝 10g、茯神 15g、丁香 6g、马钱子 0.5g。服用 14 剂，诸证基本即退，患者于性生活中已经能够射精，嘱患者继续调整作息，原方加予丹参 10g、麦冬 15g，巩固 2 周，疗效满意。方中刺五加补中益精，五味子滋肾敛阴；远志交通心肾；石菖蒲理气活血；熟地黄、山萸肉等益髓填精；仙茅、淫羊藿、巴戟天、肉苁蓉温肾壮阳；血肉有情之品鹿角胶补养兴阳；枸杞子补肝肾；三七粉活血化瘀；柏子仁、茯神养心安神；怀牛膝补肝肾、强筋骨，丁香温中暖肾；再加上马钱子开通经络，共达滋肾填精、通络化瘀之力。此外，还有报道说明，对于 99 例功能性不射精的患者，运用“马钱通关散”进行治疗，效果令人满意。报道指出，由于精室通降太过，表现为男性的早泄或遗精；而精室的通降如若不足，则会导致男性的迟泄以及不射精。因此，功能性不射精多属实证，其病机是痰瘀阻窍，肝郁化火，从而致使精关启闭失调。而“马钱通关散”可以通经络，散血热，因此，对于功能性不射精的患者具有独特疗效。

2. 前列腺炎

患者汤姓男子，30 岁，自述小腹坠胀疼痛 2 月，失眠，纳寐可，生活作息不规律，否认烟酒史，小便调，大便一日一行，舌质暗，苔黄腻，脉弦。西医诊断：前列腺炎。中医辨证：肾虚湿热证。法当滋肾填精，清热利湿。处方：知母 10g、黄柏 12g、绵萆薢 20g、川芎 15g、白芷 10g、炙乳香 6g、炙没药 6g、郁金 10g、延胡索 10g，贯叶金丝桃 15g、白芍 15g、桂枝 10g、川牛膝 12g、茯神 15g、炙甘草 6g。服用 14 剂，诸证大为减轻，患者小腹坠痛基本消失，唯隐有胀痛，大便稍溏，原方加制马钱子粉 0.3g，继服 14 剂，疗效满意。方中知母、黄柏、绵萆薢清热利湿，清肾经浮游之火而兼顾肾阴；川芎、白芷温通气血，行气止痛；乳香、没药偏理气，郁金、延胡索偏活血，贯叶金丝桃畅达肝气，疏通肝经之瘀滞；白芍、桂枝调和阴血，牛膝引气血下行，茯神、甘草养心安神，服用后诸症大减，唯余经络不通，药显寒凉之象，加马钱子温经散寒，制知柏之苦降。

（四）总结

综上所述，李曰庆教授在临床使用马钱子时，主要利用其通络止痛、散结消肿的功效，从而缓解前列腺炎等男科疾病引起的疼痛，疗效确切。除此之外，由于马钱子中含有可以兴奋神经的成分，所以，李曰庆教授也常用其对于男性不射精进行治疗。因为马钱子起效剂量接近其中毒剂量，使用时安全范围较为狭窄，稍有不慎就有可能造成机体中毒，轻者可以引起惊厥，严重时可以造成机体的强烈痉挛、抽搐反应甚至可能危及生命。所以，对于一般患者，常用剂量在 0.3~0.6g 之间，并且使用其炮制品，入丸散剂较多，以避免其毒性反应。马钱子不适合未经炮制而生用，也不适合大量服用及长期服用，并且孕妇严禁使用。李曰庆教授指出，由于马钱子药理毒理的特性，所以在临床使用时应该先予以较小剂量，观察患者服药反应 2 周，若疗效不显且无毒副反应，之后才能酌情逐渐加量；若是患者服药后发现肌肉有蚁行感或有轻细的肌肉颤动，说明药物已起效，切勿再度加量，以免中毒反应的出现。倘若患者如果于服药的过程之中呈现出肢体肌肉的明显颤动、头晕头疼，甚至出现抽搐乃至于牙关紧闭等症状，为患者开始有中毒反应，应立即停药，并可当即用温开水或砂糖水灌服，有条件可使用肉桂 30g 急煎服，来缓解马钱子的毒性。

李曰庆教授认为，虽然马钱子的毒性不容小觑，但临床上如果辨证得当，剂量精确，炮制得法，煎服妥帖，细心观察，就能够大胆使用。在李曰庆教授数十年的临床应用中，还未曾出现过患者因为服用马钱子而造成的中毒反应，所以临床上只要需求合理，使用时胆大心细，马钱子也可以发挥很好的作用。

（王继升　王彬等）

六、运用雄蚕蛾治疗男科疾病

（一）雄蚕蛾的药用历史记载

蚕蛾由蚕蛹蜕皮、羽化而成。蚕蛾的成虫期是交配产卵的生殖阶段，因此其成虫的生殖器官十分发达。在古代文献中，对于雄蚕蛾的记载最早可以追溯至陶弘景集的《名医别录》:“原蚕蛾，有小毒。主益精气……交接不倦，亦止精。”明代李时珍著的《本草纲目》对其也有相关记载:“雄原蚕蛾，壮阳事……尿血，暖水脏……汤火疮，灭瘢痕。”《本草述钩元》也载:“雄蛾，味咸，气温热，主益精气……止泄精尿血，治遗精赤白浊。”《本草衍义》中云:“蚕蛾用第二番，取其敏于生育也。”《日华子本草》中也写道:“雄蚕蛾壮阳事……尿血，暖水脏……冻疮、汤火疮，灭瘢痕。”

（二）雄蚕蛾的功效主治及现代研究

1. 雄蚕蛾的功效主治

《千金·食治》中对雄蚕蛾记载:味咸，温，有小毒。对于雄蚕蛾补肾壮阳的作用,《中药大辞典》中也有相关条目:“(雄蚕蛾)主益精气……止精。”故对于阴器痿软不用尤为奏效。可见，本品具补肾养肝的功效，尤其擅长强养宗筋，所以对源于肝肾亏虚的阳道难兴、阴器痿弱者，应用效佳。雄蚕蛾常用作内服:研末，1.5~5g;或入丸剂。外用:适量，研末撒或捣敷。李曰庆教授常用10g雄蚕蛾与其他药材一同煎煮或制成颗粒剂内服。李曰庆教授认为雄蚕蛾具有固精壮阳、补肝益肾、止血生肌等功效，可以主治遗精、阳痿、白浊、早泄、尿血等男科疾病。《本草纲目》中记载了应用蚕蛾治疗遗精白浊的方法:“晚蚕蛾，焙干，去翅、足……饭丸如绿豆大，每服四十丸，淡盐汤下。”《中药大词典》也引用《圣惠方》中应用蚕蛾针对血淋脐腹及阴茎涩痛的治疗记录:“晚蚕蛾……食于食前，以热酒调下二钱。”从中医中药角度而言，雄蚕蛾具有补养肝肾的功效，尤其擅长强养宗筋，而且雄蚕蛾兼具有虫类药物善行的特性，是通补并施的上品药。雄蚕蛾除了补养肝肾之外，尤具有其特有的活勃之性，入肾、肝两经以及督脉，用其血肉有情之体，峻补肝肾之用，以其善行走窜的特性，尚可流动滋腻壅补之品畅行经脉，灌养宗筋，以壮阳展势起痿。因此对源于肝肾亏虚的阳道难兴、阴器痿弱者，药专而力宏，尤应用之。

2. 雄蚕蛾的现代研究

(1)雄蚕蛾的现代药理研究

现代药理研究在雄蚕蛾中发现了多种类人类激素，其中包括睾酮

（testosterone）、雌二醇（estradiol）、孕酮（progesterone）、促卵泡释放激素（FSH）、垂体泌乳素（PRL）等。另外，还有研究显示，从雄蚕蛾体内所提取的物质具有类睾酮作用；研究表明，雄蚕蛾中含有某些特殊的活性成分，可以正向调节成年雄性大鼠的精子数量与精子活动。除此之外，也有研究表明，雄蚕蛾还具有抗疲劳、延缓衰老等作用。研究发现，雄蚕蛾中含有多种具有生物活性的物质，如：保幼激素（JH）、脑激素（BH）、蜕皮激素（MH）等。而且发现雄蚕蛾提取物具有一定清除氧自由基的能力，能够提高机体抗氧化酶系的酶活性，在一定水平上可以提高运动小鼠的抗氧化能力，增强小鼠运动耐久力，并延缓其疲劳的发生。雄蚕蛾体内所含有保幼激素（JH）的量比雌蛾多 30 倍，其中所含有的脑激素（BH）、蜕皮激素（MH）、类性激素、类胰岛素、利尿素等具有生物活性的物质，可以对人体代谢水平的调节及免疫功能的恢复产生重要作用，而其中所含的蜕皮激素（MH）特别具有提高人体免疫力的作用。而雄蚕蛾壮阳固精的功效，可能与雄蚕蛾体内包含的类人类激素具有相关性。1941 年，日本研究者吉田德太郎，于去势小鼠体内注射他从雄蚕蛾体内分离到的睾酮类似物，发现其对小鼠的精囊及副性腺增重有十分显著的效果。近年来也有药理和临床研究的相关结果表明，雄蚕蛾可以促进未成年雄性小鼠体重的增加。雄蚕蛾具睾酮样作用，可以明显增加去势小鼠前列腺、包皮腺以及贮精囊的重量。李曰庆教授常将其用于男科疾病患者，如前列腺炎、男性不育、前列腺肥大等肾阳虚证的患者，均具有明显疗效。

（2）雄蚕蛾的现代毒理研究

对于雄蚕蛾中毒的机制，目前有两种学说。其一，蚕蛾作为一种异体动物蛋白质，如果过敏体质的人食用后，有可能引起过敏人群发生超敏反应；再者，研究发现雄蚕蛾中含有某种毒素，此毒素可以亲和神经，从而使得机体的神经系统甚至大脑受到损伤。雄蚕蛾中毒后的主要表现为变态反应和广泛性神经系统受损出现的精神异常。

3. 小结

综上所述，雄蚕蛾性温味咸，入肝、肾二经以及督脉。为血肉有情之品，并兼虫药善行之性，益肾养肝，尤以强养宗筋为其长，并具有类激素样作用，还有抗疲劳、延缓衰老以及提高免疫等作用。雄蚕蛾并非辛热之烈味，也非强壮补阳的猛药，但本品临床的确不宜用于阴虚有火者。临床上，雄蚕蛾可广泛用于治疗肾阳亏虚、下元虚冷所致的腰膝酸痛、遗精白浊、阳痿早泄、精液异常、排尿涩痛、尿滴沥、夜尿频多、尿血、前列腺炎、男性不育、前列腺肥大等病症，如果用之适宜，配伍得当，往往可以收获佳效。

（三）雄蚕蛾在男科疾病中应用

1. 阳痿

李曰庆教授认为，阳痿的病因与心肝肾的关系最为密切，属本虚标实，其病多以肾虚为本，肝郁为标，兼夹心肾不交，临床治疗当从心肝肾论治，以补肾、疏肝、养心作为基本治疗原则，同时兼顾身心同治、内外兼治、夫妻同治等，在临床上对勃起功能改善明显，取得了不错的疗效。李曰庆教授在临证治疗中，对于肾虚肝郁的患者，常常应用补肾益阳、疏肝解郁的方法施治，尤其擅长采用肾疏肝汤加减进行施治，并且疗效也常常令人满意。治疗过程中，李曰庆教授以柴胡、白芍疏肝柔肝，当归生血补心、行气缓急；白芍、柴胡、当归均为逍遥散中之主药，可养血柔肝、疏肝解郁，其中当归乃是治疗肝郁血虚之要药；并选用仙茅、淫羊藿、巴戟天、山萸肉温肾壮阳；远志交通心肾；丹皮清泻虚热；再加上血肉有情之品鹿角胶补养兴阳，蛤蚧助阳益精，水蛭、蜈蚣活血化瘀，雄蚕蛾兴阳起阴。诸药共用，并行疏肝解郁、温肾益阳、补肾起痿之效，疗效甚佳。

2. 男性不育症

李曰庆教授认为男性不育症中医临床治疗的难点在于是否能准确辨证。由于很多男性不育症患者并无明显的个体症状，属于“无证可辨”的状态，给临床辨证增加了难度。对于此种情况，医者可以结合西医学的检验结果，尤其是精液检验的结果，将其纳入辨证依据之中，在宏观辨证与微观辨证相结合的基础上进行辨证。而在临床治疗的遣方用药上，李曰庆教授认为男性不育的基本病机是阴阳失衡，治疗中更是强调注意调和阴阳。对于肾阳虚导致的不育患者，李教授在临证治疗时常用金匮肾气丸中的熟地黄、山萸肉等益髓填精，并用淫羊藿、炒杜仲、巴戟天等温肾助阳，生黄芪益气升阳，五子衍宗（枸杞子、菟丝子、覆盆子、五味子、车前子）以形补形、补肾益精，鹿角胶益肾壮阳，生地黄滋肾阴、清虚热，红景天、丹参活血化瘀，怀牛膝补肝肾、强筋骨，再加上雄蚕蛾补肾益精，兼有湿热者加茯苓、萆薢、黄柏清热利湿，其中，临床研究已证实五子衍宗丸及金匮肾气丸都具有促进睾丸生精的作用，诸药相互配合、彼此协同，共同提高治疗效果。

3. 慢性前列腺炎

前列腺炎并非中医病名，但我们可将其归为中医的“精浊”“肾虚腰痛”“白浊”或“劳淋”等范畴。对于前列腺炎的治疗，许多古代医籍都有记载。例如,《本草纲目》记录：“晚蚕蛾，焙干，去翅、足……饭丸如绿豆大……淡盐汤下。”《圣惠方》云：“治血淋……阴茎涩痛；晚蚕蛾……调下二钱。”其中，慢性前列腺炎患者如果迁延日久，或者因过服苦寒之剂而致脾肾阳气遭受戕伐，在临床上治宜温肾活血，清热利湿。李曰庆教授认为慢性前列腺炎的病因主要为湿热、肾虚以及血瘀。在临床用药中常用肉桂、附子、熟地黄、淫羊藿等药物温肾助阳，益肾填精；山茰肉、怀牛膝补肝强肾，茯苓、泽泻清热利湿，血肉有情之品鹿角胶、雄蚕蛾温阳益肾，再加上党参、王不留行、益母草益气行气活血等。李教授在临证中常佐以雄蚕蛾辅助治疗慢性前列腺炎，尤其是慢性前列腺炎伴有 ED 的患者，也往往收获奇效。

（王继升　王彬等）

第二节　前列腺疾病

一、治疗慢性前列腺炎用药经验

慢性前列腺炎是以慢性盆腔疼痛和排尿异常为主要表现的临床综合征，是成年男性的常见病和难治病。中医辨证治疗有一定的优势，能有效缓解症状。研究发现，慢性前列腺炎以邪实证为主，湿热、血瘀、肝郁多交互为患；虚证多为兼夹证，较少见。

（一）生黄芪、白芷

黄芪，味甘，性微温，归脾、肺经。《神农本草经》记载“主痈疽，久败疮，排脓止痛”,《珍珠囊》指出“诸痛用之”。白芷，味辛，性温，归肺、脾、胃经”,《得配本草》谓其“通窍发汗，除湿散风，退热止痛，排脓生肌”。李曰庆教授依据中医疮疡理论，认为前列腺炎为湿浊阻滞精室，化热成毒，精窍不通，不通则痛。症见会阴或少腹胀痛，指诊前列腺肿大伴压痛，甚或可扪及痛性结节，前列腺液白细胞增高，舌红苔白，脉沉弦。治宜利湿消肿，解毒止痛。二药均性温，湿为阴邪，得温则化；二药均入脾、肺经，脾主运化，土能胜湿，肺金为肾水之母，主通调水道。合用意在培土胜湿，理肺调气，使湿去窍通，通则不痛。黄芪生用，旨在祛湿排脓止痛，依据湿浊轻重选择用量 20~50g。白芷散湿消肿，通窍止痛，用量 10g。

（二）败酱草、薏苡仁

败酱草，味辛、苦，性微寒，归肺、大肠、肝经,《本草纲目》谓其“善排脓破血，故仲景治痈及古方妇人科皆用之”。薏苡仁，味甘、淡，性微寒，归脾、胃、肺经,《本草新编》载“薏仁最善利水，不至损耗真阴之气，凡湿盛在下身者，最宜用之，视病之轻重，准用药之多寡，则阴阳不伤，而湿病易去”。薏苡仁生用清热利湿，排脓消痈；炒后药性平和，健脾利湿止泻。古人合用二药治疗肺痈、肠痈效验。李曰庆教授参内痈治法，对于前列腺炎湿蕴化热，湿热并重，症见排尿异常及局部胀痛、舌红苔黄腻者，共用二药，清热利湿，解毒排脓，祛瘀止痛。败酱草用量 15~30g，薏苡仁用量 25~60g。

（三）王不留行、川牛膝

王不留行，味苦，性平，归肝、胃经，入血分，走而不守，行血通经，利尿通淋，消肿敛疮。《本草正义》载“王不留行，惟热结者为宜”,《神农本草经》言“主金疮止血，逐痛出刺”,《名医别录》载“止心烦鼻衄，痈疽恶疮，皆清火活血之用”。川牛膝，味甘、微苦，性平，归肝、肾经，“主手足血热痿痹，血燥拘挛，通膀胱涩秘，大肠干结”（《本草正义》),“治腰膝软怯冷弱，破癥结，排脓止痛”（《日华子本草》),“能引诸药下行”（《本草衍义补遗》),逐瘀通经，利尿通淋。李曰庆教授认为，湿浊流注下焦，阻滞精窍经脉，日久生热成瘀，湿热瘀血交互为患，导致排尿不利，腰腹及会阴胀痛。二药合用，走肝脉血分，通利下窍，活血祛瘀，清热止淋。用量均为 15g。

（四）威灵仙、海金沙

威灵仙，味辛、咸、微苦，性温，归膀胱、肝经，“宣行五脏，通利经脉，其性好走”（《本草汇言》），祛风除湿，通络止痛。海金沙，味甘、淡，性寒，归膀胱、小肠、脾经，“主通利小肠”（《嘉祐本草》），清湿热，止茎痛。李曰庆教授认为湿浊化热，移热于小肠和膀胱，导致尿道灼热痒痛不适，于尿末或非排尿时出现，舌尖红，苔薄白或薄黄，脉滑。辨证处方中合用威灵仙、海金沙，以加强祛湿清热、通淋止痛的作用。威灵仙用量 10~15g，海金沙用量 9~12g。

（五）皂角刺、鸡内金

皂角刺，味辛，性温，归肝、肺、胃经，其性锐利，直达病所，攻散力强，具有消肿排脓、拔毒散风、行气活血、温经通络、软坚散结等功效。《本草汇言》谓：“凡痈疽未成者，能引之以消散，将破者，能引之以出头，已溃者能引之以行脓。于疡毒药中为第一要剂”。鸡内金，味甘、涩，性平，归脾、胃、膀胱经。《医学衷中参西录》载其“不但能消脾胃之积，无论脏腑何处有积，鸡内金皆能消之，是以男子痃癖，女子癥瘕，久久服之，皆能治愈”。针对前列腺炎反复难愈，前列腺质地不均匀或前列腺结节的患者，李曰庆教授认为乃湿热瘀滞凝结成块，治当消散。处方中二药合用，以消肿散结通淋。皂角刺用量 10~15g，鸡内金用量 9g。

（六）橘核、青皮

橘核，味苦，性平，归肝、肾经，“行肝气，消肿散毒”（《本草备药》），“治小肠疝气及阴核肿痛”（《本草纲目》）。青皮，味苦、辛，性温，归肝、胆、胃经，“治胸膈气逆，胁痛，小腹疝气，消乳肿，疏肝胆，泻肺气”（《本草纲目》）。二药均入肝经，共奏疏肝理气、行滞止痛之效。李曰庆教授共用橘核、青皮治疗前列腺炎肝气郁滞者，症见睾丸坠胀疼痛，可牵引腹股沟至侧腰腹部，阴囊收缩，情绪波动或生气时加重。橘核用量 15g，青皮用量 9g。

（七）乌药、吴茱萸

乌药，味辛，性温，其性走窜，温通三焦，上能理肺，中能暖脾，下能温肾，助膀胱气化，“理七情郁结，气血凝停”（《本草通玄》），行气散寒止痛。吴茱萸，味辛、苦，性热，有小毒，中能温脾胃，散寒燥湿，降逆止呕；下能温肝肾，疏肝行气，散寒止痛。李曰庆教授认为二药合用，温通下焦力宏，散寒止痛，治疗脾肾阳虚，湿从寒化，气化无力，尿频数，尿等待，尿无力，尿淋沥，尿滴白，会阴胀痛，畏寒喜暖，大便稀溏。乌药用量10g，吴茱萸用量3~6g。生地黄、黄柏，味甘、苦，性微寒，归心、肝、肾经，清热凉血，益阴生津，养血通脉，《本草经疏》谓“补肾家之要药，益阴血之上品”。黄柏，味苦，性寒，归肾、膀胱、大肠经，清热燥湿，泻火解毒。李曰庆教授认为二药均入肾经，苦能坚阴，寒能清热，二药配伍，滋养肾阴，清透虚热之效。用于前列腺炎阴虚火热者，肾阴不足，虚热内扰，症见尿道涩痛，手足心热，口干，舌红苔少，脉细数。生地黄用量10~15g，黄柏9~12g。

（八）小结

分析李曰庆教授的用药特点，可以窥见李曰庆教授论治慢性前列腺炎的学术思想。首先，依据中医外科疡科理论，参照内痈论治慢性前列腺炎。李曰庆教授认为，虽无发热和成脓，但其病位在精室（前列腺），基本病机是湿浊化热瘀结，临床表现以局部疼痛和排尿异常为主，指诊可触及前列腺肿大、压痛及结节，与膀胱湿热之淋证有别。其次，脏腑辨证注重脾肾，同时强调心、肝、肺。湿浊为患责于脾肾，但与肺主输布、肝主疏泄、心肾相交等的异常有关。重视调和五脏，调畅气机，使气行湿化，热解瘀散。再次，用药忌苦寒。李曰庆教授认为其病机特点是本虚标实，脾肾不足是本，湿浊瘀毒是标，湿浊得温则化，瘀结得温则散，切忌只见热毒而过用苦寒之品，强调处方的总药性宜温不宜寒。

二、论治慢性前列腺炎经验

慢性前列腺炎是青壮年男性的常见病、多发病，是以排尿刺激症状和膀胱生殖区疼痛为主要表现的临床综合征。其致病因素和发病机制较为复杂，目前研究认为与病原微生物感染、尿液反流、神经及免疫系统功能异常等有关。由于前列腺胞膜的屏障作用，药物不易渗透至前列腺上皮的脂质膜，使得药物到达前列腺组织中的浓度较低，难以达到治疗目的。故本病病情复杂，反复迁延，缠绵难愈。

慢性前列腺炎属中医劳淋、白浊、白淫、精浊等范畴。其病机特点是邪实者多，本虚者少。邪实多为湿热、气滞、血瘀、寒凝，本虚多为肝、脾、肾不足。初病多为湿热下注、寒凝肝脉、肝气郁滞。不治或误治，湿阻、寒凝、气滞均可致经脉受阻，气血瘀滞；久病又可耗伤正气，致肝、脾、肾亏虚。李曰庆教授临证强调辨证与辨病相结合，宏观辨证与微观辨证相结合，辨别虚实，因证施治，综合治疗。

（一）湿热下注，宜清热利湿活血

慢性前列腺炎多发生于中青年，往往由于平素恣食辛辣厚味之品，或饮酒过度，损伤脾胃，运化失司，水湿停聚，郁而化热，湿热蕴结于下焦；或外感湿热火毒，火热之邪下迫膀胱，致膀胱气化不利；或因房事忍精不泄，败精酿湿化热，清浊不分，水道不利而发生本病。临床表现为尿频、尿急，或伴尿道灼热刺痒，偶有尿痛，会阴及小腹胀痛，腰骶部酸痛不适小便短赤，舌红苔黄腻，脉滑数或弦滑。指诊：前列腺饱满，有压痛，前列腺液镜检白细胞增多。治宜清利湿热，活血通淋。三妙丸合八正散加减：黄柏 10g，土茯苓 30g，苍术 10g，川牛膝 15g，车前子 10g，萹蓄 10g，王不留行 15g，益母草 15g，白茅根 15g，生甘草 6g。热毒炽盛者，加蒲公英 15g，败酱草 15g，野菊花 10g；会阴及小腹部胀痛者，加生黄芪 20g，白芷 10g，虎杖 20g；尿道灼热涩痛者，加海金沙 10g，鸡内金 9g；尿道发痒者加威灵仙 15g；伴排尿困难者加通草 6g；尿血者加大蓟、小蓟各 15g；大便干加生大黄 3g；小腹及会阴胀痛明显者加川楝子 10g。

湿重热不盛，症见大便用力或排尿末时尿道口有白黏物溢出，部分患者晨起时发现尿道口溢液，可伴有会阴及小腹部不适、尿频、尿道不适等，苔白或腻，脉滑。治宜程氏萆薢分清饮加减，清利湿热，分清泌浊。萆薢 15g，猪苓 15g，茯苓 15g，车前子 10g，苍术 10g，川牛膝 15g，泽泻 10g，黄柏 10g，石菖蒲 10g，五味子 6g，生甘草 6g。

（二）寒湿凝滞，宜温阳暖肝化湿

临床上有一部分患者表现为寒湿凝滞证。此类患者往往居处阴冷潮湿，或误服苦寒之品及过量使用抗生素，损伤阳气，使湿邪凝滞不化，湿从寒化，寒凝肝脉。主要表现为小便混浊，滴白，尿末淋沥，会阴、小腹部坠胀，阴囊潮湿，腰骶部酸痛，怕冷喜暖，劳累后加重，可伴性欲减退、阳痿，舌苔白腻，脉沉。指诊前列腺液较多。治宜温阳暖肝，健脾化湿。基本方：萆薢 15g，茯苓 15g，苍术 10g，川牛膝 15g，泽泻 10g，小茴香 10g，乌药 10g，肉桂 6g，石菖蒲 10g，当归 10g，生甘草 6g。腰痛怕冷，手足不温者，加川乌 10g，草乌 10g；腰酸加杜仲 10g；小腹冷痛加细辛 3g；睾丸痛者，加橘叶 10g，橘核 10g，荔枝核 10g；伴阳痿者，加淫羊藿 15g，肉苁蓉 15g；神疲乏力，加党参 10g，白术 12g；滴白明显者，加芡实 10g。

（三）气滞血瘀，宜行气活血祛瘀止痛

慢性前列腺炎失治、误治或调理不当，病久入络，脉络瘀阻，气滞血瘀，患者表现为会阴、少腹、腰骶、腹股沟、睾丸等部位不同程度的疼痛，多为胀痛或刺痛，尿淋沥不尽，尿线细或尿分叉，或伴有情绪郁闷、烦躁易怒、失眠多梦、阳痿早泄等。舌质暗红，或有瘀斑，苔薄白，脉弦。指诊：前列腺压痛明显，质地不均，可触及结节，前列腺液量少或无，镜检白细胞计数多正常。治宜行气活血，祛瘀止痛，佐以清利。药用：生黄芪 20g，白芷 10g，川牛膝 15g，川芎 15g，川楝子 10g，延胡索 10g，红花 10g，王不留行 15g，车前子 10g，生甘草 6g。疼痛明显者，加乳香 6g，没药 6g；情志郁闷者，加柴胡 10g，赤白芍各 10g；烦躁易怒口苦者，加龙胆草 15g；失眠多梦者，加生龙骨、生牡蛎各 30g，合欢花 10g；尿线细或排尿困难者，加莪术 15g，皂角刺 6g；阳痿者，加九香虫 9g，青皮 9g。

（四）肝肾阴虚，宜滋补肝肾清泄相火

此型多见于中年人，久病体虚，误服壮阳药或湿热毒邪耗伤阴精，患者常表现为会阴部坠胀，尿后淋沥，尿道不适，腰膝酸软，头晕眼花，失眠多梦，五心烦热，遗精早泄。舌质红，苔白或少，脉细数。指诊：前列腺不大，质地较硬，前列腺液较少，卵磷脂小体减少。治宜滋阴化浊，清泄相火。知

柏地黄汤加减：盐知母 10g，盐黄柏 10g，生地黄、熟地黄各 12g，山茱萸 10g，茯苓 15g，泽泻 10g，怀牛膝 15g，王不留行 15g，赤芍 10g，白芍 10g，玄参 10g，五味子 6g。遗精早泄者加芡实 10g。金樱子 10g；血精者加大蓟、小蓟各 15g，女贞子 10g，旱莲草 10g。

（五）脾肾阳虚，宜温肾健脾活血

慢性前列腺炎长期不愈，病情复杂，尤其是老年患者，脾肾阳虚，虚实夹杂。本证由于久病或过服苦寒，戕伐脾肾阳气，而老年患者多阳气亏虚，气化不利，封藏不固，湿邪瘀血为患。常表现为尿频，尿后淋沥不尽，腰膝酸软，手足不温，神疲乏力，性欲减退，甚则阳痿、遗精。舌淡胖有齿痕，苔白，脉细弱。指诊：前列腺压痛不明显，前列腺液量少，镜检白细胞多接近正常，卵磷脂小体明显减少。治宜温肾活血，健脾化湿。常用基本方：附子 9g，肉桂 6g，熟地黄 12g，山茱萸 10g，党参 10g，茯苓 15g，淫羊藿 15g，怀牛膝 15g，益母草 15g，王不留行 15g，泽泻 10g。阳痿加鹿角胶 10g，雄蚕蛾 9g；腰酸加杜仲 10g，补骨脂 10g。

（六）综合治疗，增强疗效

李曰庆教授在坚持辨证论治为主的同时，非常强调中西医相结合、内治与外治相结合、药物治疗与生活指导相结合，综合治疗，以缩短病程，提高疗效。对合并尿路感染及前列腺液培养阳性的患者，选用喹诺酮类或磺胺类抗菌药治疗。对尿频尿急明显者，加服盐酸黄酮哌酯，每次 0.2g，每日 3 次。对会阴、少腹部疼痛明显者，加用具有清热燥湿、活血止痛功效的前列栓，具体方法是每晚临睡前排尽大便，然后将前列栓塞入肛门，每日 1 次，每次 1 粒。同时嘱患者坚持温水坐浴，水温控制在 45℃左右，每次 15 分钟，每日 1~2 次。慢性前列腺炎的病理改变主要是炎细胞浸润伴有不同程度纤维组织增生，使腺管阻塞，前列腺液引流不畅。患者往往由于性功能障碍、射精后不适或未婚，前列腺液不能正常排泄，使病情加重或反复难愈。李曰庆教授嘱患者应保持定期正常的性生活，不要性交中断，戒除手淫恶习，未婚者行前列腺按摩，以每周 2 次为宜。按摩手法应缓慢持续，用力不宜过大，按摩时间不宜太长。生活要有规律，适量运动，劳逸结合，不要久坐或骑车时间过长，以防影响会阴部血液循环。预防感冒着凉，戒酒，禁食辣椒、咖啡、浓茶。慢性前列腺炎多伴有精神、神经症状，患者表现为焦虑、忧郁、失眠、记忆力减退、精力不集中等，甚至过分关注疾病，产生悲观情绪。李曰庆教授在药物治疗的同时非常重视心理疏导，耐心解答患者疑问，使患者认识疾病，消除不良情绪的影响，树立战胜疾病的信心，积极配合治疗。

（七）病案举例

男，37岁，2002年2月26日初诊。尿频、会阴坠痛不适8月余，尿道不适，尿末淋沥，阴囊潮湿，舌质暗红，苔白根腻，脉滑。指诊：前列腺质地均匀，未及结节，轻度压痛。EPS镜检：白细胞（WBC）12~15个/HP，卵磷脂小体轻度减少。尿常规正常。辨证为湿热瘀滞，治以清利湿热、活血祛瘀。处方：黄柏10g，生地黄12g，萆薢15g，川牛膝15g，萹蓄15g，生黄芪20g，白芷10g，苍术10g，泽泻15g，王不留行15g，益母草15g，生甘草6g。日1剂，水煎服。前列栓纳肛，日1次，每次1粒。每日临睡前排尽大便，温水坐浴15分钟，然后将前列栓塞入肛门。嘱患者戒酒，勿食辣椒，保持正常性生活，每周2次。7日后复诊，排尿症状及阴囊潮湿减轻，会阴疼痛不适，上方减黄柏，加土茯苓30g，川芎15g，继服14剂。三诊，排尿症状消失，会阴疼痛及阴囊潮湿减轻，一诊方减生地黄、萹蓄、泽泻，加土茯苓20g，乳香、没药各6g，车前子10g，继服14剂后余症消失，复查前列腺液WBC4~6个/HP。卵磷脂小体轻度减少。

（李兰群　周强）

三、基于肾虚血瘀论治良性前列腺增生症临证经验

（一）从肾虚血瘀论治良性前列腺增生症的理论基础

1. 年老肾虚是前列腺增生的基本条件，乃发病之本

西医学认为年老是前列腺增生（BPH）发病的基本条件之一。组织学上BPH的发病率随着年龄的增长而增加，最初通常发生在40岁以后，到60岁时大于50%，80岁时高达83%。《素问·阴阳应象大论篇》云："年四十而阴气自半也，起居衰矣。"

《素问·上古天真论篇》亦有记载："……五八肾气衰，发堕齿槁；六八

阳气衰竭于上，面焦，发鬓斑白；七八肝气衰，筋不能动，天癸竭，精少，肾脏衰，形体皆极；八八则齿发去。”描述了随着年龄的增长，五脏衰引起的一系列变化，这与临床中BPH患者发病与年龄相关这一观点是较为吻合的。中医认为，年老体虚，或久病虚，肾阳不足，命门火衰，“无阳则阴无以生”，气化不及州都，致膀胱气化无权，可致小便不通或点滴不爽，排尿无力；或下元虚冷关门不利，而致尿频、夜尿尤甚，或见小便自溢而失禁等症状；或下焦积热，日久不愈，津液耗伤，导致肾阴不足。

“无阴则阳无以化”，也可出现排尿困难如小便频数不爽、淋沥不尽的症状。李曰庆教授认为，肾虚与BPH临床症状之间具有密切的关系：肾气虚甚或肾阳虚，均可致膀胱气化无力，进而造成排尿无力、小便不畅甚则不通；又或因下焦虚寒，固摄失常，以致尿频、夜尿频多甚则小便失禁；而肾阴亏虚、津液耗伤，亦可致小便不爽、尿有余沥等。因而，年老肾虚是BPH中医病机的特点之一，是发病的基本条件之一，乃发病之本。

2. 瘀血内结为前列腺增生核心病理环节，乃发病之标

良性前列腺增生症发病是一个缓慢的过程，临床症状多而复杂，而其临床症状主要根源于前列腺体积的增大以及增大的前列腺对尿道的压迫。增生的腺体导致后尿道延长、变形、狭窄，继而出现尿路梗阻以及膀胱功能的改变。对于这样的病理解剖改变，中医将其描述为“瘀阻水道”。通过对BPH患者进行直肠指检，医生往往能触及变大的前列腺腺体，其质地较正常而言稍硬，中央沟可变浅甚或消失，以上病象可谓“有形可征”，这就是瘀血内结的征象。而此种瘀血的产生盖源于高年肾虚，亦即肾之气（阳）阴不足可以导致瘀血内停，正所谓气帅血行，气虚则血瘀，阳虚亦血凝。《医林改错》记载“结块者必有形之血”，认为“瘀血”与“积聚的形成”具有紧密的联系，而增生的腺体，其形即犹如癥瘕积聚。李曰庆教授认为，本病为本虚标实之证，“瘀血内结”为其核心病理环节，血属阴类，营阴虚耗不能载血以行或阴虚内热致血槁瘀结，蓄于下焦，阻塞水道以致膀胱决渎失司，血瘀日久，可以凝结成形，且瘀血为病理产物，常与痰、湿互结，阻滞经络，加重“本虚”，引发一系列临床症状，此为发病之标。

（二）从肾虚血瘀论治良性前列腺增生症的思路

李曰庆教授针对前列腺增生症肾虚瘀阻的基本病因病机，主张在治疗中以益气补肾治其本，祛瘀通窍治其标。治本应以补肾为主，使肾之阴阳平衡，开阖有度；治标应根据“腑以通为用”的原则，宜散瘀结、清湿热、利气机以通水道。当然，诊疗中务必将审因论治、四诊合参、辨证论治等中医思想贯穿于治疗全过程，必要时还需要结合前列腺指检，进行微观辨证。

1. 益气补肾治其本

李曰庆教授认为，前列腺增生患者年龄多在 50 岁以上，患者多有小便频数不畅，尿无力，尿线变细，余沥不尽，时断时续等症状，辨证为虚证，应当益气补肾治其本。补肾中药中善用生黄芪，常重用达 60g 之多。黄芪归肺、脾二经，《神农本草经》言黄芪可补虚”，《珍珠囊》言其可“益元气”。《汤液本草》《本经逢原》言其可“补肾脏元气”，重用一可补益中气、健脾以祛湿；二可补益肺气，有提壶揭盖之功，并能改善气虚所致之血瘀；三可利水消肿。《本草纲目》载其可主治“小便不通”。可见，黄芪对肺、脾、肾三脏均有调节作用，而人体水液代谢与肺、脾、肾三脏密切相关，黄芪在改善 BPH 患者排尿症状中起重要作用。菟丝子归肝、肾脾经，有补益肝肾、固精缩尿之功，常与黄芪相须而用，可缓解肾虚尿频症状，如《名医别录》云其“主溺有余沥”，《本草纲目》亦载菟丝子主治“小便淋沥、小便赤浊、腰膝疼痛及身面浮肿”。二药相配，共奏补肾利尿祛湿之效。李教授临床也常用乌灵菌粉以补肾除湿利尿。药理研究证明，乌灵菌粉含丰富的多糖、腺苷、甘露醇、核苷酸、留醇类及谷氨酸、7- 氨基丁酸、赖氨酸等种氨基酸，可提高免疫功能，其可能直接或间接通过免疫机制而产生抗炎、抗水肿作用，可作用于膀胱肌肉，松弛膀胱颈部、前列腺包膜及腺体中平滑肌紧张度，还可明显降低膀胱内残余尿量，并且减小增生的前列腺体积。

2. 祛瘀通窍治其标

李曰庆教授认为，瘀血内结在前列腺增生的发病中占据着重要的地位，加之此为慢性病，病久入络，败精痰瘀凝结下焦，造成窍道阻塞，因此一般活血化瘀药很难奏效，必用虫类活血药，取其性行散，善于走窜而直达病所。常用水蛭与黄芪相伍，水蛭为通经消癥、破血祛瘀之要药，有软坚散结之功，其破瘀之功强而不伤血，散结之力胜而不耗气，是消癥通淋之良药。《本经》所谓："水蛭，破血癥积聚利水道。"《医学衷中参西录》云："凡破血之药，多伤气分，惟水蛭味咸专入血分，于气分丝毫无损，且服后腹不疼，并不觉开破，而瘀血默消于无形，真良药也。"李教授认为穿山甲对本病也有特殊的作用，能通经络直达病所以行血散结，通过活血化瘀以改善微循环，抗炎消肿，增加药物的渗透作用，从而提高疗效，与王不留行配伍可以增强活血利尿之功。但根据本病本虚标实的病理特点，李教授认为在运用活血化瘀法则临床用药时，宜多用养血活血之品，少用破血搜剔之味，谨防耗血动血。

3. 标本缓急重气化

李曰庆教授认为，除针对原发病因治疗外，尤应重视恢复膀胱的气化功能。精癃的病位在膀胱，膀胱主司小便，若膀胱气化功能正常，则开者小便畅快出于外，阖者小便蓄积留于内。然而，膀胱的气化功能的正常发挥又有赖于三焦的气化功能。若三焦气化失司，则必然导致膀胱气化不利，开阖失常，于是发生精癃。膀胱为洁净之腑，其气化功能的正常发挥亦有赖于其自身的洁净、清畅。若被湿热或瘀血阻塞其窍，则气化受阻，亦可致小便闭而不通。无论是三焦气化失司所致的膀胱气化不利，还是湿热瘀血闭阻所致的膀胱气化受阻，均可影响膀胱的气化功能。前列腺增生症的主要病理改变为膀胱出口梗阻，进而引起膀胱壁及膀胱逼尿肌厚度的相应改变，不在于前列腺的大小，临床尿动力学研究显示，小体积的前列腺出现膀胱出口梗阻时，合并发生膀胱排空障碍及逼尿肌收缩能力降低的可能性更大。越来越多的学者开始注重膀胱功能的恢复，如果忽略膀胱功能问题，即使做了手术，患者术后的临床症状也可能得不到改善，从而影响手术治疗的效果，因此在临床诊治中，李曰庆教授主张急则治其标，缓则治其本，标本同治。对于发生尿潴留的病人，要及时将膀胱中尿液引出，避免进一步加重肾脏的负担。即使是对留置尿管的病人，也要重视其拔除尿管后膀胱排尿功能的恢复情况。因此，无论虚实，均需加用助膀胱气化的药物，如肉桂，可温下元，助膀胱气化以利小便，正如《本草从新》所说“肉桂，气厚纯阳，入肝肾血分，补命门相火之不足”。

4. 辨证论治酌加减

李曰庆教授基于肾虚血瘀为前列腺增生的基本病机，临证时常用补肾通瘀汤为基础方进行辨证论治。该方主要由黄芪、水蛭、菟丝子、乌药、肉桂、穿山甲、牛膝组成。方中黄芪补肾中之气，水蛭活血利水道，菟丝子补肾缩尿，乌药、肉桂温肾助阳助膀胱气化，穿山甲行血散结，牛膝活血引药下行，诸药合用共奏益气补肾、祛瘀活血之功效，从而达到良好的治疗效果。李曰庆教授在强调中医辨证论治重要性的同时，对于不同的兼证，灵活加减用药。如肾阳不足较甚者加制附片；肾阴亏虚者加墨旱莲、女贞子；血瘀重者加丹参、桃仁；湿热下注甚者加知母、黄柏、栀子、车前子；口干口渴，舌红少津，加沙参、石斛；心烦失眠，溲赤，舌尖红赤者，加黄连、淡竹叶；伴尿血者可酌情加栀子、藕节、蒲黄炭、三七粉、小蓟；脘痞纳呆者，加白术、茯苓、苍术；前列腺体较硬者，加王不留行、桃仁、红花。

（三）临床治验举隅

患者房某，男，72 岁，因排尿不畅、小便淋沥不尽 10 余天，于 2016 年 3 月 15 日就诊。曾在某大学附属医院诊断为前列腺增生症，B 超示：前列腺 5.5cm × 5.2cm × 4.3cm。来诊时症见：尿频，尿不尽，排尿无力，排尿不畅，夜尿 6~8 次 / 晚，且排尿时间延长，伴腰膝酸软，乏力，四肢怕冷，舌质紫暗，边有齿痕，苔白腻，脉沉细。辨证：肾虚血瘀证。治以益肾活血、软坚散结、通窍利尿。方药：黄芪 30g，乌灵菌粉 5g，水蛭 6g，穿山甲 10g，菟丝子 20g，泽泻 30g，当归 15g，肉桂 6g，王不留行 30g，炒川牛膝 20g。水煎服，日服 1 剂，每日 3 次。服 7 剂后排尿较前通畅，夜尿减少，腰酸膝软、四肢畏寒等症状明显减轻。嘱患者注意饮食起居，避免久坐、长途骑自行车、受凉、冷水浴、饮酒、过食油炸辛辣食品、疲劳、憋尿、便秘等等，继服 20 余剂排尿基本通畅。

按：本案患者年逾七旬，肾气亏虚则腰膝酸软、尿频、畏寒；痰瘀互结、尿路阻塞则排尿滴沥不畅，时间延长难尽。方以黄芪、乌灵菌粉为君药，补肾利尿；以水蛭、穿山甲、王不留行活血通络、软坚散结，肉桂温肾调气以补命门之火、纳肾气以助膀胱气化，菟丝子益肾固精而缩尿，炒泽泻利水渗湿，当归活血补血，共为臣药；当归与黄芪相配，气血相生，且可防活血药过于伤气用以反佐；炒川牛膝、穿山甲引药下行直达病所，共为使药。诸药合用，使肾气温，瘀血祛，小便通，诸症得愈。

（四）讨论

有学者指出了老年疾病肾虚血瘀者病理变化的客观和微观存在，进而提出“补肾活血法是治疗老年病的重要治则”。肾虚是本，由虚致瘀，血瘀又可加重肾虚。李曰庆教授认为，“年老肾虚”“瘀阻水道”不仅与BPH的发生发展存在密切的联系，而且血瘀作为病理产物可以加重BPH临床症状，如排尿不畅、淋沥难尽、尿细如线，甚者可见尿液潴留、小腹痛胀等。从症状来看，BPH可以归属于中医的“癃闭”范畴；从医生触诊（肛门指检）感觉而言，BPH应归属于“癥瘕”和“积聚”的范畴。若结合有关前列腺的解剖知识，依据前列腺分泌前列腺液的生理功能，则可将前列腺和精囊腺纳入“精室”范畴，故精室病变所致癃闭，现谓之为“精癃”。然而膀胱“有水不通”与“无水不通”两者有着本质的区别，临床还应当详察。此外，李曰庆教授在治疗前列腺增生的过程中常嘱患者注意起居饮食宜忌，并指导患者实施持之以恒的自我穴位按摩（如气海、关元、足三里、三阴交等穴），认为综合性的医疗保健措施，对前列腺增生症患者膀胱功能的恢复康复有良好的辅助作用。

（张春和　李炎凤）

四、标本兼治治疗前列腺增生

前列腺增生是老年男性的常见病，以排尿困难、夜尿增多为主症，相当于中医的“精癃”，一般男性50岁以后前列腺开始出现增生，但一些不良的生活方式，如大量饮酒、嗜食辛辣、长期久坐、憋尿多会引起前列腺增生提前出现。有报道40岁男性即开始增生，且增生引起的排尿症状较重，西医治疗一般采取药物口服和手术治疗，但只能单纯改善排尿症状，而不能改善患者的体质，治标不治本，导致患者药物越吃越多，反而症状越来越重，痛苦异常，李曰庆教授采用标本兼治的方法治疗前列腺增生，疗效满意。

（一）病因病机的“标本”

肾虚为本，血瘀为标。李曰庆教授通过多年的临床经验总结认为前列腺增生的核心病机为“肾虚为本，血瘀为标”。本虚标实是本病的病机特点。肾藏精，主水液，开窍于阴。肾虚不能化气为水，下注膀胱，膀胱又为“州都之官，津液藏焉，气化则能出矣”。故肾与膀胱是与“精癃”有关的主要脏腑。“男子七八肝气衰，筋不能动，天癸竭，精少，肾藏衰，形体皆极”，这与西医学认为年老是前列腺增生发病的基本条件相吻合。肾虚有阳虚，阴虚。肾阳不足，命门火衰，中医认为“无阳则阴无以生”，气化不及州都，膀胱气化无权，而致小便点滴不出或点滴不畅，排尿无力。阳虚固涩无力，而致尿频、夜尿增多，甚至失禁等症状出现。阴虚，“无阴则阳无以化”，也会出现排尿异常，如小便频数、淋沥不尽等症状。肾阳虚，下元虚冷，失其温煦和推动作用，导致血液运行不畅，即所谓“气帅血行，气虚血瘀，阳虚血凝”。阴虚不能载血以行或阴虚内热致血瘀结。最终瘀血蓄于下焦，阻塞水道以致膀胱决渎失司，血瘀日久，凝结成形，导致前列腺腺体增大，此为发病之标。由此肾虚与血瘀相互影响，构成前列腺腺体增生的核心病机。

（二）治疗中的“标本”

1. 整体治疗为本，改善局部症状为标

人是一个有机的整体，而整体衰退，脏腑功能失调、气血运行不畅，阴阳失衡才是疾病发生的根本，即内经所谓的“正气存内，邪不可干”“阴平阳秘，精神乃治”，所以前列腺增生只是人体整体衰退的一个局部表现，如果只是单纯的治疗前列腺增生，以改善患者排尿症状为主，则有失偏颇，也只能在头疼医头、脚痛医脚的怪圈中循环。患者的药物越来越多，而症状反而越来越重。因此在治疗上提倡整体治疗为本，改善局部症状为标的诊疗原则。即《素问·至真要大论》曰“必先五脏，疏其气血，令其条达，以致和平”。整体治疗采用补肾益气、活血化瘀、祛痰通络为法，肾阴虚选用知母、黄柏，滋阴清热，壮水之主，肾阳不足、命名火衰者，选用附子、肉桂，温肾助阳，益火之源，气虚者，首选黄芪，帅气运行，血瘀者选用穿山甲，行血散结，痰浊明显者，选用陈皮、浙贝母，化痰散结，调畅气机。而对于前列腺增生的局部症

状，如偏向于尿频、夜尿增多，甚或遗尿的患者，则会加益智仁、乌药、煅龙骨、煅牡蛎、锁阳、覆盆子等，温肾固涩止遗。对于尿无力，尿不畅，尿等待明显的患者，则会加用王不留行、滑石、车前子等利尿通淋的药物。整体与局部结合，标本兼治，才能共奏益气补肾、活血祛痰、通淋止遗之功。

2. 中医治疗为本，西医治疗为标。

李曰庆教授对于前列腺增生的治疗提倡中医治疗为本，是主体，为基础，以改善患者的整体体质，增强机体抵抗力，固本培元。同时李曰庆教授在临床上也认识到单纯的应用中医药治疗往往有起效较慢的弊病，导致患者排尿症状得不到快速的缓解，依从性很差，所以提倡加用西医治疗来迅速改善排尿症状，以治其标，如受体阻滞剂特拉唑嗪等。

3. 病案举例

王某，62 岁，因小便频多 20 余天就诊。B 超为前列腺 4.5cm × 4.1cm × 3.2cm，血清 PSA3.26ng/dl，尿 Rt（–）。刻下症：尿频，淋沥不尽，排尿无力，夜尿 4~5 次，伴有腰膝酸软、肢寒怕冷，舌质淡、暗，脉沉细。辨证：肾虚不固，痰瘀互阻。治法：补肾温阳，活血化瘀，祛痰止淋。方药：附子 6g，肉桂 9g，肉苁蓉 10g，菟丝子 12g，覆盆子 12g，乌药 12g，益智仁 12g，牛膝 10g，穿山甲 10g，浙贝母 12g，海藻 10g，泽泻 10g，14 剂水煎服。盐酸特拉唑嗪片，2mg，每晚 1 次。复诊，排尿通畅，夜尿次数明显减少，腰膝酸软、肢寒怕冷明显好转。但仍觉尿无力，全身乏力感。上方加黄芪 15g。继服 20 剂。复诊：排尿基本正常，乏力怕冷，腰膝酸软消失。本案患者，年过六旬，肾阳亏虚，故腰膝酸软，肢寒怕冷，下元虚冷关门不利，则尿频，夜尿增多。痰瘀互阻，尿道阻滞则排尿余淋沥不尽。方中附子、肉桂，温肾助阳，助膀胱气化。肉苁蓉补肾阳，益精血，补阳而不燥。菟丝子温脾肾、益肾阳。穿山甲活血通络，并能起到改善微循环、抗炎消肿，增加药物的渗透作用。牛膝既可活血祛瘀，又具有补肝肾通淋涩的作用，还可以引药下行，直达病所。海藻、浙贝母化痰软坚散结，疏通经络、调畅气机。针对尿频、夜尿增多，选用覆盆子、乌药、益智仁温肾固涩、缩泉止遗。全方标本兼治，使肾气得固，膀胱气化有度，痰化瘀消，尿频得愈。同时本案又加用了盐酸特拉唑嗪，迅速缓解了排尿症状，与中药起到中西合璧，相辅相成的作用。纵观本案，中西合用，标本兼治，充分体现了中医治本，西医治标，整体治疗为本，局部治疗为标的学术思想。

（宣志华）

第三节　男性不育症

一、治疗男性不育症的学术思想

李曰庆教授认为，男性不育症是多种原因导致的以不育为结果的临床综合征，传统中医药对本病的认识和研究有悠久的历史。纵观传统中医学对男性不育的认识，呈现出在脏腑定位上以肾为中心，在病机病性上以虚为重点，在治疗上以补肾益精为治则的特点。这些无疑为现代中医诊治男性不育症奠定了坚实的理论和实践基础。但由于历史的原因和科技条件的限制，传统中医学对男性不育症病因病机的认识尚欠全面和深入，诊断方法较单一，治疗措施也不完善，理论探索和临床研究不够深入，因而有许多认识还是沿袭传统的观念，从而阻碍了男性不育诊治水平的提高。所以，李曰庆教授认为，男性不育的临床研究，应以传统方法和现代技术相结合为重点，融合中西医认识为一体，在论治方法上要多角度全面认识病因病机，多层次准确诊断病证，全方位开展综合治疗，方可提高中医对男性不育症的诊治水平。

（一）多角度全面认识病因病机

李曰庆教授认为，中医对男性不育症的认识是以肾虚为主，至今在治疗上以补肾为主的方剂仍占大多数，这种认识对男性不育症的治疗曾起过很大作用，至今仍是不可否认的重要方法。但验之临床，这种以肾虚为主的学说有较大的局限性。因此，只有从不同角度、不同侧面进行分析，才能全面认识其病因病机。

首先，从脏腑生理病理变化来看，非独肾之功能不足可致男性不育，肝、脾的功能失调亦可致不育。而育龄期是男性从“肾气盛，天癸至，精气溢泻”到“筋骨隆盛，肌肉壮满”的时期，机体精力旺盛，体力充沛，邪气难袭，若病亦以邪实为多，或由邪实致虚，正虚为少。故肝气郁结，气血不运，脾失健运，水湿内停，痰湿蕴结，湿热阻滞亦是不育的常见病机。

从病证上看，不育症有虚、有实、有寒、有热，近年来发现实证热证渐增多起来。情志内伤，病邪外感，过食肥甘，恣贪酒色等，多为实邪，最易导致气血瘀滞，湿热下注。而先天禀赋不足，精气虚弱所致者则逐渐减少。现代生活方式的改变，生存环境的影响，营养状况的改善，饮食结构的变化，疾病谱的推移，使肾虚的发病率明显下降，而产生湿热、血瘀、痰湿的机会增多。

从临床症状方面看，男性不育患者表现出腰膝疲软、倦怠无力、头晕目眩、发脱齿摇、精神萎靡、健忘、食少纳呆等虚性症状者已不多见，多数患者临床见症为阴囊潮湿、坠胀疼痛、阴囊静脉迂曲成团、腰痛、尿黄、尿浊、性情急躁等湿热血瘀类实证表现。

从西医学角度看，男性不育症发生发展与各种发育异常、免疫因素、感染因素、精索静脉曲张、毒素损害等多种因素有关，这些因素大多属于中医学“实邪”的范畴。现代研究认为，精索静脉曲张、前列腺炎、支原体感染等是引起不育的重要原因，在不育患者中占相当大的比例。一些先天发育异常、性器官异常和器质性病变也是不育症常见的病因。如前列腺炎表现为尿频、急、痛、浊，腰骶痛，会阴部不适，小腹胀痛等，基本属于湿热下注和瘀血内停的病证范畴；先天发育不良、性器特征异常或发育不良、染色体异常等病变，从临床表现为“先天禀赋不足”，与肾虚有直接关系。这些认识从某种程度上说明了肾虚、湿热、血瘀等是男性不育症的主要原因。

（二）多层次准确进行诊断

李曰庆教授认为，由于男性不育症的临床表现极为复杂，如单纯采用中医传统的望、闻、问、切四诊，因其获得病情资料的局限性，很难对其做出准确诊断，更何况男性不育患者多无明显症状体征可询查，仅有不育史。因此，只有充分吸收和借鉴现代科学的新技术、新方法和新手段，将传统四诊方法的内容加以延伸，才能提高诊断水平。例如，在望诊精液上，传统中医只能发现诸如“精液清冷”等感官印象，但对具体有无精子、精子数量多少、活动力强弱、畸形率多少、死精子有无、精液液化情况等难以做出诊断，从而降低男性不育症诊断的准确性，使治疗缺乏针对性，影响疗效。只有借助现代科学手段，如显微镜、精子计数仪、免疫学方法、超声波、X线、染色体、分子生物学方法等检查，方可尽可能将不育的病因搞清，做出不育的诊断。

对男性不育症的准确辨病，将对推测预后和选择治疗方法提供可靠的依据。在辨病过程中，要尽可能搞清引起男性不育症的原发病因，才能使治疗更具有针对性。如医源性不育，全身疾病性不育，要尽量祛除导致不育的药物影响和治疗原发疾病，方可提高疗效。而对接触外界毒物者，则要脱离环境，避免接触。

对男性不育症的诊断，还应根据疾病在不同时期、不同个体所表现出的具体证候做出辨证。如前列腺炎所致不育者多为湿热下注或气滞血瘀，而内分泌性不育多为肾精亏虚，诊断时辨证能把握不同时期的病性、病位等，为辨证治疗提供准确依据。

总之，男性不育症的诊断，关键是明确病因。虽然传统中医也强调病因学的诊断，诸如形损、肾虚、脾虚、痰湿等，但从目前的认识水平，人们已不满足那样的诊断，而需要进一步明确病因，不能笼统地诊断为男性不育症。在具体诊断时，应既辨病又辨证，做到病证结合的多层次诊断，如将慢性前列腺炎引起的不育诊为男性不育——精液不液化——前列腺炎——湿热蕴阻等。这种多层次的诊断，不仅有利于病因分类诊断，更有益于临床治疗，指导制定预后，可为治疗提供更完整的思路。

（三）全方位开展综合治疗

李曰庆教授认为，男性不育症的病因极为复杂，既有先天因素，又有后天损伤，既有生物因素，又有社会心理因素存在，很难用一种治疗方法统一治所有不育症，而应在明确病因基础上采用以下综合疗法治疗。

1. 中西医结合治疗

在明确病因诊断的情况下，西医学多是针对疾病的病因或病理基础进行治疗。对于某种疾病而言，西医学的治疗常常贯穿于整个疾病过程始终。对于病因明确，西医学有较好疗效的，一定不要舍弃西医学治疗。但同一疾病，在疾病的不同阶段或不同个体可表现出不同的证候，只有针对不同的主候，在针对病因治疗的同时，应用中医药，方可提高临床疗效。在中西医结合治疗时，一定要明确中西医治疗的各自机制，作用的不同侧面、不同靶点，这样将二者有机结合起来，将可提高疗效。

2. 内外合治

药物内服治疗是传统中医治疗男性不育症的常用有效方法。近年来的临床研究证实，药物外用等也是治疗男性不育症的常用方法。如直肠栓剂治疗慢性前列腺炎及阳痿等，若能根据病情，恰当地应用内外合治，常可既提高疗效，又缩短病程。

3. 针药合用

针灸治疗不育症的疗效，已被长期的临床实践所证实，特别是对不射精致不育的治疗，针灸治疗是主要方法之一。随着临床实践的深入，体针、耳针、水针、磁针等疗法将在男性不育症的治疗上发挥更大作用。

4. 专方专药的应用

随着临床研究的深入，对不育症的不同环节有特异作用的专方专药时有发现，如六味地黄丸、五子衍宗丸促进睾丸生精作用，川断、当归对死精子症的疗效等。在辨病辨证基础上加用针对不同环节的专药，将对疗效的提高有一定作用。

总之，对男性不育症的诊治，要以中西医结合为重点，多角度全面认识病因病机，多层次进行诊断，全方位开展综合治疗。只有这样方可提高男性不育症的疗效。

（李海松）

二、治疗男性不育症临床经验

男性不育是指夫妇婚后同居 1 年以上，未采取任何避孕措施，由男方原因造成女方不孕者称为男性不育症。据西方国家统计调查，10%~15% 的育龄夫妇存在不育问题，其中男性因素大约占 50%，在中国约 1/10 的夫妇发生不育，属于男方因素的约为 40%，而且无论是在国内还是国外，男性精子的质量和数量在近 10 年内都出现了明显下降的趋势，男性精子的正常值标准已由每毫升 2000 万以上到降低到现在的每毫升 1500 万以上。虽然随着西医学的发展，对男性不育症的治疗取得了很大的进步，但中医药在治疗男性不育方面仍发挥着重要的作用。李曰庆教授在治疗男性不育症方面积累了丰富的临床经验，取得了良好的临床疗效，现介绍如下。

（一）病因病机

《内经》认为肾藏精，主生殖，肾精衰少、肾气不足从而导致不育，即如《素问·上古天真论》云："丈夫八岁，肾气实，发长齿更，二八，肾气盛，天癸至，精气溢泻，阴阳和，故能有子……七八，肝气衰，筋不能动，天癸绝，精少，八八，则齿发去，天癸尽矣，故发鬓白，身体重，行步不正，而无子耳。"唐代《千金要方·求子论》中进一步指出"五劳七伤，虚羸百病"则不能有子。元代朱丹溪则更认识到不育"更当查男子之形气虚实任何，有肾虚精弱不能融育成胎者，有禀赋原弱气血虚损者，有嗜欲无度阴精衰惫者，各当求其原而治之"。张介宾依据命门学说指出本病的病机为"阳不足""精不足"，使命门学说与生殖系统精密相联。而《石室秘录·子嗣论》有"男子不生子，有六因，……一精寒也，一气衰也，一痰多也，一相火盛也，一精少也，一气郁也"，极大地丰富了中医对不育病因病机的认识。

李曰庆教授认为本病的病机较为复杂，归纳起来有虚、实、寒、热、痰、瘀、郁的不同，与五脏有关，但本病位主要在肾，因此总结出"不育的病位在肾，病机主要是肾阴阳不足"。肾阴阳平衡则精气充盛，藏泄适宜，运行有度，阴阳和而有子，而肾阴阳失调则精少气衰，藏泄失宜，气化障碍则可导致男性不育症。

（二）治则治法

李曰庆教授根据多年的临床经验，在传统的补肾治疗的基础上，提出了"以肾虚为本，以补肾生精为则，以微调阴阳为法"的治疗理论，并依据肾阳虚型不育占临床的 70%~80% 的科研成果，在具体治法上则偏重"补肾生精，调补肾阳"，提倡用药补肾清补并用，避免峻补滥用久服，正如《名医别录》记载淫羊藿"丈夫久服，令人无子"，此药为温肾阳的佳品，长期使用适得其反，足以说明其危害。强调要微调阴阳，充分调动机体自身的调节机制，使阴阳平衡，以达阴阳互根、互用之效能，精气充盛而有子。

（三）辨治经验

在临床上，李曰庆教授的基本方为：熟地 10g，生地 10g，山萸肉 10g，五味子 10g，菟丝子 12g，枸杞子 15g，覆盆子 10g，车前子 10g，淫羊藿 10g，仙茅 10g，鹿角霜 15g，牛膝 10g。其中山萸肉、熟地性稍偏温能鼓舞肾气，取阴中求阳之意，达到益肾温阳而又无伤阴动火之患。如山萸肉,《本草新编》曰："益精温肾。"淫羊藿、仙茅加韭菜子、鹿角霜等温性药物补肾助阳，以增加精子前行的动力。枸杞、菟丝子为质地滋腻性味纯厚的药物以补精血，正如《内经》所说"精不足者，补之以味"。现代药理研究表明，菟丝子对精子的运动能力和膜功能有促进作用，提高精子质量，对过氧化损伤造成的精子膜、顶体结构和精子线粒体功能损伤具有明显的干预作用。牛膝补肝肾强腰膝引药下行。车前子滑利精道，有助于精子排泄。对于肾阳虚明显、阴寒内盛引起的精液凝固、液化不良者，李曰庆教授会加重补肾温阳，选用肉桂、鹿茸补火壮阳，振奋阳气，恢复温煦功能，寒化而精动。对于肾阴不足，虚火偏旺者，多加用何首乌、黄精等药物以补精血,《日华子本草》称何首乌"久服令人有子"。对于临床上无明显症状的患者，多辨证为肾精亏损，在用药上多用血肉有情之品如紫河车、阿胶等，添精补血，以形补形。而对于房事不洁，感受湿热，或嗜食肥甘，导致脾虚湿热内生，积聚下焦，热烁肾阴，使精液浓厚而液化不良，或忍精不射，败精腐蚀精血导致死精或畸形精子甚为脓精的，即临床上合并慢性前列腺炎、精液中白细胞偏多的患者，多认为属本虚标实之证。治疗上主张要清补结合，滋补肾阴与清热解毒并用，即"壮水之主，以制阳光"，选用知母、黄柏、玄参、黄芩滋阴清热，加用白花蛇舌草、地丁、连翘等降火解毒。李曰庆教授对于合并有精索静脉曲张的患者，多会加用一些通络的药物，如穿山甲、水蛭，但同时强调此类入络药物均药性峻烈，长期使用易伤精耗血，所以临证宜间断使用为佳。

肾藏精，主生殖。故不育的病位在肾，病机是肾虚，以补肾生精入手治疗男性不育症成为共识，但李曰庆教授认为脏腑是统一的整体，相互影响和制约，任何一脏出现异常多会影响其他脏腑功能失调，尤其"肾者主水，受五脏六腑之精而藏之。故五脏盛，乃能泻"，因此补肾生精当与调节其他脏腑的功能结合，统筹兼顾，才能种子毓麟。如心气不足，心火浮于上不下交于肾水，导致心肾不交，肾气不安，施泄失常，可用枣仁、远志、茯神养心安神。肺属金，肾主水，金水相生，阴虚化火伤精而稠厚液化不良者，可用沙参、麦冬、花粉滋养肺津使肾精得充，精液得化。肝藏血，精血互生，肝肾同源，又肾主封藏，肝主疏泄。故情志失调，肝失疏泄，可影响肾脏的封藏而形成不育；而不育日久，常致肝郁，气结血瘀，阻滞精道。故治疗上补肾药应与柴胡、郁金、白芍、当归、赤芍等疏肝理气药养血柔肝活血同用，才有佳效。脾为后天之本，气血生化之源，脾虚加之过食肥甘厚腻，造成脾失建运，聚湿生痰，湿热下注从而精液黏稠不化，或形态畸形导致不育，宜用黄芪、党参、白术、苍术、陈皮健脾益气，祛湿化痰，补后天而养先天。李曰庆教授同时强调以上补脏生精之法，临床上要分清病因、病机，辨证施治，以免误治，如精液质量异常患者，若过用滋阴泻火之品，可使精子活力下降；过用温肾壮阳之品，又可使精液稠厚不化，因此在用药上一定要注意清补结合，即所谓少火生气，壮火食气之谓。临证之时，不可不慎。

（四）典型病例

王某，男，31 岁，2011 年 11 月 22 日初诊。主诉：婚后 3 年同居未避孕至今未育。性生活一周一次，能勃起，但勃而不坚，坚而不久，纳可，二便调，既往体健，无遗传病史，无腮腺炎病史。外生殖器检查：双侧睾丸大小正常，质地略软，精索静脉无曲张，舌红，苔少，脉细。男性激素五项检查未见异常，精液化验：液化不全，密度 45×10^6/ml，a 级 9.6%，b 级 12.3%，c 级 29.1%，d 级 49%。女方月经正常，妇科检查未见异常。患者婚后不育，性功能减退，勃起不坚，坚而不久，双侧睾丸质地偏软，提示肾阳不足，但患者舌红，少苔，脉细，又有肾阴虚的表现，因此诊断：不育弱精症，辨证阴阳两虚，阴虚为主。治法：补肾生精，调补阴阳。方药：生地 10g，熟地 10g，山萸肉 10g，肉苁蓉 10g，菟丝子 12g，五味子 15g，枸杞子 15g，覆盆子 10g，车前子 10g，（包煎）当归 10g，淫羊藿 15g，仙茅 12g，鹿角霜 12g，天冬 10g，麦冬 10g，党参 12g，炙甘草 10g。15 剂，水煎服，每日 1 剂，分 2 次服。2011 年 12 月 6 日二诊，性生活质量有所好转，舌苔略黄厚，脉细，原方去天冬、麦冬，加黄芩 10g，14 剂。2011 年 12 月 20 日三诊，查精液：液化正常，a 级 15%，b 级 21%，c 级 37%，d 级 27%，精液质量有好转，原方随症调护加减，2012 年 2 月 14 日患者前来道谢，其妻怀孕。

按：本例患者婚后不育，性功能减退，勃起不坚，坚而不久，双侧睾丸质地偏软，提示肾阳不足，但患者舌红，少苔，脉细，又有肾阴虚的表现，因此辨证为阴阳两虚，偏肾阴不足，故用熟地、生地、山萸肉、当归、天冬、麦冬补肾滋阴，菟丝子、枸杞子、五味子、车前子、覆盆子、鹿角霜填补肾精，肉苁蓉、淫羊藿、仙茅益肾温阳，党参补中益气，甘草调和诸药。二诊，服药后性功能好转，但舌苔转而偏黄厚，提示滋腻偏多，碍脾运化，因此原方去天冬、麦冬，加黄芩清虚热，平衡阴阳。本例辨证准确，方药合理，故能在短期内取得疗效，精子质量提高，随症加减治疗而能使其妻怀孕。

（王彬　宣志华）

三、精液不液化的论治经验

（一）概述

新鲜离体精液应该在室温下 60 分钟内发生液化，若超过 60 分钟仍不液化或仍含不液化的凝集块，称为精液不液化。由于精液凝固不化，减缓或抑制了精液的正常运动，使精子发生凝集或制动，减缓或抑制精子的正常运动，精子不能通过宫颈与卵子结合而导致不育。本病属中医“淋浊”“精寒”“精热”等范畴。

（二）病因病机

中医学早有对不育症的论述，李曰庆教授认为男性不育症的发病主要责之于肾、脾、肝三脏，而湿热、血瘀、痰湿的机会增多。但痰贯穿于其中，影响精液的正常分泌、输布及液化，在治疗中要注重化痰药的运用。清朝名医陈士铎在其《石室秘录》中阐述“男子不能生子有六病，精寒，气衰，痰多，相火盛，精少，气郁”，也谈到痰多是导致男性不育的病因之一。所以，“百病多由痰作祟”。

1. 脾虚生痰

随着我国经济水平的不断升高，现代人的饮食习惯发生了很大的变化，肥甘厚味、嗜食辛辣、饮食不节已成为人们生活的写照，这种饮食习惯一方面可以损伤脾胃，脾失健运，酿湿生痰，痰为湿邪，湿邪黏滞重浊，易致湿热下注，扰动精室，可发为早泄、遗精；另一方面，湿热熏蒸，灼津为痰，可致伤阴，精稠不化，死精过多、精子畸形率高。正如《素问》所云“伤于湿者，下先受之”是也，阳道阻滞而阳气不得敷布，精液得不到阳气温煦气化，影响液化。这些均可影响正常的受孕。

2. 虚火生痰

《内经》：“年过四十，阴气自半。”随着年纪长大，或热病之后，或房事不节等，均易耗损真阴。阴分的主要功能，除了滋养、濡养各脏腑组织外，还负责制约阳气，以免阳气外露。阳气是以热、动、升为特点，阴分则以寒、静、降相对应。若阴分亏虚，无力制约阳气，人体会出现阳气偏盛的虚热状态，所谓“阴虚则生内热”。随着科技的迅速发展，当代人都过着一种快节奏的生活方式，加班、熬夜俨然成为上班族的家常便饭。这种生活方式容易或造成虚火内生，影响津液的运行。或放荡形骸，施精过度，不知保全，肾阴亏损于下，虚火泛炎于上，炼精（津）为痰，导致精稠不化，死精子过多，活动力低下，进而影响生育。

3. 气郁生痰

肝藏血，主疏泄。肝的疏泄功能，对全身各脏腑组织的气机升降出入之间的平衡协调，起着重要的疏通调节作用。肝的疏泄功能正常，则气机调畅、气血和调、经络通利，脏腑组织的活动也就正常协调。李曰庆教授认为在竞争激烈、生活压力巨大的社会条件下，很多人作息饮食无规律，又缺乏适度的体育锻炼，就会导致情志不遂或焦虑过甚，或郁怒不伸等不良情志的产生，日久可影响肝脏的疏泄功能，导致肝气郁结。另一方面，不育患者所欲不得，更会加重气郁的产生。因肝气不舒，气机瘀滞，升降失常，三焦气机不利，导致精液正常输布失去动力，精液、水液停滞，发为痰饮。同时阴茎的勃起与肝具有不可分割的关系，所以气郁对生育影响甚大。

4. 寒凝生痰

陈士铎在其《石室秘录·卷五》中云：“精寒者，肾中之精寒；虽射入子宫而女子胞胎不纳，不一月而即堕矣。”可见肾气和精是构成男子正常生育功能的关键，肾阳的温煦功能正常才能为精子的运动提供动力和能量。若婚前手淫过度，或婚后房事不节，恣情纵欲，均可导致耗气伤精，精室亏虚，日久则导致肾气亏损，命门火衰，以使精室、精气失去温养和温化。而肾阳在津液的运行过程中主要作用体现在温煦和气化，如肾阳失去温煦和气化，则可导致寒凝生痰，发为精液寒冷，影响精子活力低下；或导致精液气化失司，精液量少。最终影响正常胚胎的着床及发育。

（三）治则治法

李曰庆教授在治疗男性不育症时强调首重病机，把化痰祛瘀贯穿治疗始终，同时在用药的时候要注重阴阳平衡，防止用药过寒、过热、过燥，以防矫枉过正。

1. 燥湿健脾以化痰

此法用于湿热蕴脾证，临床表现为：头昏身重，肢体困倦，食欲不振，少腹急满，阳事不举，尿短赤或频数。精液量少而黏稠，或射精不能。苔黄腻，脉滑数。古人云：“脾为生痰之源，肺为贮痰之器。”《类证治裁·痰饮论治》中曰：“见痰休治痰者，以治必探本。”正如张景岳所云：“善治痰者，惟能使之不生，方是补天之手。”李中梓又说：“脾为生痰之源，治痰不理脾胃，非其治也。”故标本同治，则脾健、痰化、热清，精液气化复常而液化。所以李曰庆教授在用药时常常选用生麦芽、陈皮、鸡内金、炒白术、土茯苓、茯苓、益母草等。这类药具有燥湿健脾之效，且专攻下焦湿热。使用健脾药相对燥湿药量要大，以防止苦寒伤胃，损伤正气。

2. 养阴生津以化痰

此治法适用于肾阴不足证，临床表现为：潮热盗汗，五心烦热，口干咽燥，头昏耳鸣，腰膝酸软，性欲减退或遗精，舌淡红，少苔，脉滑数。周文彬等认为化痰需养阴生津：①治病求本；②防温燥伤阴；③阴中求阳，以补为消；④增水以行舟。李曰庆教授在治疗男科疾病时强调要“微调阴阳”，在化痰时使用养阴生津之品，可以起到“阴中求阳，阳中求阴”之效，同时，滋补肾阴可减轻睾丸生精上皮的免疫损伤。故用药多选用熟地黄、山萸肉、枸杞子、五味子、茯苓、白术等。使用这些药可达到生津祛痰之功，使痰去而精道通，以助受孕。

3. 疏肝理气以化痰

此治法适用于肝郁气滞症，临床表现为：婚后不育，精神压抑，头昏沉，闷闷不疏，两胁作痛，善叹息，心烦少寐，性欲减退，或阳痿不举，舌淡红，脉弦滑。《存存斋医话》曰：“痰属湿，为津液所化，盖行则为液，聚则为痰；流则为津，止则为涎。其所以流行聚止者，皆气为之也。”体现了“治痰先理气，气顺痰自消＂之理。同时庞安常也指出：“人身无倒上之痰，天下无逆流之水。故善治痰者，不治痰治气，气顺则一身之津液亦随气而顺矣。”李曰庆教授在治疗气郁痰凝类型的不育症时注重运用疏肝理气化痰药，如青皮、陈皮、柴胡、郁金、百合等。在运用疏肝理气化痰药同时，常佐用一些活血化瘀之品，使气血运行正常，保证精液化生有源，精道输布通常。

4. 温阳化气以祛痰

此治法适用于肾阳不足，气化失司症，临床表现为精神萎靡，头识昏蒙，神疲乏力，四肢冰凉，腰膝酸软，性欲减退或阳痿早泄，或精液稀冷，小便清长，夜尿频繁，大便稀溏，舌淡胖，脉沉细。张仲景在其《金匮要略》中云：“病痰饮者，当以温药和之。”痰饮之邪“得温则行，得寒则聚”。痰为阴邪，遇寒则聚，遇阳则行，得温则化。同时阴邪最易伤人阳气，阳气被伤则寒饮难于运行。反之，阳气不虚，温运正常，饮亦自除。所以，治疗痰饮需借助于“温药”以振奋阳气，开发腠理，通调水道。阳气振奋，既可温化饮邪，又可绝痰饮滋生之源。李曰庆教授在用药上多用茯苓、姜半夏、桂枝、白果、炒白术等，达到温化寒痰，助生精液的作用。同时佐以活血通络之品，以防瘀而化热，加重病情。

（韩亮　王彬）

第四节 男性性功能障碍

一、从肝肾论治阳痿经验

阳痿即勃起功能障碍（ED），是指阴茎不能持续达到或维持充分的勃起以获得满意的性生活。西医治疗ED的首选方法是口服PDE-5抑制剂，此外还有阴茎海绵体注射和阴茎假体等。这些治疗方法均有其最佳适应证，也有相应的副作用，虽能有效地改善阴茎勃起功能，但是对于患者的体质没有直接的改善作用。李曰庆教授认为阳痿的发病与肝肾密切相关，本虚标实，肾虚为本，肝郁为标，临床治疗时肝肾同治，以补肾疏肝作为基本治疗原则，临床效果颇佳，不但可以有效改善阴茎的勃起功能，同时还可以全面改善患者的体质。

（一）病因病机

阳痿，又称“不起”“阴痿”“筋痿”“阳不举”“阴器不用”等，明代医家张景岳最先使用“阳痿”病名。李曰庆教授认为五脏功能失常均可导致阳痿的发生，有虚证也有实证，有阳虚也有阴虚，有寒证也有热证。情志不畅、肾虚、血瘀、痰阻、湿热是其主要病因。其中尤以肝肾与阳痿的发病最为密切，肾虚肝郁是其主要病机特点。

肾虚为本。肾藏精，主生殖。中医认为肾为先天之本，主管人体生长、发育、生殖和整个生命活动的过程，是机体赖以调节有关神经、内分泌、免疫等系统的功能单位。天癸是在肾精充盈到一定程度上产生的，它是相火发生的根源，而相火是启动人类性欲及宗筋勃起并产生生殖之精的原动力。肾中精气在一定年龄段内保持充盈、满溢状态，天癸可以发挥正常的生理功能。随着年龄的增长，尤其是中年之后，肾中精气的逐渐衰少，天癸也随之衰少而至枯竭，性功能、生殖能力及欲念逐渐衰退。可见肾中所藏精气的盈损对生殖活动的盛衰起着决定性的作用。任何导致肾中精气损伤的情况，都有可能导致阳痿的发生。《诸病源候论·虚劳阴痿候》记载：“肾开窍于阴，若劳伤于肾，肾虚不能荣于阴器，故痿弱也。”《景岳全书·阳痿》：“凡男子阳痿不起，多由命门火衰，精气虚冷；或以七情劳损伤生阳之气，多致此证……”都阐述肾虚是阳痿的重要原因。

肝郁是标。肝藏血，主疏泄。肝脏具有贮藏血液和调节血量的作用，在性欲念的作用下疏导气血下注于宗筋而致勃起。肝的疏泄功能，对全身各脏腑组织的气机升降出入之间的平衡协调，起着重要的疏通调节作用。肝的疏泄功能正常，则气机调畅、气血和调、经络通利，脏腑组织的活动也就正常协调。《辨证录》云：“肝气旺则宗筋伸。”可见阴茎的正常勃起与肝密不可分。另外肝通过其疏泄功能对气机的调畅作用，可调节人的精神情志活动。疏泄功能的异常时，会导致精神情志活动的异常。不良的情志刺激，又会导致肝主疏泄失常，导致阳痿的出现。《杂病源流犀烛》记载：“又有失志之人，抑郁伤肝，肝木不能疏达，亦致阳疾不起。”李曰庆教授认为现代社会生活节奏加快，竞争激烈，生活压力加大，作息饮食无规律，酗酒嗜烟，体育锻炼缺乏，会导致情志不遂或所欲不得，或焦虑过甚，或郁怒不申等不良情志的产生，日久可影响肝脏的疏泄功能，导致肝气郁结，肝血运行失畅，不能灌溉宗筋，而出现阳痿。与此同时，阳痿的出现，会影响两性关系，打击男人的自信心，在这种情况下会进一步加重肝郁的情况。所以，阳痿患者存在着一个“因郁致痿”和“因痿致郁”循环系统，如何打破这种恶性循环成为阳痿治疗的重要环节。阳痿的病机是肾虚为本、肝郁为标，本虚标实，并且相互影响，相互转化。这是因为肝肾同源，共居下焦，皆寄相火，肾藏精，肝藏血，精血互生，肝气疏，肾气充，则宗筋荣润，阳道可兴；又肾、肝为母子之脏，母病可以及子，子病可盗母气。故阳痿患者常肝肾症状互见。因而治疗阳痿仅“从肾”“从肝”论治，均有失偏颇。李曰庆教授在多年临证的基础上，细心观察，衷中参西，认为阳痿患者多为标本相兼，虚实夹杂。这类患者多数既有腰酸乏力、阴部发凉、脉细无力等肾虚的表现；又有性格内向、精神不振或胸闷不舒、烦躁易怒等肝气郁结的症状，综观舌脉症表现为一种肾虚肝郁证候。

此外，肝郁、肾虚、湿热等因素都可以导致阴茎气血运行不畅，甚或瘀血阻滞于阴茎脉络，阴茎失去气血濡养则难以奋起，气滞血瘀，既可阻塞阳道使其不通，又可阻碍气血的运行与化生而成阳痿之症，血瘀可以看作阳痿的终极病机。

（二）辨治体会

1. 补肾疏肝作为基本治疗原则

针对大多数精神性阳痿患者肾虚肝郁的病机，应用补肾助阳、疏肝解郁的方法进行治疗，常能取得满意的疗效。补肾助阳，李曰庆教授在临床上多喜用血肉有情之品，如狗肾、蛤蚧之类，其他如淫羊藿、巴戟天、鹿角胶、菟丝子、山萸肉、雄蚕蛾等，也可随证选用，以上诸药均入肝、肾二经，具有温肾助阳、益肾填精之功效。疏肝解郁常用柴胡、当归、白芍、陈皮等药。柴胡、当归、白芍为逍遥散中之主药，可疏肝解郁、养血柔肝，且当归能行气缓急，尤为治疗肝郁血虚之要药；陈皮疏肝行气，宽胸畅隔。诸药合用，共奏补肾助阳、疏肝养筋、益肾振痿之功。

2. 活血化瘀通络应用始终

血瘀所致阳痿的典型的临床表现有舌质紫暗或有瘀斑瘀点，脉涩等较为少见，因此活血化瘀也必不可少，且早期介入并全程施用，治疗时多在补肾疏肝的基础上，联合应用活血化瘀通络法。结合该病的病理特点，临床治疗时选用活血化瘀药时常加用虫类药，例如穿山甲、蜣螂、土鳖虫、地龙、全蝎、蜈蚣、僵蚕、露蜂房等。正如吴鞠通所讲“且以食血之虫，飞者走络中气分，走者走络中血分，可谓无微不入，无坚不破”。

3. 重视年龄因素

青年人，阳气充沛，单纯肾虚较为少见，多为肝郁、湿热，多为单纯精神性阳痿，治疗以疏肝解郁为主，多在柴胡疏肝散的基础上佐以补肾、活血通络的药物。中年人，阳气始衰，肾虚与肝郁并重，多为混合性阳痿，治疗时肝肾同治，多用柴胡疏肝散合六味地黄丸佐以活血通络药物，同时兼顾原发病的治疗。老年人，阳气衰退，肾虚为主，多为器质性阳痿，治疗以补肾为主，多在右归丸的基础上佐以补肾、活血通络的药物，同时注重对原发病的治疗。

4. 综合治疗

李曰庆教授认为性功能障碍的病因病机极为复杂，治疗如采用单一方法往往收效较慢，故采取综合治疗。以生物–心理–社会医学模式为主轴，既要治疗因生物因素导致的病理变化，又要纠正患者不正常的心理状态，同时还要调节好与发病相关的社会问题；辨病治疗与辨证治疗相结合，在辨病治疗的基础上随证治疗；针药合治，针灸是治疗性功能障碍的有效手段，随着男科临床实践的不断深入，针灸技术也在不断发展，针药合治的疗效均优于药物或单用针灸治疗者；专方专药的运用，病有专方，药有专攻，应在辨证的基础上对专方专药加以运用，以提高疗效。

（三）医案举隅

患者许某，42岁，2012年2月16日初诊。性功能逐渐减退2年，加重1个月。患者2年前工作压力大，逐渐出现阴茎勃起不坚，晨勃减少，房事时勃起硬度不满意，时不能插入，性欲下降，夫妇感情受到影响。近1个月，奔波劳累，失眠，几乎没有性欲，不能完成性生活。情绪抑郁，时而容易动怒，两胁时胀痛，眠差多梦，腰酸乏力，下肢发沉，易出汗。吸烟20年，每日约10支。否认高血压，否认糖尿病，否认高脂血症。

刻下症见：精神萎靡，面色困倦，舌淡苔薄黄，脉弦细，尺脉沉细无力。外生殖器发育正常，睾丸、附睾、输精管、精索未见明显异常，阴毛呈男性分布，血尿常规及肝功能检查均未见明显异常。诊断：阳痿。辨证：肾虚肝郁。治法：补肾助阳，疏肝振痿。处方：淫羊藿15g、仙茅10g、巴戟天15g、山萸肉12g、鹿角胶（烊化）10g、柴胡10g、当归12g、白芍15g、远志6g、蛤蚧9g、丹皮10g。并嘱戒烟，早睡早起，强调夫妻双方要多相互关心和鼓励，保持心情舒畅。服药14日，二诊述晨勃、性欲增加，房事时硬度改善明显，成功性生活2次，睡眠改善。上方去远志，加陈皮10g，继服14日。三诊述性功能进一步改善，晨勃、自发勃起增加，成功性生活5次，妻子满意。嘱原方继服20日，保持健康生活方式，随访6个月，夫妻性生活自然满意。

按：患者就诊时，精神萎靡、面色困倦，腰酸乏力、下肢发沉，尺脉沉细无力，为肾阳虚之象，所以方中用二仙汤加减。方中仙茅、淫羊藿、巴戟天配合血肉有情之品鹿角胶，以起温肾阳、补肾精之效。但是分析患者起病之因，工作压力大加之夫妻感情欠佳，情绪抑郁、两胁胀痛，肝郁之象明显，所以补肾同时用柴胡、当归、白芍疏肝解郁，又因患者易怒、失眠，加用丹皮、远志以清热、安神。同时强调夫妻双方互相鼓励，减少肝郁诱因。

（王彬　宣志华）

二、治疗早泄思路浅析

中医对早泄的认识较早，并在诸多论著中有详尽论述，如《秘本种子金丹》中载有："男子玉茎包皮柔嫩，少一挨，痒不可当，故每次交合，阳精已泄，阴精未流，名曰鸡精。"《沈氏尊生书》描述为"未交即泄，或乍交即泄。"《辨证录·种嗣门》云："男子有精滑之极，一到妇女之门即便泄精，欲勉强图欢不得，且泄精甚薄。"李曰庆教授认为早泄以"心神不宁，相火妄动"为基本病机，且多夹兼证，病机特点为虚实错杂，临床上常运用"清心宁神，滋阴降火"的基本思路治疗本病，并强调早泄的治疗当辨证与辨病相结合，中医与西医相结合，身心同治，男女同调，故每获良效。

（一）早泄辨治思路

1. 清心宁神，滋阴降火

李曰庆教授认为早泄一病，首当责之于心肾。心居上焦，为君主之官，神明之主，所行房事受心神支配，喻嘉言也在《医门法律》中提到"心为情欲之府"。肾居下焦，为作强之官，水火之宅，司精关开阖。心中所寄君火一旦为欲念所动，则心气下行于肝肾，肝肾相火起而应之，自然阳道振奋，泌精外出。说明心肾相交，君相火动，肾中阴精得以气化是泌精的生理基础。然而心喜宁静，不喜过劳，若淫欲过劳则心火妄动，引动相火，频扰精室，精关大开，精液提早排出，君相火旺，伤津耗气，故常表现为阳事易举，举而易泄，或心中欲稍念动则精泄而出，伴有心烦心悸，五心烦热，失眠多梦，口苦咽干，小便短赤而有热感，舌红少苔，脉细数。故李曰庆教授临证时常选用菖蒲、远志、刺五加为主药宁心安神。其中，石菖蒲善开心窍，通心气，止遗尿，令心明而益智，安肾而止滑遗，水火既济，能强记而闭守。《名医别录》谓其"温肠胃，止小便利，……聪耳目，益心智，高志不老"；远志善安心气，定神智，止梦遗，使君心宁静而心气自通于肾，乃通心肾之妙药。刺五加辛微苦温，既善补脾胃之气以助运化，又可温肾助阳以暖脾土，且兼宁心安神之功，《名医别录》言其能“补中益精，坚筋骨，强志意，久服轻身耐老”。故将三药合用，治疗情欲过盛，心烦不宁、失眠纳差又对早泄常有忧虑、恐惧的患者，疗效可观，还配以茯神、百合、莲子、酸枣仁等品，以增强宁心安神、交通心肾之功。此外，李曰庆教授常配伍知母、黄柏、山萸肉、泽泻、丹皮等滋阴降火之品，其思路即运用知柏地黄丸加减，补肾阴而敛降相火，使精关开阖有度。前期运用知柏地黄丸加减治疗阴虚火旺型早泄患者取得了良好的疗效。

2. 益肾收敛，疏肝解郁

李曰庆教授认为，早泄一病虽主因君相火旺，扰动精室所致，但亦有淫欲太过之人，平素恣情纵欲，房室不节，施泄太过；或少年未婚，累犯手淫，以致戕害肾气，使封藏失司，精关失其固摄，不能随意启闭；或年老所致机体耗损太过，肾气虚衰，下元虚惫，不能统摄精血，因而引起早泄。如《诸病源候论》所言：“肾气虚弱，故精溢也，见闻感触，则劳肾气，肾藏精，令肾弱不能制于精，故因见闻而精溢出也。”因此，早泄的出现也有本虚的因素。此外，本病多发于年轻之人，本身涉世经历浅薄，对早泄认识不够全面，易受疾病带来的负面情绪影响，故情志抑郁也是早泄的重要特点。况“前阴者，乃宗筋之所聚”，为肝经所主，情志不畅，忧郁不舒，损伤肝木，肝之疏泄失常，或郁久化热都可动摇肾精之封藏。正如《古今医统大全·郁证门》云：“郁为七情不舒，遂成郁结，既郁之久，变病多端。”李曰庆教授临证常选用五味子、金樱子、白果为主药益肾敛精。其中，五味子性温而酸涩，能补肾涩精止遗，乃补敛并具之佳品，善治梦遗泄精，无论寒热皆可配伍用之。金樱子味酸而涩，功专固敛，善能固精止遗，常用于肾气不足，精关不固之遗精、滑精，《名医别录》曰其“能涩精气”。或与菟丝子、补骨脂、桑螵蛸、龙骨等补火助阳、固肾收涩同用，以益肾固精。白果具有甘苦涩平之性，能补气养心、益肾滋阴，善收敛固涩，缩尿止遗。故将三药合用，治疗肾气亏虚，精关不固之早泄，效如桴鼓，应用时还可配伍桑螵蛸、山萸肉、益智仁、肉苁蓉、菟丝子等品益肾健脾、滋补肝肾，以增强收摄之力。此外，李曰庆教授抓住临床患者情志不舒、肝气郁结的特点，认为肾乃作强之官，其机关之利需肝主疏泄的配合，心主神明的相助，如肝失疏泄，心神无主必然致关门大开，精则易泄，常合用《局方》逍遥散疏肝解郁，条达肝气，可配伍柴胡、白芍、当归、枳壳、白蒺藜、贯叶金丝桃等品，如郁而化热还可加丹皮、栀子、黄芩清泻肝火。

3. 活血化瘀，清利湿热

李曰庆教授指出，现代社会人们的饮食结构、生活习惯都较以往发生了巨大的变化，平素嗜食肥甘厚味、辛辣烟酒，易使脾胃功能受损，运化不利，酿生湿热；或属痰湿体质，内因心情急躁，所欲不遂，郁而化火，外因处地湿热，生殖器藏污纳垢，皆可致湿热蕴结，流注下焦，扰乱精室，逼迫宗筋导致早泄，常伴有尿频、尿急、尿痛、阴囊潮湿症状，甚至诱发前列腺炎，出现局部坠胀疼痛、尿道口滴白等症状。加之“久坐少动”已成为当前大多数工作一族的常态，往往导致下焦气血瘀阻，蕴生痰浊。一方面瘀阻精窍，不通致痛，刺激精室过早排泄，另一方面，瘀阻阴茎脉络，影响肝经气血流注宗筋，出现痿而不举，或举而不坚，射精过快之症。患者多表现为少腹、会阴、腰骶坠胀疼痛为主，宗筋勃而易泄，射精刺痛不畅等症状。李曰庆教授临证时常选用丹参、九香虫、王不留行为主药活血化瘀通络。其中，丹参味苦微寒，入心肝二经，能通行血脉，临床用治多种血瘀病证。《本草正义》谓“丹参，专入血分，其功在于活血行血，内达脏腑而化瘀滞，外达关节而通脉络”，故可久服而利人血脉。九香虫味咸性温，主入肝肾，能理气活血，补肾助阳，用治气血瘀滞，肾阳亏虚之阳痿、尿频、遗精效果极佳。王不留行味苦性平，善通利血脉，性走而不守，入下焦血分、水分，对治疗早泄瘀阻精道之证尤宜。治疗时将三药合用，能活血通络，振奋阳道，使精关开泄有常，还可配伍水蛭、蜈蚣、川牛膝等品增强通络祛瘀之力。此外，李曰庆教授认为热邪既能“迫血而行”亦能扰动精室“迫精而行”，精室热盛，泌精即快，除相火内盛，阴津不足外，湿热结于下焦往往是引起早泄缠绵难治的因素。因此，临证时常选用凌霄花、马鞭草、黄柏、苍术、栀子、薏苡仁等品清利下焦湿热。

（二）辨治特点

李曰庆教授在治疗早泄方面经验丰富，见解独到，除善用中药外，还经常强调早泄病因复杂，需综合治疗，方能提高疗效。

1. 重视中西医结合

李曰庆教授认为中西医治疗本病各有其独特的优势，尤其在药物的选择上可以根据患者的不同情况结合应用，例如选择性 5- 羟色胺再摄取抑制剂与中药联合应用治疗早泄，效果一般较好，但如果患者应用西药出现明显副作用且难以耐受，可以选择中药配合局部麻醉药物来替代；如患者处于备孕期间则应避免使用对生育可能产生影响的选择性 5- 羟色胺再摄取抑制剂或选择盐酸达泊西汀，并以中药联合行为疗法较佳。需要注意的是，早泄的治疗还要建立在规律的性生活基础上，尽量避免长期忍精不射和两地分居，在女方怀孕期间可以辅助自慰方式规律排精，但这一阶段不必将治疗早泄作为重点。

2. 重视身心同治

本病患者大多有较大的心理压力，常表现为精神苦闷、焦虑、尴尬和抑郁等，这些不良情绪可进一步影响性欲望、生活情趣和伴侣的关系。而来门诊就诊的人群多属于青壮年群体，对早泄的认识尚不全面，且伴有对疾病的过度联想、担忧及恐惧感。研究表明，综合性心理行为治疗能显著提高患者的射精潜伏期，使控制射精变得更容易，夫妻双方对性生活的满意程度明显提高，性生活时焦虑、紧张或不安情绪明显降低。

因此，在进行药物治疗的同时辅助进行心理疏导十分必要，一方面医生要引导患者对早泄形成一个正确的认识，尽量消除患者的恐惧担忧；另一方面女方对男方的理解支持和给予较高配合度也是患者克服心理障碍的重要保障。

3. 重视男女同调

李曰庆教授指出，对于未婚青年男性或没有形成规律性生活的男性一般不会轻易给出早泄的诊断；许多患者婚前射精潜伏期尚感满意，婚后逐渐缩短；还有部分患者对射精潜伏期自我评价较好，常因对方感觉性生活不能满足而就诊。因此，早泄的出现往往不是男性单方面的问题，很有可能是夫妻双方的配合欠佳所致，在药物治疗的同时应当重视男女双方的共同调整。首先，需要保证服药期间能有规律的同房，这在患者随时体会和评价自己射精时间以及不断建立性自信方面有重要意义；其次，运用行为疗法也需要女方积极配合，具体有动 – 停结合法、阴茎挤捏法、阴囊牵拉法等。

（三）治验举隅

患者，男，27 岁，2015 年 4 月 9 日就诊。患者诉婚后半年，同房时射精快。病史：患者半年前结婚，同房时射精快（小于 1 分钟），常刚插入女方阴道即有精液射出，偶有插入后射精时间达 2 分钟左右，夫妻感情较好，平时因工作性生活欠规律，每月 2~3 次，勃起尚可，勃起后硬度约Ⅲ级，同房时紧张、焦虑明显，勃起后即有尿意难忍，平素伴有小便黄、异味重，夜尿 1~2 次，无明显怕冷，眠差易醒，大便稍溏，每日 1~2 次。婚前无自慰行为。舌暗红，舌体胖大，苔黄腻，脉弦细。诊断：早泄（原发性）。李曰庆教授以“宁心安神，滋阴降火”立法。中药处方：知母 10g、黄柏 12g、茯神 15g、酸枣仁 20g、五味子 10g、白果 10g、煅龙牡各 30g、白芍 12g、金樱子 10g、桑螵蛸 12g、川牛膝 10g、青皮 10g、菖蒲 10g、远志 10g、萆薢 20g、丹皮 10g、贯叶金丝桃 10g，14 剂，免煎，开水冲服。西药：盐酸舍曲林片每日 1 次，每次半片，下午服。配合提肛法，每天 3 次，每次 50~100 下。忌饮酒、避风寒、少久坐，规律性生活，每周 1~2 次。

2015 年 4 月 23 日复诊：患者诉药后即感心情舒畅，用药期间同房 4 次，均能顺利完成，两次射精潜伏期约在 1~2 分钟，2 次可达 2~3 分钟，睡眠较前改善，同房紧张感减轻，勃起后尿意减少，硬度仍为Ⅲ级，舌暗红，苔白腻，脉弦细。前方加丹参 20g、合欢皮 10g、蜈蚣 3g，增强活血祛瘀之力，改善勃起功能，继服 14 剂，西药用法、调护同前。

2015 年 5 月 7 日三诊：患者诉药后射精潜伏时间进一步延长，同房 3 次，2 次射精时间为 3~4 分钟，1 次 2 分钟左右，勃起硬度较前改善，小便正常，夜尿 0~1 次，睡眠可，心情明显舒畅。前方加生地 10g、肉苁蓉 15g 益肾填精，继服 30 剂，巩固疗效，用法、调护同前。

（马健雄）

三、治疗不射精症

不射精症是指男子阴茎在性交中能维持坚硬勃起，并可做正常的抽送动作，但是无法达到性高潮，也不能在阴道内射出精液，性交后尿液检查无精子及果糖，而有时有遗精现象或手淫时能射精的一种性功能障碍，是导致男性不育的原因之一。属于中医学“精不泄”“精闭”“精瘀”的范畴。不射精症的治疗主要是从性知识教育、心理治疗、电按摩器治疗机直肠探头电刺激诱发射精等方式，在一定程度上受到患者的排斥，难以达到满意的疗效。而在临床中遇到不射精的病人，李曰庆教授运用温肾活血法治疗不射精症效果颇佳，特此浅探。

（一）病因病机

射精是男性在性活动后期发生的生理反应，在这一过程常常伴随性高潮。正常的射精过程主要包括三个阶段：泌精、膀胱颈关闭、射精。精液的正常分泌有赖于完善的自主神经系统，射精完全为反射动作。主要由中枢神经、外周神经、交感和副交感神经、性腺内分泌和生殖器官等多系统的协调动作构成。通常在性刺激后，阴茎的神经感受器将兴奋指令下发，使下腰神经支配的前列腺、射精管、附睾的肌肉收缩，把前列腺液、精囊液、精子压入后尿道，达到一定量时会阴部肌肉收缩，将精液喷射出去，完成射精。

1. 肾虚为本

中医学认为：肾藏精，主蛰，主生殖，为封藏之本，兼施射精。肾为先天之本，贯穿于人的生、长、壮、老、已全部过程，在调节人体相关神经、内分泌、免疫等系统等方面发挥着巨大作用。《内经》有云：“二八肾气盛，天癸至，精气溢泻，阴阳和，故能有子。”可见天癸是在肾精充盈到一定程度上产生的，是射精的主要动力之一，只有肾中精气保持充盈、满溢状态，才能有助于完成射精。肾在射精过程中的主要作用表现为肾气的推动。只有肾气充盈，才能有足够的力量将储存的精液射出去。肾虚可分为肾阳虚、肾阴虚、肾气虚及肾精亏虚，该病主要在肾气虚及肾精亏虚上。一个体现在射精的动力上，一个体现在生成精液量上。何梦瑶在《医碥》中认为：“气根于肾，亦归于肾，故曰纳气，其息深深。”肾有“职司开阖”的作用，肾精亏损，一方面致无精可射或是精液量少而不足以射，发为不射精症；另一方面精关开阖失司，肾阳不足，精关开启无力，无法将精液射出去，最后发为本病。另一方面，不射精症患者多有频繁的手淫史，房事不节，损伤肾气，使精源化生不足，而致射精不能。可见肾虚是导致本病的根本。

2. 血瘀为标

不射精症患者多发于性知识缺乏的年轻人，大多为追求射精时间的延长或未做好怀孕的准备，在性爱过程中忍精不射，导致瘀阻窍道，最后射精不能。而正常的血液运行有赖于气的推动及脉道的通利，《血证论·阴阳水火气血论》说："运血者，即是气。"因此，只有气足够充盛，气机调畅，则气能行血，血液的正常运行才得以保证。反之，气的亏少则无力推动血行，发生血瘀的病变。同时，血又能载气，血虚而致气道不畅而致气滞，《血证论·吐血》说："血为气之守。"因为肾气为各脏腑气之根，只有肾气充盛，血行才能正常，"精室"为肾所主，与气血运行具有不可分割的密切关系，所以肾气和血运正常是相互作用的，共同维持着精液的正常分泌、排泄。"气为血之帅"，气的变化会导致血行或虚或瘀，影响精液的正常分泌排泄。气虚则无力射精，气滞则精行不畅，精血同源，血虚精亦不足，血滞精亦不畅。李曰庆教授认为随着现代社会节奏越来越快，尤其是办公电子化，很多上班族久坐、加班熬夜，缺乏相应的体育锻炼，造成气血运行障碍，易为血瘀。故血瘀在当今社会是导致不射精症的常见病因之一。

3. 不射精症的病机为肾虚为本，血瘀为标

在临床中不射精症的病因病机单因素的较少，常常兼夹他症，而且虚实夹杂，或虚中夹实，或实中带虚。并且相互影响，相互转化。

（二）辨治体会

1. 温肾活血为治疗大法

《素问》曰"阴平阳秘，精神乃治"，阴阳失调是导致男科疾病发生的根本病因。众所周知不射精症的根本病机为肾虚，很多医师受此影响，临床用药常用一些燥热的壮阳之品，患者不但没有改善射精状况，反而加重病情。李曰庆教授提出男科病的治疗要"微调阴阳"即用药要温和，不能壮肾阳，而要温肾。所以在临床中用药以温和类，以求"温中求阳"，用药如巴戟天、菟丝子、山萸肉等，该类药温而不燥，作用明确，多入肾经和肝经，也体现了"精血同源"的，特殊关系。而同时佐以活血化瘀药如丹参、王不留行等，同时在方药中也比较重用麻黄，桂枝等药。麻黄辛温，主要用于发汗解表，

宣肺平喘。现代药理研究证明，麻黄可兴奋中枢神经，增强兴奋性，增强精道平滑肌收缩，有利于促进射精。桂枝性温，具有助阳化气、温通经络的作用。使用温肾活血药一方面使肾气得以温化产生足够的精液，保证射精动作时有精可射；另一方面通过活血化瘀以打通精道，使精液有路可行。李曰庆教授活血化瘀药常用一些虫类药，比如水蛭、蜈蚣、土鳖虫等，这类药活血化瘀功效较强，且可以起到通络、改善血供的作用。现代药理研究证明：活血化瘀药物不仅能明显改变血流变，降低血浆黏稠度，促进血液循环，而且还能改善局部的充血水肿并使腺体软化和缩小，达到治疗效果，维持其组织器官的正常生理功能。

2. 重视佐以疏肝

原发性不射精症的主要病因：①性知识缺乏；②性畏惧；③性生活不协调；④性刺激不足。从中可以看出导致该病的大多是紧张状态，而男性的性心理是十分脆弱的，不射精的发生反而会加重病情。所以在温肾活血的基础上要注重疏肝。李曰庆教授在临床中常用疏肝解郁药为柴胡、牛膝、白芍、青皮、郁金等药。柴胡、白芍为逍遥散中之主药，可疏肝解郁、养血柔肝，且牛膝能补肾活血，可以增强活血化瘀的功效。而青皮、柴胡、郁金等运用，可以助行血、温肾阳，改善射精阈值，达到射精的目的。

3. 贯穿综合治疗

对于该病李曰庆教授首先要求夫妇双方进行治疗，一方面普及性知识，要求性交时必须注意思想集中，感情融洽，并注意房事地点要安静，姿势要正确。另一方面，可通过性治疗，双方要消除焦虑，全身心配合提高性兴奋。往往在阴道内有过一次射精后，就可改变射精障碍。最后对于手淫能射精而阴道不能的患者，除了以上的治疗外，还可以配合一些针灸等。针刺八髎穴可提高阴部神经兴奋性，促使会阴部肌群、坐骨海绵体肌收缩，增强下股神经，以使闭锁尿道内口完成射精。

（韩亮　王彬）

第五节　男科杂病

一、治疗男性疾病合并焦虑和抑郁患者

男性疾病包括阳痿、早泄、慢性前列腺炎及不育等多种疾病，此类患者多涉及个人隐私，关系到个人的自尊心，严重者会涉及夫妻感情，家庭和谐稳定，因此均会引起患者的心理变化，严重者会合并有焦虑和抑郁。有研究表明心理压力可造成神经系统单胺类、肽类等神经递质的代谢失调，导致下丘脑—垂体—性腺轴和下丘脑—垂体—肾上腺轴的功能紊乱，从而影响男性的生殖内分泌和免疫功能，出现男性的性功能及生殖功能障碍。心理因素对慢性前列腺炎患者症状的影响非常严重，由此可见心理因素与男性疾病之间有着密切的联系。两者之间存在着互动性的循环促进和制约机制：一方面，男性疾病影响患者的心理活动，患者极易发生心理失衡等不良现象；另一方面，消极或乐观开朗的心理反应会抑制或促进患者的治疗效果，沉重的精神负担或打击可引起生理功能异常而导致疾病加重，又会加重患者的心理压力。严重者会出现轻生念头或暴力伤害倾向，治疗难度大。李曰庆教授治疗合并焦虑和抑郁的男性疾病患者经验丰富、疗效明确，现介绍如下。

（一）病因病机

李曰庆教授认为焦虑证、抑郁症属中医学郁证范畴，其病位在肝、脾、心、肾。当脏腑功能失调，出现阳痿、早泄、精子活力低下、慢性前列腺炎等男科疾患，日久导致气血运行不畅，阻碍气机，脉络瘀阻而导致气郁、血郁等症，正如《景岳全书·郁证》指出："凡五气之郁，则诸病皆有，此因病而郁也。"但因男性病一般多为慢性病，不易速效，又涉及男性自尊心和夫妻感情，多会引起患者心理变化，情绪波动。心失所想，所愿不遂，忧思伤脾，肝失疏泄，郁而伤肝，不但本症会加重，患者还会出现心情抑郁、情绪不宁、失眠多梦等各种复杂症状，即《丹溪心法·六郁》中提出："气血冲和，万病不生，一有怫郁，诸病生焉，故人身诸病，多生于郁。"可见情志波动，失其常度，

则气机郁滞，气郁日久，由气及血，变生多端，产生气滞、血瘀、痰浊、湿热等病理产物，从而引起多种临床症状。正如《景岳全书·郁证》指出“此因郁而病也”，“因病致郁，因郁致病”两者相互影响，形成恶性循环，使病机越趋复杂，治疗越显困难。故焦虑证、抑郁症的病性为本虚标实，虚实夹杂。本虚为心、肝、脾、肾的脏腑功能失调。标实为脏腑功能失调及郁证引起的病理产物，如气滞、血瘀、痰浊、湿热等。治法为疏肝理气、健脾安神、交通心肾为主，依其病情分别配以行气、活血、化痰、清热、消食之剂。

（二）辨治经验

1. 心理疏导为首

此类患者多会反复的咨询相同问题，要求医师给予肯定答复，会占用大量的诊疗时间，李教授要求一定要本着为患者负责的态度，认真倾听、耐心地为患者解释病情，疏导患者的心理，要把患者从错误的思想状态中修改过来，树立治愈的决心。同时强调夫妻同治是男性病愈的关键所在，如条件允许多会做女方的思想工作，打消女方的猜忌，增强双方的互信，提高女方对疾病的认识和配合度，从而增强男性的自信心和治愈疾病的决心，使其重新回归社会，达到要治病，同时更要治人的目的。

2. 中药调节为主

对合并有肝郁气滞的男性疾病患者，多选用丹栀逍遥散加减，如阳痿加淫羊藿、仙茅、蜈蚣活血通络，补肾兴阳；早泄加龙骨、牡蛎、金樱子益肾固精；精子活力弱加菟丝子、枸杞子、五味子补肾生精；慢性前列腺炎加白花蛇舌草、泽泻清热解毒利湿。对于心肾不交者多采用交泰丸和补心益肾之剂，重用龙骨、牡蛎、磁石镇心降逆，交通心肾。对于心脾两虚的患者多采用归脾汤加减治疗，加茯神、石菖蒲、远志安神定志。对于气滞明显者加川楝子、青皮、枳壳。瘀血者加三棱、莪术。痰浊者加法半夏、陈皮、化橘红。湿热者加苍术、黄柏、车前子。

3. 西药抗焦虑为辅

李曰庆教授认为患者久病，无论是躯体症状还是心理症状都十分严重，如单纯的心理疏导及中药治疗，多不能取得速效，导致患者情绪更加低落焦虑，自信心进一步下降，应及时给予口服抗焦虑药物，短期口服，迅速改善患者的躯体和心理症状，使患者自信心大增，继续治疗的愿望强烈，提升其对医师的认可感，提高依从性，为后续的治疗提供充足的时间和空间，有利于患者的康复。

（三）典型病例

王某，男，26岁，婚后2年。2012年3月30日初诊。主诉：早泄6个月，每次同房时间1~2分钟。患者诉近半年因工作关系两地分居，同房时间无规律，有时一月同房一次，后感同房射精渐快，每次不足2分钟，且有逐渐加重趋势，时有放入即射不能自我控制，现感极度自卑，近期更发现晨勃消失，勃起不坚，导致情绪低落不敢回家与妻子见面，伴有失眠、乏力、紧张等不适，舌淡苔白，脉弦。诊断为早泄。辨证为肝郁气滞、心脾两虚。治宜疏肝健脾，补心安神，益肾固精。方药：柴胡10g，郁金10g，白芍药10g，茯苓10g，龙眼肉12g，蜈蚣2条，当归10g，生龙骨30g（先煎），淫羊藿15g，仙茅9g，五味子10g，金樱子10g，芡实12g，莲子心3g，怀牛膝10g。14剂，日1剂，水煎取汁300ml，分早、晚2次服。盐酸舍曲林片50mg，每日晚饭后30分钟服1次。同时给予心理疏导，打消其心理顾虑，要求其每周同房2次。2012年4月15日复诊：患者诉射精时间有所延长，平均3~5分钟，且勃起变坚，睡眠、情绪好转，对治疗较满意，舌淡，苔薄白，脉弦。上方加肉桂3g、黄连3g。14剂继服，西药继用。2012年4月30日三诊：射精5~7分钟，勃起满意，上方继服14剂巩固疗效，停用盐酸舍曲林片。

按：患者婚后有规律的同房，性生活即和谐，后因两地分居，同房射精不规律，性生活频率降低，造成龟头敏感度增加，射精阈值减低，行成早泄本是正常，只要恢复规律同房射精时间就有可能延迟、正常，但患者却因此感到自卑产生害怕心理，久之心虚胆怯、肝郁气滞，肝失疏泄则射精更速，精血不能下输宗筋则阴茎勃起不坚。故方以柴胡、郁金疏肝理气；芍药、当归养血柔肝；蜈蚣疏肝通络，畅行宗筋；淫羊藿、仙茅温肾壮阳；茯苓、龙眼肉健脾养心；生龙骨平肝涩精、安魂定魄；五味子、金樱子、芡实益肾固精；莲子心清心除烦，怀牛膝“治阳痿，补肾填精，逐恶血流结”（《药性论》），又“能引诸药下行”（《本草衍义补遗》）。诸药合用，使肝之疏泄功能正常，脾健则气血调和，肾阳得温，宗筋充养有度，助阳兴勃。

盐酸舍曲林为选择性抑制中枢神经系统对5-羟色胺的再摄取剂，可使突触间隙5-羟色胺浓度增高，但不增强儿茶酚类神经介质的活性。临床上盐酸舍曲林可有效地减轻病人的抑郁症状如烦躁情绪，并能减轻焦虑状态。同时研究表明抗抑郁药5-羟色胺再摄取抑制剂（SRIs）可以增加大脑皮层内的5-羟色胺水平，抑制射精中枢而达到治疗早泄的目的，短期口服，抗焦虑，治早泄一药双效。同时给予患者心理疏导，疏解情绪，打消其心理顾虑，要求其每周2次同房，提高其射精阈值，增强其信心，纵观本症中药疏肝解郁、健脾养心、补肾兴阳，西药抗焦虑，迅速缓解患者心理和躯体症状，加之心理疏导三管齐下，从而取效。

（四）小结

李曰庆教授认为男科疾病的病因病机极为复杂，其中又涉及患者本身及女方因素，涉及躯体和心理因素，治疗是很困难的，尤其是合并焦虑和抑郁患者，单一治疗往往不能取得满意的疗效。因此要综合治疗，提倡要中西医结合治疗、药物与心理治疗结合、男女双方同时治疗、治病与治人相结合治疗才能取得满意的临床疗效。

（宣志华　王彬）

二、治疗遗精

遗精是指不因性交而精液自行泄出的病症，有生理性与病理性的不同。中医将精液自遗现象称遗精或失精。有梦而遗者名为"梦遗"，无梦而遗，甚至清醒时精液自行滑出者为"滑精"。多由肾虚精关不固，或心肾不交，或湿热下注所致。西医可见于包茎，包皮过长、尿道炎，前列腺疾患等。有梦而遗往往是清醒滑精的初起阶段，梦遗，滑精是遗精轻重不同的两种证候。

（一）病因病机

李曰庆教授认为遗精多由劳心太过，欲念不遂、恣情纵欲等诸多因素而致。其基本病机为肾失封藏，精关不固。凡情志失调，劳神太过，则心阳独亢，心阴被灼，心火不能下交于肾，肾水不能上济于心，心肾不交，扰动精室；或思虑太甚，损伤心脾，导致脾气下陷，气不摄精，会导致遗精。又有少年气盛，情动于中，或心有恋慕，所欲不遂，或壮夫久旷，思慕色欲，皆令心动神摇，君相火旺，扰动精室而遗精。还有房事过度，手淫频繁，纵欲无度，日久肾虚精脱，发为遗精。

（二）辨治经验

古代医家治疗遗精常用固涩止遗法。李曰庆教授结合时下遗精患者的病机，常从心、肝、肾论治遗精，以疏肝解郁、宁心安神、交通心肾为治疗原则。李曰庆教授还提出，中药治疗遗精一般起效较慢，如果一开始就单纯使用中药治疗，患者因对疗效缺乏信心而难以坚持治疗。为提高患者的依从性和治愈率，建议规范使用5–羟色胺再摄取抑制剂。一般2周左右效果较为明显，这时可酌情减量，继续使用中药治疗，这样可以达到标本兼治的目的。遗精是一种身心疾病，加之男性性心理的脆弱性，因此，在中医药治疗李曰庆教授认为应该立足于“心”，然后兼顾他脏，因此提出遗精从“心”治疗五法。

1. 补心健脾以摄精

该法常用于心脾两虚型，其临床表现为：遗精的同时，伴有失眠多梦，精神萎靡不振，腰酸眼花，面色萎黄，心悸气短，失眠健忘，胸痞纳差，记忆力下降，舌淡，苔薄白，脉细弱等；李曰庆教授认为心居于上，主藏神，心神下济则精安，而现在的人们多思虑过度，劳伤心脾，导致神不守舍，精升乏道而驰走于下则见遗精；治疗应补心安神，健脾益气，方用归脾丸加减。

2. 滋阴清心以填精

该法常用于心肾不交型，其临床表现为多梦遗精，心烦失眠，头昏耳鸣，腰膝酸软，怔忡健忘，小便短赤，舌质红，苔薄黄，脉细数等。李曰庆教授认为肾水亏虚，心火亢盛，心火不能下济，肾水不能上荣，导致心肾不交而遗精；治疗当滋肾阴，清心火，方用黄连清心饮合知柏地黄丸加减。

3. 固肾宁心以涩精

该法常用于肾虚不固型，其临床表现为遗精、滑精，伴有腰膝酸软，失眠健忘，面色苍白，自汗，精液稀冷，小便清长，头发易脱，舌苔白润，脉沉细等；李曰庆教授认为肾为先天之本，肾气为诸气之本，气有固摄的作用，当肾气不足，则关门不利，表现为精关不固，肾不藏精，神无所归，精不安宅而见梦遗频作；治疗当补肾气、宁心神，方用水陆二仙丹合五子衍宗丸加减。

4. 养心安神以秘精

该法常用于心神失养型，其临床表现为遗精的同时，主要以心神不宁为伴随症状，表现为失眠，记忆力差，思想游弋，心惊胆颤，腰膝酸软，眩晕耳鸣，舌淡，苔白，脉沉弱；李曰庆教授认为脑为元神之府，心藏神，主神志，当心生浮想而所愿不得，则神魂悠荡于上而精液摇泄于下，肾不藏精，心神失养而见遗精；治疗当养心神，安神志，方用安神定志丸合孔圣枕中丸加减。

5. 宁心疏肝以利窍

该法常用于心肝气郁型，其临床表现为遗精同时可伴见心烦不宁，失眠多梦，精神不舒，胁肋胀满，唉声叹气，腰酸腰痛，舌红，苔薄，脉细弦；李曰庆教授认为肝主宗筋，肝气条达，气机通畅则精道固卫有司，当肝受气于心，心气怫郁，肝气不疏，气郁化火，心火亢盛，热扰精室则见遗精；治疗当疏肝气，宁心神，方用天王补心丹合柴胡疏肝散加减。

（韩亮）

三、治疗男性更年期综合征

男性更年期综合征是中老年男性生命过程中的特定时期所出现的一种临床症候群，主要特征是性欲和勃起功能减退，尤其是夜间勃起；情绪改变并伴有脑力和空间定向能力下降，容易疲乏、易怒和抑郁；瘦体量减少，伴有肌容量和肌力下降；体毛减少和皮肤改变；骨矿物质密度下降，起骨量减少和骨质疏松；内脏脂肪沉积。上述症状不一定全部出现，其中可能以某一种或某几种症状更为明显，可伴有或无血清睾酮水平减低。男性更年期一般发生于 50~65 岁年龄段。据国外研究报道，大约 40% 的中老年男性可能会出现不同程度的更年期症状和体征。

中医学虽无此病名，但在大量中医古籍中有此病症状、病机的描述，如《素问·阴阳应象大论》云："年四十，而阴气自半也，起居衰矣。年五十，体重，耳目不聪明矣。年六十，阴痰，气大衰，九窍不利，下虚上实，涕泣俱出矣。"《千金翼方·卷十二·养老大例》："人年五十以上，阳气日衰，损与日至，人力渐退，忘前失后，兴居怠惰，计授皆不称心。视听不稳，多退少进，日月不等，万事零落，心无聊赖，健忘嗔怒，性情变异，食欲无味，寝处不安。"这些记载和更年期的表现较为一致。对本病的治疗。中医学多将其归属于"虚劳""心悸""不寐""郁证"等范畴。

（一）病因病机

1. 肾精亏虚是病机之本

《素问·上古天真论》："丈夫八岁，肾气实，发长齿更；二八，肾气盛，天癸至，精气溢泻，阴阳和，故能有子；三八，肾气平均，筋骨劲强，故真牙生而长极；四八，筋骨隆盛，肌肉满壮；五八，肾气衰，发堕齿槁；六八，阳气衰竭于上，面焦，发鬓斑白；七八，肝气衰，筋不能动，天癸竭，精少，肾脏衰，形体皆极；八八，则齿发去。肾者主水，受五脏六腑之精而藏之，故五脏盛，乃能泻。今五脏皆衰，筋骨解堕，天癸尽矣。故发鬓白，身体重，行步不正，而无子耳。"肾藏精，主生殖，故肾精是男性生殖的根本，而从五八开始，肾精由充盛而逐渐趋向亏虚，天癸的生成亦随之而减少，甚至逐渐耗竭，生殖能力亦随之而下降，以至消失。而由于肾精亏虚，肾气日渐衰退，天癸将竭，肝阴亏损，脾失健运，心肾不交，脑失所养，以致阴阳平衡失调，脏腑功能紊乱，从而出现性欲下降、阳痿、烦躁、易怒、乏力等男性更年期综合征的相关症状表现，故肾精亏虚是其病机之本。

2. 肝郁气滞贯穿疾病始终

肝属木主风，为厥阴风木之脏，为将军之官，其性刚烈，喜条达，恶抑郁，主要功能为主疏泄，主藏血调血，是维持和调节人体脏腑功能的重要枢纽。肝主疏泄功能正常，则机体气血调和，阴阳平衡；反之，肝之疏泄失畅，则气机逆乱，气血不和，诸症从生。情志内伤最易伤肝，导致肝疏泄不利，气机不畅，气郁久则气滞、血瘀、痰阻、湿聚、冲心、乘脾、化火、伤阴、伤肾，变化多样，导致各脏腑间功能失调。而男性更年期综合征临床表现中情绪变化是其主要特点，患者多表现为焦虑、过度紧张、急躁易怒、情绪低落等情志变化，而情志失调、肝郁不疏，或脏腑功能紊乱，肝气郁滞，精关疏泄失职，宗筋失养，或郁结于阴器，则会导致焦虑、眩晕、失眠、阳痿等男性更年期各种症状发生。由此，李曰庆教授认为肝郁气滞贯穿于本病演变的全过程。

3. 气血亏虚是病机特点

肾主一身阴阳，故肾阴肾阳为脏腑阴阳之本：肾为五脏六腑之本，为水火之宅，寓真阴而涵真阳，五脏六腑之阴，非肾阴不能滋助；五脏六腑之阳，非肾阳不能温养。而肾精始衰，则脏腑阴阳之本渐衰，进而脏腑阴阳功能失调。脾为后天之本，与肾之先天相互滋养，肾虚不能鼓动后天之本，而后天之本虚，则气血运化不足，无以充养先天，表现为气血亏虚。肝肾同居下焦，相互滋养，肾藏精，肝藏血，肾精亏虚，则肝藏血亦致不足，出现肝血亏虚，而终致肝肾阴虚之候，出现失眠、健忘等男性更年期综合征的表现。故李曰庆教授认为气血亏虚是其病机特点。

（二）辨治经验

1. 睾酮水平下降是其西医学病理本质

睾酮对全身各系统都有直接或间接的生理作用，睾酮缺乏将会导致骨骼、肌肉、脂肪、血液和心血管等组织器官及情绪和认知功能，性功能也会出现一系列病理生理学改变。骨骼：骨量减少、骨质疏松，骨折发生率明显增加。肌肉：进行性肌量减少，肌力下降；导致容易疲劳、日常活动的能力下降、容易跌倒和发生跌倒性损伤。脂肪：脂肪组织尤其是内脏脂肪增加，体重超重，进一步导致胰岛素和瘦素抵抗。情绪与认知：焦虑、惊恐不安、失眠、记忆力减退、思维反应和智力减退。性功能：阴茎海绵体平滑肌数量减少、纤维组织增生、脂肪沉积和一氧化氮（NO）的合成减少，导致性欲明显下降、勃起功能障碍。心血管：血浆总睾酮水平与心血管疾病的危险因素有关，血浆睾酮水平降低可引起甘油三酯和高密度脂蛋白胆固醇水平降低。红细胞：睾酮直接刺激骨髓干细胞和通过肾脏合成红细胞生成素使红细胞数量和血红蛋白水平增高，睾酮缺乏可导致贫血。

2. 综合多种方法谨慎诊断

男性更年期症状复杂，主要表现为以下三方面。①精神神经系统症状。如情绪低落、忧郁焦虑，或多疑、沉闷欲哭，或精神紧张、喜怒无常、多疑善虑、捕风捉影、缺乏信任感，或意志消沉、易怒、失眠等。②自主神经功能紊乱；主要有心悸怔忡、眩晕、耳鸣、易汗；或周身乏力。皮肤有蚁行感；或胃肠道症状，如脘腹胀满、大便时秘时泄；或神经衰弱，如失眠、多梦、易惊醒、记忆力减退、健忘、反应迟钝等。③性功能方面的症状：如性欲减退、阳痿、早泄、遗精，以及性欲淡漠、体态改变，如全身肌肉开始松弛，皮下脂肪较前丰富，身体变胖。

因此，临床诊断男性更年期综合征的诊断方法，主要包括：详细询问既往疾病史、心理和社会因素、生活方式；客观评估临床症状（ADAM 量表、伊斯坦布尔心理系的自我评分量表和 AMS 量表），并进行全面的体格检查；诊断的重点放在实验室检查方面，进行血清雄激素测定和其他实验室检查；同时排除器质性疾病；补充雄激素的诊断性治疗有助于进一步确定诊断。简言之，要做出男性更年期综合征的临床诊断应包括以下三方面：①症状筛查评价；②血清睾酮测定；③试验性睾酮补充治疗的反应。三者结合作出综合诊断。

3. 补肾疏肝是基本治则

李曰庆教授认为肾精亏虚、肝郁气滞是男性更年期综合征的基本病机，临床辨治要注重年龄因素、体质因素，调整肾脏阴阳气血为主，以补肾疏肝为基本治则，兼以理脾、养心、疏畅气血，以求气血流畅，经络气通，阴阳平衡。相关研究显示，补肾中药能提高老龄雄性大鼠血浆睾酮的含量，认为其治疗更年期综合征的疗效可能与提高血浆性激素水平有关。相关药理实验研究表明，补肾药能作用于丘脑—垂体—性腺轴，调整此轴的功能紊乱。而疏肝解郁行气药则可以显著改善男性更年期患者的神经精神症状，而其也可能是通过作用于丘脑—垂体—性腺轴改变体内激素水平而发挥作用。相关研究证实疏肝解郁药具有调节内分泌和平衡激素水平的作用。因此，临床辨治以补肾疏肝为基本治则，不但可以有效调节肝肾功能失调，恢复脏腑阴阳功能紊乱，同时可以作用于机体的性腺轴等调节激素水平紊乱，进而可以有效改善男性更年期综合征的临床症状表现。

4. 规范睾酮补充治疗

西医学认为，睾酮水平下降是男性更年期综合征的主要原因，因此，临床治疗方法主要是睾酮补充治疗，其主要目的是改善因雄激素缺乏引起的相关症状和体征，恢复和保持良好的生活。但雄激素属于激素替代治疗，存在相关风险，临床使用睾酮补充治疗，应该严格遵守诊疗规范。其适应证：①男性更年期综合征明确诊断，为改善症状和体征长期治疗；②试验性睾酮补充短期诊断治疗。禁忌证：①已经确诊或怀疑为前列腺癌或乳腺癌的患者；②未控制的良性前列腺增生伴严重下尿路梗阻患者；③未控制的严重充血性心力衰竭或肝肾功能障碍者；④未控制的严重睡眠呼吸暂停综合征患者；⑤明显的红细胞增多症患者（血细胞容积 >50%）。睾酮补充治疗之初，需要充分告知患者受益及相关风险，由患者决定是否选择睾酮替代治疗，接受睾酮替代治疗者需要严密定期随访，尤其是需要关注 PSA 的变化。

5. 结合治疗是趋势

男性更年期综合征临床表现复杂多样，中医以望闻问切收集的病史资料有限，很容易出现误诊、漏诊，而西医学诊断方法多样，联合西医学的辅助诊断手段，能够使得诊断更为准确，减少漏诊率和误诊率。另外，西医学对男性更年期综合征的病理机制认识深刻，雄激素缺乏是公认的病理机制，故西医学又称之为迟发型性腺功能减退症。但是，临床中单纯的雄激素补充治疗并不能解决男性更年期综合征的所有问题，而中医药在治疗男性更年期综合征中具有一定的优势，二者优势互补，则能够更好地解决男性更年期综合征为患者带来的困扰。如雄激素替代治疗对于改善性欲、勃起功能等方面优势明显，但是对于患者情志不畅、乏力、腰酸痛等相关症状效果不佳，而中医药却具有明显优势，在临床辨治中兼以疏肝解郁、健脾益气养血、补肾温阳等则可以有效解决此类症状。因此，中西医结合治疗成为治疗该病的诊疗趋势。

（赵冰　莫旭威）

四、治疗血精

血精指精液中夹有血液的疾病。根据精液中含血量的多少，可表现为肉眼血精、含血凝块，或仅显微镜下精液中有少量红细胞。血精大部分是良性、自限性的。临床上血精症多为精囊或前列腺疾病，最主要见于精囊炎；其他常见病因还有前列腺炎，精囊及前列腺的结核、结石、囊肿、肿瘤，射精管的梗阻等。另外，紫癜、白血病、坏血病等血液病或精索静脉曲张、精阜疾病、门静脉高压、长期挤压等也可以导致血精症的发生。

（一）辨病与辨证相结合

李曰庆教授指出对于血精症患者要详加询问病史，全面考虑，明确诊断是判断治疗、预后的基础，是选择治疗方式、估计预后的决定因素。特别是对于持续性或反复发作的患者，一定要排除泌尿生殖系恶性肿瘤；顽固性的青壮年患者，一定要考虑到结核或血液疾病的可能性。对于继发性血精症，积极治疗原发病，并控制血精症状。急则治其标，缓则治其本，以达到标本兼治，切莫盲目用药，掩盖病情，耽误疾病最佳治疗时期。

中医认为血精是以血液不循常道，外溢于精络为特点一种病症，涉及多个脏腑组织，它既可以以疾病单独出现，又可以以症状形式伴见其他病证的过程中。病位在下焦精室。病因与外感湿热、过食辛辣、恣情纵欲有关。《景岳全书》记载："精道之血必自精宫血海……凡劳伤五脏，或五志之火，致令冲任动血者，多从精道而出。"或因湿热火毒之邪循经下注，扰及精室，精室血络受损，迫血妄行乃至精血而出；或因阴虚火热，热扰精室，伤及血络，热迫血行而见精血俱出；或因败精瘀血阻滞，血脉不通，血行不畅，夹精而下而见精血；或因脾肾气虚，气不摄血，血溢精室而成。病机为湿热下注、阴虚火旺、瘀热互结、脾肾气虚等。

（二）明辨虚实，标本兼治

血精症的证候表现，初期以湿热毒邪的实证多见，病久则一方面累及肾，致使肾阴亏虚，另一方面则出现久病入络，败血瘀滞内结，致使血精缠绵难愈。其急性期多与湿、热、瘀有关，慢性期多与气虚、阴虚有关，无论是何种原因造成的精室血络受损均可出现血精。因此，认为血络受损为该病之病理结局。血精初期病机多为血热，精液颜色多鲜红，治宜清热凉血止血；中期，反复出血，血停经络，瘀血内生，治以活血化瘀；病久多虚，后期多为阴虚内热或气虚，火盛气逆迫血妄行，反复出血，则会导致阴血亏损，虚火内生；或因出血过多，血去气伤，以致气虚阳衰，不能摄血。治以滋阴降火、补气益气。

（三）辨证论治，攻补兼施

血精的治疗要辨证论治，分型治疗，攻补兼施，调气与活血并用，行敛结合，不可过敛、过行或过补，过敛则留瘀，过行则血甚，过补则滋腻。治疗时可参《丹溪心法》“初用止血以塞其流，中用清热凉血以澄其源，末用补血以怀其旧”。

1. 清热利湿，凉血止血

多见于血精病的初期，精液颜色多鲜红或黏稠伴少腹、会阴及睾丸坠胀疼痛，口干口苦，心烦易怒，面红目赤，小便短黄，排尿灼热涩痛，便黏腻，舌质红，苔黄腻，脉滑数。湿热之邪循肝经下注，肝经环绕阴器，伤及精室络脉，迫血妄行，则血随精出。《医学衷中参西录》：“溺血之证，不觉疼痛，其证多出溺道，间有出之精道者。大抵心移热于小肠，则出之溺道。肝移热于血室，则出之精道。”指出血精症是由湿热下注，扰动肝经导致。处方以龙胆泻肝汤加减。常用龙胆草、栀子清泄肝火、解肝经郁热；柴胡入肝经，疏肝理气、调畅气机；黄芩、黄柏清热燥湿、解肝热之毒；泽泻、车前子、滑石、木通清热利湿、通利小便；当归、生地活血化瘀，养阴凉血，佐制苦寒之药伤阴；甘草调和诸药，引诸药下行，直达病位。在此基础上加用凉血止血之药如大小蓟、仙鹤草、白茅根、三七，可加强止血的作用，达到事半功倍的效果。

2. 滋阴泻火，凉血止血

精液带血少许，色鲜红或见血丝。伴身体偏瘦，腰酸膝软，梦遗早泄，性欲强烈，潮热盗汗，头晕耳鸣，口干咽燥，两目干涩。舌淡红少苔，脉弦细数。阴虚阳亢，阳亢则火旺，火性急迫，迫血妄行，损伤血络，精室络伤，可见血精。《许履和外科医案医话集》：“精血……多由肾阴不足，相火偏旺，扰动精室，迫血妄行……”指出血精症与肾阴不足、阴虚火旺有关。治以滋阴泻火，凉血止血。处方以知柏地黄丸加减，常用生地、丹皮清热滋阴、凉血止血；山茱萸、山药滋补肾阴；知母、炒黄柏、茯苓、泽泻清热泻火、凉血宁血。在此基础上加用女贞子、旱莲草滋补肝肾，凉血止血。

3. 补脾益肾，益气止血

血精日久不愈，反复发作。颜色浅淡或暗淡，或仅有镜下血精。伴有性欲淡漠或阳痿早泄，纳谷不香，腹胀便溏，五更腹泻，精神疲乏，气弱懒言，腰膝酸软，头晕耳鸣，夜尿量多。舌质淡胖，苔白润，脉沉细弱。多因素体阳虚或久病体虚，劳累过度，房事不节等使脾气损伤，或肾阳受损，不能温养脾阳，导致脾肾阳气受损，固涩无权，统摄失司，血溢精流，而成血精。治以补脾益肾，益气止血。方用补中益气汤加减。常用黄芪补中益气，升阳举陷。李曰庆教授常重用黄芪，以达益气活血止血之目的。人参、白术、炙甘草甘温益气健脾；血为气之母，故用当归养血和营；陈皮理气行滞，使补而不滞，行而不伤。柴胡、升麻升阳举陷，助黄芪升提下陷之中气，助脾统血。在此基础上加肉桂、干姜温阳以化气。

4. 破瘀消症，通络止血

血精顽固发作，日久不愈，精液暗红，常夹有血块、血丝，射精不畅或疼痛，舌质暗红，或有瘀斑瘀点，舌下脉络瘀曲，苔厚腻，脉涩。血络受损，渗于精室或血精日久不愈，瘀血停滞，阻滞气机，聚湿生痰，痰瘀互结，随精而出，形成血精。李曰庆教授认为顽固性血精症在发生过程中表现出了精囊或射精管梗阻、精囊液排泄不畅、精囊出现潴留性膨大等特点，应属于中医“癥瘕”“积聚”的范畴。治以破瘀消症，通络止血。方用桂枝茯苓丸加减。常用桂枝温通血脉，以行瘀滞；桃仁、丹皮、赤芍祛瘀行血；茯苓健脾运利湿除痰。在此基础上加穿山甲、王不留行、莪术、三棱活血化瘀通络，直达病所；加酒大黄、蒲公英、皂荚刺、败酱草。诸药合用，共奏破瘀通滞、消瘤散积之效。气血津液畅达，则正气渐复，浊毒自消，血络安宁而血自止。

（韩亮）

五、辨证治疗慢性附睾炎

附睾炎是男性生殖系统非特异性感染的常见疾病，多见于中青年，根据发病情况可分急性附睾炎和慢性附睾炎两种。急性附睾炎发病较急，患侧阴囊睾丸坠胀不适，局部疼痛较重，疼痛可放射至同侧腹股沟区及下腹部。慢性附睾炎在临床上较为多见，多由急性附睾炎迁延而来，表现为患侧阴囊睾丸坠胀不适，性生活后加重，附睾局限性硬结。中医认为本病发生于肾子部位，将其归属于“子痈”“子痛”范畴。清代许克昌在《外科证治全书·前阴·子痈》中指出“肾子作痛，…… 子痈也。或左或右，故俗名偏坠，迟则溃烂莫治”。西医一般采用广谱抗生素消炎止痛，必要时手术等治疗方法，但临床疗效欠佳，尤其是对于慢性附睾炎而言，抗生素治疗很难缓解其导致的疼痛不适。李曰庆教授从事男科疾病临床和科研工作四十余载，擅长中西医结合诊治男科疾病，用药思路精巧，学术思想鲜明，现将李教授治疗慢性附睾炎的经验总结如下。

（一）中医对本病的认识

中医认为子痈多由感受寒湿，或饮食肥甘、湿热下注，或房室不洁，感受邪毒，或跌仆外伤等引起。其病机与肝、肾二经密切相关。寒湿侵犯肝经，脉络阻塞，气血瘀结于肾子，则肾子肿胀疼痛。湿热流注下焦，气机不畅，血脉瘀滞，壅而成痈。嗜食肥甘，化火生痰酿湿，亦可导致湿热下注。房室不洁，情志不舒，跌仆损伤，均可导致肝经疏泄不畅，气郁血瘀，均可形成子痈。

（二）局部辨证在慢性附睾炎中的运用

1. 辨疼痛

慢性附睾炎可有坠胀、隐痛、胀痛、刺痛、灼痛等不同的表现。李曰庆教授认为，对于慢性附睾炎的辨证而言，疼痛的性质具有重要意义。

分型论治

（1）阳虚寒凝

见于慢性附睾炎稳定期。多由急性附睾炎迁延发展而来，往往经过了大剂量抗生素或清热解毒药物治疗。抗生素和清热解毒类药物都属于中医苦寒药物的范畴，大剂量或长时间服用都会损伤人体阳气，使之气化功能失常，不能温煦脏腑经络，从而内生虚寒，表现为恶寒怕冷，贪凉饮冷或遇寒后症状加重。此外，过用苦寒可能会使邪气郁于里而不得出，形成硬性结节病灶，难以消除。当此之时，李曰庆教授往往以橘核丸加减为主方进行治疗。橘核性温味咸，温能通阳化气，咸可软坚散结，海藻、海带、昆布加强软坚散结之力，枳实、厚朴、川楝子、木香等行气止痛，桃仁、延胡索理气之中勿忘活血，桂心温通阳气，助少火生气。结合局部辨证，若表现为坠胀，为中气不足，难以升举器官组织，可用升麻、黄芪等举之；若表现为隐痛，为气虚难以维持血脉通畅，可用太子参、香附等补之；若表现为胀痛，为局部气机不畅，脉络郁滞，可用木香、陈皮等通之。

（2）湿热瘀结

见于慢性附睾炎急性加重期。湿为重浊有质之邪，可由地气升腾而外受，亦可因脾阳不运而内生，易与热邪相合，总不外乎趋下伤阳。肾子位属下焦，易受湿邪侵袭，致使气血运行不畅。湿偏重则郁滞肝肾之气，因肝主疏泄，肾主水液，肝肾之气为湿所郁，则肝失疏泄，肝气横逆；肾不化气，水液停滞；甚则肝肾之气郁结，阻滞于下焦，久则终成痼疾。热偏重则郁蒸于下焦，肝主营为血，肾主水属阴，故湿热蕴蒸肝肾，轻则耗伤营血，重则耗伤肾阴，同时消损下焦阳气，使清浊不能归位，浊毒内生，积于肾子，因而发病。与此之时，李曰庆教授往往选用龙胆泻肝汤合桂枝茯苓丸加减为主方进行治疗。龙胆草、黄芩、车前子清肝胆湿热，柴胡梳理肝气，丹皮、赤芍活血清热，桃仁祛瘀生新。同时，可适当加入少许白芷。白芷性辛温，为仙方活命饮之主药，可消肿排脓，加速湿热瘀毒的排出。结合局部辨证思想，若表现为刺痛难忍，为血瘀阻络，可用水蛭、地龙等活之；若表现为灼痛，为火邪作祟，灼伤络脉，可用黄连、龙胆等清之。凡此种种，不一而足，需医者细细体会。

2. 辨部位

慢性附睾炎引起的不适可能会出现在单侧或双侧，局限于附睾部或牵涉睾丸、小腹或大腿内侧，其治疗方法均有所不同。

分型论治

（1）肝郁气滞

见于慢性附睾炎迁延不愈者。由于慢性附睾炎造成的长期不适严重影响了患者正常的工作和生活，相当比例的患者会伴有抑郁症状。此时患者心境低落，肝气难以舒达，可进一步加重慢性附睾炎相关症状。当此之时，李曰庆教授往往用逍遥丸加减进行治疗。柴胡、薄荷畅达肝气，当归、白芍养血活血，茯苓安神定志，炒白术健运中焦。结合局部辨证思想，肝经为厥阴之经，少血少气，其循行路线过阴器，与附睾相关。治疗时可从肝经着手，在整体辨证的基础上适当加入肝经引经药，如症状遇寒或贪凉饮冷后加重，可加吴茱萸、川芎。与此同时，还应兼顾肝体与肝用。肝体阴而用阳，用药之时应注意不要损伤肝之阴血，同时顺应肝主升主动的特性。

（2）脾肾亏虚

见于慢性附睾炎病程日久者。肾为人身元阳之根，慢性附睾炎病势缠绵难愈，耗损下焦阳气，日久及肾，伤及肾阳；脾为气血运化之本，脾虚日久，气血不能正常运化，郁滞于下，亦可引发本病。当此之时，李曰庆教授往往用补中益气汤加减进行治疗。结合局部辨证思想，不适若牵连睾丸、小腹，可酌加乌药、小茴香；若不适伴有腰膝酸软、手足不温，则加桂枝、高良姜等温之；若不适伴有五心烦热、盗汗，则加知母、黄柏等凉之；若不适伴有神疲乏力、失眠健忘，则加熟地、炒枣仁等补之。

（代恒恒　王彬）

第六节　其他疾病论治经验

一、中医外科学术拾贝

（一）、温药在疮疡治疗中的应用

疮疡是中医外科常见病，关于其病因病机，古代文献有许多精辟论述，如《内经》“诸痛痒疮，皆属于心”“膏粱之变，足生大疔”，《医宗金鉴·外科

心法要诀》“痈疽原是火毒生，经络阻隔气血凝”。可见，火毒热毒是主要病因，因此，在治疗上，寒凉药物也自然成为主要药物。尤其自清代以后，温病学说盛行，受其影响，人们越来越多地应用寒凉药物，而温性药应用越来越少。目前，西医学说被广泛接受，认为疮疡是感染所致，治疗上主张应用抗生素，而中药寒凉清热解毒之品被认为属中药中的抗生素，因此，在疮疡治疗上，大有寒凉药物一统天下之势，对于温药多避而远之。然而，临床发现，在疮疡治疗中，合理应用温性药物，常能取得神奇效果。以下对于温药在疮疡治疗中的价值进行初步探讨。

1. 温药治疗疮疡的历史

温药用于疮疡，在中医学中很早就有记载,《五十二病方》是我国现存最早的医书，其中便有“肉疽倍黄芪”之说。《神农本草经》中记载用于疮疡的温药有黄芪、络石、半夏、鹿角等。在我国现存的第一部外科专著《刘涓子鬼遗方》中即有很多应用温药如人参、黄芪、桂心、蜀椒等治疗痈疽的记载。宋代陈自明《外科精要》中有用参、芪、姜、桂、归、术、陈皮、半夏、炙草治疗背患疽漫肿的治验。明·薛己在《外科精要》的校注按语中说“若肿高焮痛者，先用仙方活命饮，后用托里消毒散。漫肿微痛者，宜托里散，如不应，加姜桂。若脓出而反痛，气血虚也，八珍散。不腐溃，阳气虚也，四君加归、芪、肉桂。不生肌，不收敛，脾气虚也，十全大补加姜、桂。晡热内热，阴血虚也，四物加参、术”。明代中医外科集大成者陈实功可以说是擅长应用温药治疗疮疡的代表，在其所著《外科正宗》中有大量用温药治疗疮疡的论述和验例，如其认为“疮初起，不高不赤，平塌漫者……急宜投托里温中健脾之药，务要催托毒气在外”“外科之疮有治例……表证恶寒，宜用荆防败毒散，里证发热，可将内疏黄连汤。疮势已成，托里消毒散诚为正法，内脓将溃，十全大补汤最得相当”。清代王洪绪采用温热之品组成阳和汤治疗疮疡中的阴疽，认为“诸疽平塌，不能逐毒者，阳和一转则阴分凝结之毒自能化解。血虚不能化毒者，尤宜温补排脓”。即使是受温病学说影响最深的清代外科医家高锦庭，也并不一味应用寒凉之品，认为疮疡“如脓出而反痛者，此为虚，宜补之……风冷所逼者宜温养之”“凡治痈疽、发背、疔疮、乳痈、一切无名肿毒，先须托里，勿使毒入附延骨髓”，其《疡科心得集》在谈到臀痈时认为“此为阴中之阴，务须宣热拔毒，大补气血……若妄以清凉败毒，内服外敷，则气血得寒益凝，毒气不得外发，反致内攻，多致不救”。

可见，中医古代先贤治疗疮疡从未废弃温药。

2. 温药治疗疮疡的理论依据

《素问·生气通天论》中云“营气不通，逆于肉理，乃生痈肿”。《灵枢·痈疽篇》说“寒邪客于经络之中则血泣，血泣则不通，不通则卫气归之，不得复反，故痈肿”。《薛氏医按·溃疡》“脓熟不溃者，阳气虚也，宜补之。瘀肉不腐者，宜大补阳气……脓清或不敛者，气血俱虚，宜大补之……寒气袭于疮口不敛，或陷下不敛者，温补之”。

由此可见，疮疡的发生多由于正气不足，邪气侵袭，导致气血凝滞，经络阻塞，脏腑失和。而温药中的温补之品可以鼓舞正气，以利祛邪外出；而温通之品则可以调和营血，疏通经络，达到肿消痛止的功效。正如《素问·调经论》所谓“血气者，喜温而恶寒，寒则泣而不能流，温则消而去之”。

疮疡在临床上有阴证阳证之分，陈士铎《洞天奥旨》中说：“疮疡最要分别阴阳，阴阳不分，动手即错……阳证必热，阴证必寒；阳证必实，阴证必虚……知是阳证，可少用金银花化毒之品，而轻佐之补血补气之味；知是阴证，可多用金银花化毒之品，而重佐之补气补血之味。”可见，对于阴证疮疡，温补乃必用之法。

疮疡后期，正气不足，脾胃虚弱，新肉难生，溃疡不愈，温补之品可以使气血旺盛，新肌得长，疮疡痊愈。

总之，根据疮疡的发生机理和发展过程，恰当应用温药可起到达邪、流通气血和扶正的功效。若一味拘泥于热毒火毒内攻，而专用寒凉克伐之剂，则有可能使脾胃受损，毒滞难化，疮疡迁延，或生变证。

（二）温药在疮疡各期中的应用体会

1. 疮疡早期应用辛温发散药物达邪外出，使外证得以消散

疮疡早期，多人体正气未虚，而邪郁皮肤血脉之间，壅阻经络之中，气血之内，此时应用解表发汗之法可使外邪随汗而出，气血流畅，疮疡消散。正如《内经》所说“汗之则疮已”。《医宗金鉴·外科心法要诀》中也有“内

消表散有奇功，脉证俱实用最灵”。仙方活命饮被誉为疮痈之圣药，外科之首方，其中即应用防风、白芷，取其辛温发散，使疮疡未成者即消。外科大家陈实功治疗疮疡也擅用辛温发散，认为疮疡初起，“身体拘急，脉紧恶寒，饮热就暖者，邪在表也，宜汗之”“疮毒乃日积月累结聚所发，苟非甘温辛热发泄，以汗疏通，安能得效？”，其所创“神授卫生汤”中即以辛温发汗之羌活、防风、白芷，认为“治痈疽、发背、脑疽、对口、丹瘤、瘰疬、恶毒疔疮、湿痰流注及外科一切疮症，但未成者即消，已成者即溃。能宣热散风，行瘀活血，解毒消肿，疏通脏腑。且药性平和，功效甚速，诚外科首用方也”。

笔者临床上治疗颈痈初起，常用仙方活命饮合牛蒡解肌汤加减，常三五日即可消散。对于应用抗生素治疗后，已无表证，但局部结块不消者，应用此法，也可促进其消散。

2. 疮疡中期应用温药托毒外出，使毒邪移深居浅

疮疡中期，由于正邪交争，气血渐衰，常无力抗邪，致使毒邪深入或不能局限而液化成脓，此时应用温药扶助正气，托毒外出，可使疮疡毒邪移深居浅，病灶局限，而不致旁窜或深溃使病情加重或病程延长。正如齐德之在其《外科精义》中所说“托里之法，使疮无变坏之证，凡为疡医，不可一日无托里之药”。托法又根据病情的虚实情况不同分为透托法和补托法两类，而无论是透托还是补托，均以温药为主。如常用的透托法代表方剂透脓散中应用黄芪、川芎、当归、皂角刺等温药，服药时还主张饮少量酒；补托法的代表方剂托里消毒散中也采用了人参、黄芪、白术、当归、川芎、白芷等温药，其目的均在于扶正达邪。

如曾治疗一患儿，男性，3岁。因臀部肌肉注射感染，右臀部结块八天，疼痛明显，期间口服抗生素，效果不明显。查患儿形体瘦弱，食少纳差，臀部结块红肿，色泽紫红，范围约10cm×8cm，压痛明显，中央部按之似有波动感。属血气不足，不能腐化。投以托里消毒散加减，黄芪6g、当归3g、川芎3g、白术5g、茯苓5g、银花5g、皂刺3g、白芷3g。外敷金黄膏。2天后局部溃破脓出，肿痛迅速消退，上方去皂刺、白芷，继服5剂，疮口基本愈合。

3. 疮疡后期应用温补药恢复正气，使疮口早日愈合

疮疡溃后，毒势已去，但此时气血也多已虚弱，表现为疮面脓水清稀，肉芽不生或生长不实，疮口难敛。此时应用甘温之品补益气血，气血旺盛则可助养新肌生长，从而促进疮面愈合。西医讲究创面清洁，认为创面分泌物对疮口愈合不利，应及时清除，但中医认为，局部气血通畅，抗病防御能力增强有利于创面的愈合，应用温补药物后可能会出现局部疮面分泌物增加的现象，但其下方肉芽组织红活，生长旺盛，中医将此现象称为“煨脓长肉”。临床上经常发现应用寒凉药物或局部应用抗生素后疮面颜色紫滞，肉芽生长缓慢，创面久难愈合。在这种情况下，应大胆应用温补之品，不必担心感染扩大，气血充足后，疮面常很快愈合。正如《外科正宗》中所说：“腐肉虽脱，新肉生迟，如冻色者，肉冷肌寒，大温气血……皮白绽而不收敛者，外照而内温补。”《医宗金鉴·外科心法要诀》也说：“脓少清稀，疮口不合，皆气血虚也。宜以大补气血……加以辛香，行其郁滞，加以温热，御其风寒，候脓出肿消，腐肉尽去，气血充足，新肉自然生矣。”

曾治一患者，女性，50岁，右小腿外侧外伤感染，破溃流脓水，在西医院换药治疗4个多月，疮口始终未能愈合，X线检查无骨髓炎征象，探查无异物存留。来诊时见患者局部肉芽色泽紫暗，疮面有少量稀薄渗液，舌淡苔薄白。与圣愈汤加减，党参10g、黄芪15g、熟地10g、当归12g、川芎10g、牛膝10g、苍术10g。1周后疮面肉芽红活，继续用药10天疮口愈合。

（三）注意事项

本文论述温药在疮疡中应用的价值，主要针对如今疮疡治疗中存在的不敢或忽略使用温药的趋势，绝无夸大温药作用之意。任何真理，一旦离开了其适用范围，就会变成谬误。辨证论治是中医的精髓，在疮疡治疗中，也必须遵循这一原则，温药和寒药在疮疡治疗中各有其作用，应当辨证使用，不可偏废。

辛温发汗法，在疮疡溃后，即使有表证存在，也不宜使用，即《伤寒论》中所说：“疮家，身虽疼痛，不可发汗，汗出则痉”。甘温补托之法在正实毒盛情况下，也不可使用，否则非但无益，反能滋长毒邪，使病情加剧而犯实实之戒。疮疡后期，若毒邪未清，应禁忌大补。

临床上对于疔疮，无论各期，均应以清热解毒为主，不可应用温热及发散之品，以免导致疔疮走黄的严重后果，即所谓“疔无消法”。

（张书信）

二、治疗膀胱过度活动症

膀胱过度活动症（OAB）表现为尿急，伴或不伴有急迫性尿失禁，通常伴随着尿频和夜尿增多。尿动力学上可表现为逼尿肌过度活动和其他形式的尿道－膀胱功能障碍，客观检查无明确感染和其他明显的病理学改变。中国成年人 OAB 的患病率为 4.7%~6.0%，40 岁以上人群为 11.3%。OAB 虽无生命危害，但严重影响患者的生活质量。西医学对其发病机制尚未完全阐明，治疗效果也不尽如人意。本病属于中医“尿频”“小便不利”“劳淋”“气淋”等范畴，也属于难治之症。

（一）病因病机

OAB 的主要症状是“尿急”“尿频”，多缺乏伴随症状。淋者，淋沥不尽，如雨淋而下，现代中医认为,OAB 属“淋证”的范畴。OAB 的治疗可参照“淋证”，但 OAB 不能完全等同于“淋证”，OAB 有其特殊性，这也是 OAB 临床治疗困难的原因。膀胱气化功能与膀胱贮尿和排尿的功能密切相关。如《素问·灵兰秘典论》记载“膀胱者，州都之官，津液藏焉，气化则能出矣”。李曰庆教授认为湿热留恋膀胱，肾气亏虚；或者中气不足，气虚下陷；或肝失疏泄，肺失宣肃，瘀血阻络，影响膀胱气化均可导致本病。认为本病病位在膀胱，涉及肝、脾、肾、肺。实证病位多在膀胱和肝，虚证病位多在肾和脾，湿热、血瘀多为致病因素。

1. 湿热是始发病因

OAB 起病多由湿热引起。外阴不洁而感受湿热，或嗜食辛辣厚味而酿生湿热，或肝胆湿热循经下注膀胱，湿热之邪蕴结膀胱，导致膀胱气化不利，开阖失常，出现尿频、尿急等症状。如《景岳全书·淋浊》云“淋之初病，则无不由乎热剧”。这与临床上大部分的 OAB 是由泌尿系感染引起的相应。湿热留恋膀胱，迁延缠绵，由腑及脏，继则由肾及脾，脾肾受损，正气虚弱，如《诸病源候论·小便数候》记载“小便数者，膀胱与肾俱虚，而有客热乘之故也”。湿热多与正虚之象共见，湿热蕴结膀胱可以贯穿本病的全过程，是OAB重要的致病因素。

2. 脾肾气虚是基本病机

膀胱与脾肾的关系尤为密切。《灵枢·本输》记载：“肾合膀胱，膀胱者，津液之府也。”肾司开阖，肾气主宰膀胱气化、约束膀胱开阖、控制膀胱排尿的功能。肾气充足，气化正常，固摄有权，膀胱开阖有度。肾气亏虚，气化不利，固摄无权，膀胱开阖失常，则出现小便不利或失禁，遗尿，尿频等病症。如《景岳全书·治形论》记载：“诸淋者，由肾虚而膀胱热者故也，肾虚则小便数，膀胱热则水下湿。”脾为气机升降之枢纽，脾胃互相配合，升降协调，则气血水津布散通利。脾为后天之本，气血生化之源。若脾气亏虚，气化无源，升降失司，气虚下陷，固摄无力，膀胱气化开阖不利，不能约束而致小便频数。正如《灵枢·口问》记载：“中气不足，溲便为之变。”另则，脾虚失约，不能为胃行其津液，出现小便数，大便难。李曰庆教授认为脾肾气虚在OAB的发病中占据核心地位，是OAB的基本病机。

3. 肝失疏泄是病机特点

本病以尿急、尿频、急迫性尿失禁为主，突出“急”性，符合肝的特性。肝为将军之官，其性刚强躁急。古亦有“肝主小便”之说。肝主疏泄，调畅气机，肝的疏泄功能正常，则气机调畅，升降适宜，气血和调，经络通利，膀胱气化功能正常。尤在泾云：“肝喜冲逆而主疏泄，水液随之而上下也。”如若肝疏泄不及则气机不畅，膀胱气化不足，可见小便不利，点滴而出，如若肝疏泄太过，则膀胱气化过度，可见尿急、尿频。《黄帝内经素问集注》记载：“肝主疏泄水液，如癃非癃而小便频频不利者，厥阴之气不化及也；肝主疏泄，小便不利者，厥阴之气逆也。”肝性如木，喜条达舒畅，恶抑郁，忌情志刺激。李曰庆教授认为当今社会节奏快，生活压力大，人际关系容易紧张，加之自身性格原因，容易导致肝疏泄太过，横逆犯脾，下则伤肾，从而导致膀胱气化失司，开阖无度，出现尿急、尿频症状。OAB患者容易因外界环境或自身情绪波动而引发尿急或尿失禁发作，李曰庆教授将这种条件反射归于肝失疏泄，为OAB从肝论治提供辨证支持。在OAB中，伴急迫性尿失禁的

OAB患者生活质量受影响最大，还会对患者的心理产生很大的心理负担，从而造成一种“因病致郁”“因郁致病”的恶性循环。因此，肝失疏泄是OAB最显著的病机特点。

另外，肺主宣发和肃降，为水之上源，对体内水液的输布、运行和排泄起着疏通和调节的作用。肺宣降失职，气化无权，气化不及州都，膀胱失约，可出现尿频、尿急症状。OAB病程较长，而且容易反复，久病多瘀。肝郁、湿热、肾虚等日久都可以导致气血运行不畅，瘀血阻络，影响膀胱气化，导致膀胱开阖失司，出现尿频、尿急等症状，瘀血阻络是本病后期的重要致病因素。李曰庆教授认为OAB的病机复杂多变，临证当谨守病机，各司其属，不可拘于一端，这样才能提高疗效。

（二）辨治经验

李曰庆教授认为OAB有自身的变化发展规律，临床治疗时要抓住OAB的基本病机“脾肾气虚，肝失疏泄”。同时指出膀胱为六腑之一，以通为用，治疗应当以“通淋”为主。要把“益气通淋，疏肝调气”作为本病的基本治法。大多数OAB患者属于本虚标实，虚实夹杂。临床上单一证型少见，复合证型多见，治疗OAB时，不可拘泥于一种或两种治法，正如《景岳全书淋浊》所云：“凡热者宜清，涩者宜利，下陷者宜升提，虚者宜补，阳气不固者宜温补命门。”

1. 清热通淋，驱邪不伤正

多见于中青年患者，伴见阴囊潮湿，腹胀，口苦泛恶，肢体困倦，大便不调，小便短赤，频数，舌质红，苔黄腻，脉滑数。湿热蕴结，淋沥不尽，治宜清热通淋，李曰庆教授常选药物萆薢、琥珀、金钱草、防己、黄柏等。萆薢苦平，入肾、胃经，能利湿去浊，祛风除痹，利水湿而分清泌浊；琥珀甘平，入心、肝、膀胱经，能活血散瘀、利尿通淋，对尿道涩痛尤宜；金钱草咸甘微寒，入肾、膀胱经，能清热利湿通淋，善治湿热下注膀胱所致小便不利，量大方可奏效；防己味辛苦寒，入膀胱、肺经，能祛风除湿止痛，又能清热。防己主要有效成分粉防己碱，具有Ca^{2+}通道阻滞作用，可对大鼠膀胱平滑肌起抑制作用，降低膀胱平滑肌收缩力。黄柏苦寒、入肾、膀胱经，清热燥湿，长于清下焦湿热。上药合用取其清湿热、利小便的同时兼具活血化瘀之效。李曰庆教授认为OAB本虚标实，清热通淋之药多为寒凉通利之品，容易耗伤正气，治疗要中病即止，驱邪不伤正。

2. 固肾缩尿，扶本不助邪

多见于中老年患者，伴腰膝酸软，头晕耳鸣，畏寒怕冷、夜尿多，尿频、尿急，甚或尿失禁，舌淡，苔白，脉沉细。治宜固肾缩尿，李曰庆教授常用熟地黄、山茱萸、菟丝子、乌药、益智仁、芡实、金樱子等。熟地黄味甘而性微温，入肝肾经，善益精填髓、补血滋阴，其补阴平和而不伤阳。山茱萸味酸涩性微温，亦入肝肾，善滋肝肾之阴，涩精缩尿，其性温而不燥，补而不腻，既能补肾益精，又能温肾助阳。菟丝子甘温入肾，不燥不腻，善能补益肾阴、肾阳，为平补阴阳之品，对肾气不足、下元虚损之小便不禁、尿有余沥尤佳。益智仁、乌药取自《妇人良方》缩泉丸，具有温肾祛寒、缩小便的功效。实验研究显示，缩泉丸能降低膀胱过度活动症大鼠膀胱充盈期盆神经的放电冲动，减少逼尿肌非排尿性收缩，降低膀胱压力。芡实、金樱子取自《洪氏集验方》水陆二仙丹，具有益肾滋阴、收敛固摄之功。李曰庆教授认为OAB湿热常与正虚并存，湿热可贯穿OAB的整个过程，固肾缩尿之药容易闭门留寇，治疗时应攻补兼施，做到扶本不助邪。

3. 温阳益气，勿忘升提

多伴有纳少、腹胀，食后尤甚，大便溏薄，肢体倦怠，小便频数，尿后滴沥，舌淡苔白，脉缓弱。治宜温阳益气，李曰庆教授常用黄芪、白术、党参、桂枝等。黄芪味甘而微温，入肺、脾二经，能补气升阳，利水消肿，为补脾益气之良药。药理学研究显示，黄芪皂苷能够缓解尿道内口括约肌紧张度，促进尿道内口扩张开放。白术味苦甘温，入脾胃二经，能健脾气，燥湿利水。党参味甘性平，入脾、肺经，能补益中气。三药合用善治脾气虚弱，中焦失运所致“土不制水”之证。桂枝辛温，入肺、膀胱二经，能助阳化气，气味均厚，能散、能行，补元阳而温煦他脏，从而使膀胱得以气化，水道得以通畅，小便自行。李曰庆教授认为病势下陷者，宜升不宜将降，常在温阳益气的基础加升麻、葛根以升阳举陷。

4. 疏肝调气，兼以平肝清热

常伴有情志因素，症状可随情绪波动或外界因素而加重，胸脘不适，胁肋胀闷，口干口苦，食少便溏，小便频急，苔薄，脉弦。治宜调肝理气，李曰庆教授常用柴胡、白芍、枳壳等。柴胡苦而微寒，入肝胆经，善疏肝解郁，条达肝气，疏散之中又兼活血化瘀，能推陈致新。白芍酸苦而甘，其性微寒，能养血柔肝，平肝止痛，行血散邪。枳壳味苦，性凉，入脾、胃经，能理气宽中，行滞消胀。上三药取自《伤寒论》四逆散，具有透邪解郁、疏肝理脾之功。李曰庆教授认为肝郁或肝疏泄太过，容易化火，常用钩藤一药。钩藤，甘微寒，入肝、心包经，善于息风止痉，清肝热，平肝阳。实验研究显示，钩藤碱可以明显降低OAB大鼠的膀胱最大容量、漏尿点压、膀胱充盈压，降低逼尿肌肌条收缩频率。

5. 敛肺关盖，提壶揭盖

见于咳嗽日久，易感冒，恶风形寒，甚则咳则尿出，舌淡苔白，脉虚弱。治宜收敛肺气，李曰庆教授常选药物白果、五味子、桔梗、紫菀等。白果甘苦涩性平，入肺经，能敛肺定喘，缩小便。白果有毒，应避免长期或过量服用。五味子味酸甘性温，归肺、心、肾经，能敛肺固涩，缩泉止尿。二药联用取其相须之意，增强敛肺之功，“敛肺关盖”以缓解尿频、尿急的症状。桔梗苦辛性平，专入肺经，能开宣肺气，可用于肺气郁闭、肺失宣降所致小便不利。紫菀苦辛而温，入肺经，能润肺下气，通利小肠。二药联用取其相须之意，增强宣肺之力，使肺气欲降先升，宣上窍而利下窍，水道得以通调，“提壶揭盖”以达“通因通用”目的。

6. 病程日久，勿忘活血

病程日久，应用补脾益肾，清热利湿效果不理想者，可加用活血化瘀通络药物。李曰庆教授常用水蛭、丹参、王不留行等。水蛭咸苦而性平，咸入血分，专属肝经，善破血逐瘀；丹参味苦微寒，入心肝二经，能通行血脉，临床用治多种血瘀病证；王不留行味苦、性平，善通利血脉，性走而不守，又有利尿通淋之功，入下焦血分、水分，对瘀阻水道之证尤宜。

（韩亮　王彬）

三、治疗尿石症

尿石症包括肾结石、输尿管结石、膀胱结石和尿道结石，临床分为上尿路结石（肾、膀胱）和下尿路结石（膀胱、尿道），以疼痛、尿血为主要症状，给患者造成极大的痛苦。从临床流行病学调查来看，目前本病的发病率，无论南方地区和北方地区，或是男性和女性，都有了明显的提高。在南方诸省中，该病患者几乎占泌尿外科住院患者中的首位。结石形成后可导致尿路梗塞，损伤肾实质和肾功能，也可导致尿路感染，甚至导致肾积脓或肾周围炎，对人体健康危害极大。因此，对本病进行积极的防治，有着极为重要的意义。

西医认为本病只是机体多种疾病的一个表现。结石的病因较为复杂，其中大部分尿石症的发病原因仍不清楚。研究表明尿路狭窄、尿流缓慢、尿路感染，以及多种内分泌代谢疾病可以造成该病的发生；药物影响如磺胺类药物、维生素 D 等的长期服用，也可造成尿石症的发生。临床流行病学调查表明：饮食结构、生活习惯与本病关系密切，饮水过少、动物蛋白摄入过多、食物的精细、运动量的减少等，不仅与该病的发生有直接的关系，并且是引起本病发病率提高的重要原因。

中医对本病的治疗上有着广阔的前景。中医认为本病属于“石淋”“砂淋”等病的范畴。其病机以肾虚为本，湿热为标。盖肾虚则气化不利，水液运行失常，复因湿热之邪下注膀胱，煎熬尿液，结为砂石。《诸病源候论》曰：“石淋者，淋而出石也，肾虚为热所乘，热则成淋。”《丹溪心法》言：“诸淋所发，皆肾虚而膀胱生热也。”其治疗以补肾、清热、利湿、化石排石为主。目前各地自拟排石类方，多以此论治，取得了较好疗效。

（一）补肾利湿排石为主，兼顾他脏

李曰庆教授认为：人体水液代谢的障碍是结石形成的根本原因。以肾主水而司二便，“膀胱为州都之官，气化而能出焉”，若肾脏一虚，气化不利，水液不行，则每致本病发生，故治疗本病多从肾着手。然而人体水液的正常代谢尚赖肺之宣发肃降通调水道、肝之疏泄、脾胃之升清降浊功能等，是依靠五脏相互协同，共同完成的。任何一脏功能异常，均能导致水液代谢的异常，

从而导致本病的发生。因此，在治疗上，除治疗肾外，不能忽视其他脏器的影响。指出中医治疗本病，应以整体调节为重，不能单纯依靠排石。故在临证中，经常于补肾利湿的基础上，配合以宣肺利水、疏肝理气、健脾燥湿等方法，使治疗达到最佳效果。

（二）气、瘀、痰、湿治疗，各有侧重

李曰庆教授认为，结石作为一种病理产物，形成以后又成为一种病因，从而导致新的病理变化。气滞、血瘀、痰阻、湿停，每易促进结石的形成。而结石形成后又加重气机的阻滞，使气机更为不畅，从而又使血易瘀滞、湿易内生，而痰饮易成等。且郁久化热，正气内伤，则寒热虚实，纠结夹杂，使病情和治疗都变得更为复杂。李曰庆教授于临证中往往根据实际情况，分别佐以理气、化瘀、祛痰、利湿等法，于寒热虚实之间细辨详究，从而使其治法更为完善。由于临床患者脏腑盛衰各有不同，导致气、瘀、痰、湿的情况也各有轻重，临床上，既要注意到气、瘀、痰、湿等病理因素的影响，标本兼顾，同时对其治疗又应该各有侧重，这样才能取得较好的疗效。

（三）重视现代研究，辨证使用

现代中药药理研究表明，许多中药对尿石症有很好的疗效。如金钱草、瞿麦、车前子、海金沙有明显利尿作用，可增加尿素、尿酸、氯化钠的排出，使尿液呈弱酸性，可促进碱性结石的溶解；厚朴、枳壳可增强平滑肌的兴奋性，促进输尿管的蠕动；大黄、厚朴、枳实，不仅能抗酸消炎，尚能调节尿路平滑肌的舒缩，有助于结石在尿路上的移动；栀子炭、黄柏炭、大黄可抗菌消炎，碱化尿液，有助于酸性结石的溶解；山药可促进膀胱收缩功能，促进利尿排石等等。这些理论为中药的应用，拓宽了思路。李曰庆教授对这些现代中药理论的研究非常重视。

他指出，现代中药药理的研究，为中药治疗尿石症的使用提供了更多的针对性，应积极学习和掌握。但中药的使用不能简单地依靠现代药理研究结果，正确的方法应该是在辨证论治的基础上进行细致的筛选。西医对结石的性质如酸性、碱性等认识更为准确，参照西医的研究，在辨证论治的基础上，有针对性的使用中药，可以很好地提高临床的治疗效果。

（四）重视愈后处理，减少复发

排石后，患者应积极改善生活习惯和饮食结构，并加强体育锻炼，这样对防止结石复发，有重要的意义。如在生活中应注意多饮水，减少动物蛋白的摄入，保持低钠、高纤维饮食，少食巧克力、腌制品、咖啡、浓茶等，以减少草酸及其前体的摄入；少饮含糖或酒精饮料等等。房劳过度也可造成本病的发生或复发，如张锡纯所言“石淋之证，因三焦气化瘀滞，或又劳心、劳力过度，或房劳过度，膀胱暗生内热，内热与瘀滞煎熬，久而结成砂石，堵塞尿道，痛楚异常”。因此患者应当保持健康的性生活，并尽量避免劳累过度，并且应积极锻炼身体。李曰庆教授每于治疗后对患者详细指导和解释，务求使患者理解其重要性，从而能够主动自觉地配合。

（五）验案

李某，男，52 岁。2004 年 3 月 16 日初诊。自诉从 1982 年初，开始出现腰部和腹部胀痛，并向尿道放射，偶见尿血。于 1993 年就诊于当地医院，诊断为肾、输尿管结石，并行碎石治疗 4 次。后每年均需行碎石治疗，今已 20 余年。患者不堪其苦，遂求治于中医。B 超检查：肾下盏及右侧输尿管多发性结石，右肾积水。患者腰腹部疼痛，并向尿道放射，肾区叩击痛，肉眼血尿，舌淡红，苔白稍腻，脉滑。证属肾虚湿停，气滞血瘀，予温阳化湿排石，行气活血止痛，金钱草 10g，海金沙 10g，肉苁蓉 10g，补骨脂 10g，鸡内金 9g，乌贼骨 10g，鱼枕骨 6g，怀牛膝 10g，丹参 12g，黄芪 20g，乌药 10g，生甘草 6g。水煎服，日 1 剂。服药 14 剂，痛大减，然未有结石排出。二诊于原方加穿山甲 10g、王不留行 10g、石韦 12g，服 14 剂后疼痛消失，并先后排除结石 3 块；三诊，复查 B 超，已无肾积水，肾、输尿管仍见多发结石。予金钱草 10g，石韦 15g，海金沙 10g，穿山甲 12g，补骨脂 10g，泽泻 12g，王不留行 15g，马鞭草 15g，鱼枕骨 9g，怀牛膝 15g，琥珀 1g（冲服），鸡内金 9g，生甘草 6g。水煎服，日 1 剂。服药 14 剂，自诉隔日则有小结石排出，每次 1~2 块，患者欣喜异常。四诊，上方去琥珀，加大功劳叶 15g、丹参 12g，服药后仍隔日则见结石排除，惟近一周已未见结石排出，行 B 超检查：未见结石。嘱患者多饮水，减少动物蛋白的摄入，保持低钠、高纤维饮食，增强锻炼等，患者满意而归。该患者治疗近 2 月，前后排石近 20 余块，充分显示了中医治疗尿石症的巨大疗效，同时也表现出李曰庆教授医术的高超与精湛。

（杨阿民　陈国宏）

四、治疗女性非感染性尿道综合征

女性尿道综合征，又称为症状性无菌尿，无菌性尿频－排尿不适综合征，是妇女常见的临床征象。表现为突发的尿路刺激症状，包括尿频、尿急、尿痛等，而尿液检查往往无异常表现。尿道综合征分为非感染性和感染性两种，在排除了尿路结核菌、真菌、厌氧菌、衣原体等的感染后，才能诊断为非感染性尿道综合征。非感染性尿道综合征病因较多而且复杂，目前尚无较积极有效的治疗方法，严重影响患者的生活和工作。

病机以肾虚为本，湿热血瘀为标

尿道综合征属于中医淋证、癃闭等范畴。本病的基本病机以肾虚为本，湿热瘀血为标。“肾主水”“主司二便”，膀胱与肾为表里，“膀胱者州都之官，津液藏焉，气化则能出矣”。肾虚则膀胱气化失司，水道不利，小便不能正常排泄，出现尿频、尿急、尿痛等症。而肾阳不足不能温化水液，湿浊之邪则易结聚下焦，阻滞气机，使气血运行不畅，气滞血瘀，与湿邪相和，日久郁而化热，发为本病。也有的患者因下阴不洁，感受秽浊之邪，侵入膀胱，酿生湿热，而见小便淋沥不已。但究其原因，还是因为本有肾虚，不能抗邪内侵。中老年女性多有肾气亏虚之象，因此治疗本病多补肾以治其本。下焦的湿热、瘀血既是病理产物，又是新的病因，在治疗上应给予足够的重视。但临床二者有轻重的不同，且二者常相合为患，临证用药应细心辨别。正如《诸病源候论·淋病诸候》所云：“诸淋者，由肾虚而膀胱热故也……肾虚则小便数，膀胱热则水下涩，则淋沥不宣，故谓之淋。”

李曰庆教授在治疗本病的时候，每以肉苁蓉、牛膝、补骨脂、巴戟天、肉桂、附子等温补肾阳以固其本；以黄柏、栀子、车前子、萆薢、泽泻、石韦等利水通淋，以王不留行、虎杖、川芎、莪术、丹参、赤芍等活血化瘀，去除下焦湿热、瘀血以治其标，标本兼顾，从而恢复膀胱的正常的气化功能，使小便能够正常排泄。并根据湿热与瘀血之间、正虚与邪实之间轻重程度的不同，调整药物的用量，合理组方，务求方证相合，药病相当，因此能取得较好的疗效。

1. 温补脾胃，顾护后天之本

脾胃位于中焦，升清降浊，为一身阴阳升降之枢纽，乃后天之本，气血生化之源，在水液的正常代谢中有着重要的作用。《灵枢·口问》篇云："中气不足，溲便为之变。"中气不足，脾胃虚弱，中焦水饮难以运化，水湿内停，直接影响到气机的升降出入，使清气不能上升，浊阴亦难以下降，小便因而不利。如《内经》所云："脾受积湿之气，小便黄赤，甚则淋。"且脾胃为后天之本，肾为先天之本，先天赖后天以养。脾胃虚弱，气血生化不足，日久易致肾精亏少，肾气不足。肾气不足，中焦之湿热则易乘虚坠入下焦，使下焦湿热蕴结，虚实夹杂，增加了治疗的难度。因此李曰庆教授认为，治疗尿道综合征，必须考虑中焦脾胃的影响，气虚者健脾益气，湿热者清热燥湿，于方中常酌加党参、黄芪、苍术、白术、茯苓、薏苡仁、砂仁、炙甘草等健脾利湿之品，使中焦健运，升降有常。即《丹溪心法·小便不通》所云"提其气，气升则水自降下，益气承载其水也"。

2. 注重调理三焦气化

《景岳全书·癃闭》云"经曰：气化则能出矣。盖有化而入，而后有化而出；无化而出，必其无化而入，是以其入其出，皆由气化"，因此李曰庆教授治疗本病非常重视调理三焦，认为三焦为水液代谢的通路，只有三焦气化正常，小便才能决渎而出，如有阻滞，气化不行，势必影响到小便的正常排泄。认为调理三焦之法，上焦治宜补肺，可选用黄芪、桔梗、桑白皮、干姜等药；中焦治宜健脾，可选用茯苓、白术、薏苡仁、砂仁等药；下焦治宜温肾，可选用肉苁蓉、巴戟天、肉桂、附子、车前子、川牛膝、通草等药。有瘀者化其瘀，有湿者利其湿，虚者补之，实者泻之，总以使三焦气化无阻，水液代谢正常为治疗目的。因此临床应辨证论治，切勿一味利水通淋而忽视其本。正如《证治准绳·杂病·小便不通》所言"三焦所伤之邪不一，气之变化无穷，故当随处治邪行水，求其气化，亦无穷也。然而大要在乎阴与阳无相偏负，然后气得以化"。

3. 舒肝解郁，调畅情志

非感染性尿道综合征患者常伴有精神方面的异常。紧张、焦虑、抑郁及性格内向和情志不畅是本病的诱发因素，而长时间的尿道刺激征状造成的痛苦易使人产生烦躁情绪，诱发精神症状，增加了治疗的难度。中医认为，情志的变化与肝关系密切。足厥阴肝经“循股阴入毛中，过阴器，抵少腹”，情志不舒，每致肝气郁结，肝失其疏泄之职，从而影响三焦水液的运化，使下焦气化不利，水道通调受阻，造成小便的异常。肝经气滞不宣，郁而化火，气火郁阻蕴于下焦，可致膀胱气化不利，小便艰涩，余沥不尽。湿热郁火耗伤阴液，日久肾水不足，肝血亏虚，使肝木失于濡养，肝气不舒，又可造成情志的改变。因此疏肝解郁，调畅情志，在本病的治疗中有着重要的意义。

李曰庆教授临床非常重视对情志改变的治疗，对新病而实者，常用柴胡、黄芩、栀子、竹叶等疏肝解郁，清热泻火。对久病而虚者，则用当归、白芍、女贞子、旱莲草、山萸肉、熟地等滋养肝肾，养阴柔肝。并注意做好患者心理工作，耐心解释病情以消除患者的顾虑，减轻其精神压力和心理负担，帮助增强患者战胜疾病的信心，更好地配合治疗。

4. 中西医结合，提高疗效

西医认为本病的致病因素很多，主要有焦虑性神经官能症、膀胱尿道功能异常、过敏因素、局部刺激、膀胱三角区或后尿道的非特异性炎症、尿路梗阻等。α受体阻滞剂可降低膀胱颈平滑肌的张力，减轻排尿阻力，缓解症状。谷维素、抗抑郁药等可调节自主神经的平衡，调理中枢神经的功能。对病情顽固的患者适当配合应用α受体阻滞剂、雌激素及抗抑郁药等，能够稳定情绪，促进临床症状的消除。李曰庆教授认为酌情选用以上药物，中西医结合治疗，可以提高疗效。

（陈国宏　李兰群）

五、外治法治疗湿疹

湿疹，即中医学中的“湿疮”“浸淫疮”，是由多种内外因素引起的过敏性炎症性皮肤病，以皮损对称分布、多形损害、瘙痒剧烈、有渗出倾向、反复发作等为显著特征。传统中医认为，湿疮的发生总由禀赋不耐，风、湿、热邪阻滞肌肤所致。

由于皮肤病发生于人体外表，外治时药物可以直接作用于局部皮损，药效直达病所，发挥最佳疗效，而且外治时药物在患处形成较高的药物浓度而吸收入体内的血药浓度甚微，可以减少药物进入体循环而产生毒副作用，因此，李曰庆教授十分重视外治法的运用。

（一）依据病程辨证施治

湿疹处于不同时期，皮损表现具有很大差别，而中医治疗皮肤病的一大特色就是辨皮损，因此湿疹分期不同，外治法的理法方药应根据皮损表现而有所侧重。

1. 急性期——清热燥湿凉血解毒杀虫止痒

急性期可见皮损潮红灼热，丘疱疹密集，或为淡红色斑片、丘疱疹、结痂、鳞屑，伴有瘙痒剧烈，搔抓后糜烂渗出，舌质红苔黄，脉滑数。中医辨证多属湿热浸淫或脾虚湿蕴，认为多因饮食不节，过食辛辣肥甘厚味及荤腥动风之品，或过食生冷，损伤脾胃，脾失健运，湿从内生，蕴久化热，郁于血分，充于腠理，外发肌肤而发病。

经验方：黄柏 10g，紫草 10g，苦参 15g，生地榆 15g，马齿苋 15g。皮损红肿灼热明显者，可将黄柏、紫草、生地榆的用量增加到 20~30g，并配伍紫花地丁、大黄等加强清热解毒的功效；皮损糜烂渗出明显者，可将黄柏、苦参、马齿苋的用量增加至 20~30g，配伍黄芩、黄连等增强清热燥湿之功，以减少渗出。

外用方法：以湿敷法为主，将以上药物煎汤，滤过药渣后所得溶液在室温下晾凉，把敷料（多层消毒纱布或毛巾）置于药液中浸透，稍挤拧至不滴水为度，敷于患处，每次 20~30 分钟，每日 2–3 次，而且敷料应定期更换。

按语：《疡科纲要》中有过这样的论述，“外疡发痒……则不外乎风燥与湿热二者而已……湿生热，蕴热生虫，其痒尤烈，而浸淫四窜，黄水频流，最易腐蚀”。湿疹急性期多可见瘙痒剧烈，皮损糜烂渗出，多因湿热浸淫肌肤而致。因此以黄柏清热燥湿、泻火解毒；苦参清热燥湿、杀虫；马齿苋清热解毒、收敛除湿、杀虫止痒；紫草、生地榆清热凉血解毒。上五味苦寒之药熬汁，局部冷湿敷，使湿去热退，促进浅表皮损的恢复。现代药理研究证实，以上五味药物单独煎汁外用时，对多种致病细菌及真菌等均具有明显抑制作用。

2. 慢性期——养血活血祛风除湿

慢性期可见皮损粗糙肥厚，脱屑，表面有抓痕、血痂，颜色暗红或色素沉着，舌质淡红苔白，脉细。中医辨证多属血虚风燥，多因湿热久羁，耗伤阴血，血虚化燥生风，日久易致络阻血瘀，肌肤失养，干燥肥厚粗糙。

经验方：桃仁 10g，当归 10g，蛇床子 15g，地肤子 15g，威灵仙 20g，苍耳子 10g，黄精 20g。皮损较肥厚者加大桃仁、当归用量，并配伍三棱、莪术、地龙等软坚散结，通络薄肤；皮损较干燥者配伍茯苓、白术、山药等润燥；瘙痒剧烈者配伍大枫子、徐长卿、虎杖等加强祛风除湿之力。此外，对于干燥肥厚的皮损，李曰庆教授常嘱患者外涂青鹏软膏，可以起到活血化瘀、滋润软坚的作用；如果瘙痒剧烈，嘱患者将复方苦参止痒软膏和卤米松软膏 1∶1 外涂以抗炎止痒。

外用方法：以外洗法为主，将以上药物煎汤，滤过药渣后所得溶液在室温下晾凉，把敷料（多层消毒纱布或毛巾）置于药液中浸透，稍挤拧至不滴水为度，外洗患处，每次 15~20 分钟，每日 3~4 次，定期更换。

按语：湿疹反复发作，迁延不愈，以致阴伤血燥，化燥生风，如《疡科纲要》所论述的“风性善行，袭入肌肤，则走窜四注，故恒遍体痒搔，淫淫然如虫虱之游行于肌表”，故以蛇床子、地肤子、威灵仙、苍耳子等祛风除湿止痒。由于湿疹日久易致络阻血瘀，皮损干燥肥厚粗糙，故以上六味药物的辛温发散之性配合桃仁、当归活血化瘀，促进皮疹消散，虽然病程日久耗上阴液，但仍有湿热羁留，故佐以苦参清热燥湿，黄精杀虫止痒。

（二）依据皮损部位灵活用药

湿疹除根据病程分期外，还可根据皮损部位分为局限性湿疹和泛发性湿疹。李曰庆教授运用外治法治疗湿疹时，认为不同部位易受邪气、所过经络不同，不同药物的性味归经及善治部位亦不同，因此要在辨证施治的基础上，根据药物的归经、升降沉浮等特性，灵活配伍用药。

治疗面部湿疹时，他常加入黄芩、连翘、金银花等归肺经之品，以引药到达上焦，宣散上焦风、湿、热邪；治疗乳房湿疹时，以大剂量入肝经之马齿苋为主药，并加入荷叶、白及等，获得较好疗效；治疗肛周湿疹时，李曰庆教授认为多属湿热下注，常以苦参、黄柏为君药，因为二者清热燥湿能力较强，且均归大肠经，善治下部疾患；治疗小腿湿疹时，以牛膝等归肝、肾经之品引药下行，加入生薏苡仁、土茯苓等性善趋下药物，共同煎水湿敷皮损，取得令人满意的疗效。

此外，由于面部、阴部皮肤较为敏感，因此要使用较温和的药物，慎用刺激性强的药物；外治法时应随时注意药物的不良反应，一旦出现药物过敏、刺激现象的时要立即停用，及时处理。

（三）小结

综上所述，李曰庆教授在采用外治法治疗湿疹时，首先强调依据病程的分期进行皮损辨证，急性期以清热燥湿、凉血解毒为主，佐以杀虫止痒；慢性期以养血活血、祛风止痒为主。在此基础上，还应依据皮损所处部位，参考药物性味归经灵活用药，引药力直达病所。如此，将皮损辨证与部位用药相结合，选择适当的中药进行湿敷、外洗等治疗湿疹，方能获得良好疗效。

（段行武）

六、运用消风散治疗荨麻疹

李曰庆教授在治疗荨麻疹方面有独到的经验，擅长运用消风散加减治疗各种证型的荨麻疹，疗效显著。

消风散原载《外科正宗》，由荆芥、防风、当归、生地、苦参、苍术（炒）、蝉蜕、胡麻仁、牛蒡子、生知母、石膏、生甘草、木通组成，能够疏风养血，清热除湿。方解如下：方中以荆芥、防风为君药，疏风止痒，以祛除在表之风邪。荆芥味辛性温，善去血中之风。防风善祛一切风邪，二药相伍，疏风以止痒，针对荨麻疹发作时风团瘙痒剧烈、时长时消、发无定处的症状起到很好的缓解作用。“给风邪以出路，以辛温之药开道”，苦参、苍术、木通为臣药，苦参性寒，善能清热燥湿，止痒，苍术祛风燥湿、发汗、健脾，木通渗利湿热，三者相配，燥性尤强，既燥湿止痒，又散风除热。佐以牛蒡子疏散风热、透疹、解毒，蝉蜕质轻走表，可宣风泄热、透疹，主治邪热郁于肌表，发热、疹发不适，此二味不仅可增荆芥、防风祛风之力，更能疏散风热透疹。更佐以石膏、知母清热泻火，胡麻仁、生地、当归滋阴养血润燥，且生地善清血中之热，与清气分热之石膏、知母共除内热。当归兼可活血，有“治风先行血，血行风自灭”之理。甘草清热解毒，又可调和诸药，用为佐使。诸药合用，以祛风为主，配伍除湿、清热、养血之品，如此则祛邪与扶正兼顾，使风邪去，湿热除，血脉和，则瘙痒自止。

消风散在临床上主要治疗以风热证为主要表现的风疹、湿疹，以“皮肤瘙痒，疹出色红，或遍身云片斑点”为证治要点。李曰庆教授认为消风散兼顾了风、湿、热、血四方面的要素，祛风、清热、凉血、养血并重，是治疗荨麻疹风热证的经典组方法则；而通过不同药物的加减运用，可扩大消风散的应用范围，用来治疗其他证型的荨麻疹。

（一）临证用药祛风邪

1. 辨寒热，祛风邪——质轻而味辛

荨麻疹以风邪为主要致病因素。风为阳邪，其性开泄，易袭阳位，常伤及人体的肌表；风邪善行而数变，风邪致病，具有病位游移、行无定处的特性；所以荨麻疹有皮肤成片肿胀瘙痒、发无定处、此起彼伏的特点。李曰庆教授临床上根据患者瘙痒程度的不同，灵活运用祛风药物。

对于瘙痒不甚、风团较少者，单用消风散中的荆芥、防风、蝉蜕、牛蒡子即可获效。“在表之邪，轻宣散之”，以上四味药质地较轻，气味辛散（如荆芥清香气浓，防风、牛蒡子味辛），善解肌表风邪，为宣透表邪的代表药物，就寒温属性而言，荆芥、防风性温，牛蒡子、蝉蜕性寒，寒温并用，兼散在表之寒、热邪气。

“风为百病之长”，风邪作为外邪致病的先导，常夹杂着其他外邪一同侵犯人体，急、慢性荨麻疹最常见风夹寒、夹热的表现，如荨麻疹“遇寒加重，遇热减轻”者，属风夹寒邪所致；“遇热加重，遇寒减轻”者，属风夹热邪所致。李曰庆教授认为应根据寒热不同，在药物剂量上有所偏倚。证属风寒，重用荆、防（各15g），轻用牛蒡子、蝉蜕（分别为6g、3g）；证属风热，重用牛蒡子、蝉蜕（分别为15g、6g），轻用荆、防（各6g），取其“去性取用”

之意，祛除风邪的同时，兼清寒热邪气。另外，风寒证较为突出者，可加用麻黄、桂枝、生姜之类的味辛、性温之药，加强祛风散寒效果；风热证较为突出者，可加用野菊花、银花、连翘等辛凉解表药，加强疏风清热解毒效果。可见，李曰庆教授在用药上特别注重中药材“同气相求”的原则，“药物质地宜较轻，用药剂量不宜大”，是荨麻疹的用药原则。

2. 重视虫类祛风药——攻坚破积

荨麻疹以皮疹瘙痒为主要表现，也是患者最感痛苦的症状。对于重度瘙痒者，瘙痒难忍，彻夜难眠，风团持久不消，李曰庆教授习惯在消风散原有的荆芥、防风、蝉蜕、牛蒡子基础上，加用僵蚕、乌梢蛇等虫类药物。虫性走窜，为血肉有情之品，能外达皮肤，内通经络，其搜骨透风之力最强，堪称“截风要药”，动植物药同用，可增强祛风止痒的效果。

僵蚕祛风解痉、止痒，可消除有形包块（如结节、风疮瘾疹等），取其“通散”之能；乌梢蛇味甘、性平，根据中医“取类比象”的思维，乌梢蛇善行走窜，可搜人体顽固风邪，具有祛风湿、通经络、止痒解毒的功效。临床上用小剂量虫类药，如僵蚕用量为6g，乌梢蛇用量为15g，即可达到良好的疗效。

虫类药物治疗皮肤病应用广泛，《本草纲目》亦曰“白花蛇，能透骨搜风，截惊定搐，为风痹、惊搐、癞癣恶疮要药”，《本草求原》载“白僵蚕主治瘙痒，皮肤风疹如虫行。凡内风外风，无论阴阳，各随主治而咸宜”。现代药理研究也进一步证实了虫类药物在祛风止痒方面的卓越功效。如现代研究发现：蝉蜕有免疫抑制和抗过敏作用，蛇类可增强机体的免疫能力，僵蚕含有的蛋白质能刺激肾上腺皮质增强机体防御能力和调解功能。

（二）病程缠绵，祛湿为要——全面祛湿，给湿邪以出路

慢性荨麻疹为“风团反复发作超过6周”，病程缠绵，顽固难治。李曰庆教授认为，“凡缠绵难愈者，必有痰湿作祟”，因此注重祛湿药物的应用。《外科正宗》消风散中，苍术、苦参、木通分别从“祛风、清热、渗利”三方面，给湿邪以出路，苍术祛风燥湿，苦参清热燥湿，木通渗利湿热，俱为臣药，足可见湿邪在急、慢性荨麻疹发病中的地位。慢性荨麻疹虽然以风邪为主，但病程缠绵，风邪持久存在而不去，“必有湿邪恋之”，风与湿合，湿性黏滞，

故风邪难去，疾病难愈。

苍术辛、苦，温，燥湿健脾，祛风散寒，用于风湿痹痛、肢体关节疼痛，善祛肌表之风寒湿邪气，通过辛温发汗法，开玄府，给郁滞在肌表的寒、湿邪气以出路（常用量 20g）；李曰庆教授常配伍海桐皮（15g）、威灵仙（15g）以增强苍术祛风除湿的作用。海桐皮味甘性平，祛风除湿，活血止痛，威灵仙味辛性温，祛风除湿，三药合用，既祛风又祛湿，为常用药对。

苦参味苦、性寒，寒能清热，因此具有清热燥湿、祛风杀虫的作用。临床遇到湿热较甚，渗流滋水的症状时，李曰庆教授习惯加用黄芩、黄连、黄柏（一般各 15g），使体内湿热邪气从上、中、下三焦而解，与苦参同用，增强清热燥湿作用，使邪从内而解。

木通渗利湿热，通过利小便，给湿邪以出路。李曰庆教授习惯在利湿同时兼顾护脾胃，常用茯苓、薏苡仁、赤小豆等味甘性平、药食同源的药物，增强健脾、利湿、利小便作用，用量较大，如茯苓 15g，薏苡仁 30g，赤小豆 20g。

由此可见，湿邪为患，是急、慢性荨麻疹反复发作的重要因素，在用药上宜全面兼顾，使弥散在体内、肌表之湿邪从内、从外而解。

（三）气血同治，注重从血分论治荨麻疹

1. 气血两清，以清热凉血、活血为主

荨麻疹发作时往往伴有口干口渴、心烦、身热、便干溲赤等气分热盛证，以及风团颜色鲜红，舌红或绛，舌下脉络青紫的血分热盛证。因此李曰庆教授认为，荨麻疹应气血两清，清热泻火与清热凉血、活血同用，甚至以清热凉血、活血为主，方可奏效。因此除用石膏、知母清透气分热邪外，更常用生地、丹皮、赤芍、紫草、茜草等清热凉血活血药。生地入血分而清热凉血，丹皮、赤芍性寒味苦，既可清热凉血，又可活血散瘀，紫草、茜草凉血活血；若气分热证不明显，则只从血分论治，就可获效，故生地、丹皮、赤芍、紫草、茜草为荨麻疹的常用药对（各 15~20g）。

2. 养血润燥，治痒大法

慢性荨麻疹以瘙痒为主症，而瘙痒除与风邪有关外，还与津枯血燥有关。

荨麻疹湿热蕴久，耗血伤阴，血虚生风生燥，缠绵不愈，形成血虚风燥证，表现为皮肤干燥脱屑、瘙痒，治宜养血祛风润燥。当归辛甘，性温，长于活血补血，胡麻仁养阴润燥，治疗津枯血燥之皮肤瘙痒，两药合用，共奏养血活血、润燥止痒之效。鸡血藤苦、甘、温，既能补血，又能活血、通络，李曰庆教授善用鸡血藤治疗风团好发于肢体的荨麻疹，既可补血活血，又可作为引经药，使他药布达四肢，用量一般为15~20g。

3. 兼顾疏肝解郁，“心身同治”

李曰庆教授认为，任何疾病的发生都与情志关系密切。“情志致病，情志治病”，随着现代生活压力加大，荨麻疹的发病日益增多，因此应充分考虑到本病对患者精神、情绪方面的影响。临床可见大量因荨麻疹而痛苦不堪、神情焦虑的患者，情志内伤，肝失疏泄，因而李曰庆教授十分重视调畅气机，常用柴胡6g、枳壳6g、郁金10g、合欢花10g调肝顺气。西医学也证实很多疾病的发生与人的精神、情绪有关，统称为“心身性疾病”。慢性荨麻疹因其顽固难愈，发作时瘙痒难忍，影响睡眠，使患者常处于烦躁、焦虑的精神状态，而精神过度紧张，又会进一步加重病情，形成恶性循环。李曰庆教授针对这一特点，认为“荨麻疹无论长久轻重，皆应调肝”，防、治结合。临床上，如患者无烦躁、焦虑，仅用柴胡6g、枳壳6g畅达气机；如有明显烦躁、焦虑的精神状态时，加用郁金10g、合欢花10g，往往起到事半功倍的效果。

4. 全程顾护脾胃

李曰庆教授认为，在治疗任何皮肤病时，都需注意对脾胃的保护。因为大多治疗皮肤病的药物偏于寒凉，而脾喜温恶寒，喜燥恶湿，寒凉药物最易损伤脾阳，影响脾气运化，脾虚不运又会生湿，导致疾病缠绵难愈。李曰庆教授顾护脾胃主要体现在寒凉药“用药少而精，剂量小而效”，并通过药物之间寒温属性的相互佐制，达到“去性存用”“祛邪不伤脾”的目的。

另外，李教授还认为荨麻疹病程缠绵与湿邪、脾运不健关系密切，脾运不健，则内湿无法根治。注重通过健脾、温脾法阻止“内湿”的产生。常用鸡内金10g、陈皮6g、焦神曲6g健脾；鸡内金甘寒，消积滞，健脾胃，陈皮性温，理气健脾，焦神曲性温，健脾和胃，三药寒温并用，健脾而理气，清补不滋腻。

很多祛湿药都有健脾功效，且药食同源，李曰庆教授喜用大剂量这类药物，祛湿健脾，如茯苓20g以健脾利湿，白术20~30g以健脾燥湿，薏苡仁20~30g健脾渗湿，清热利水。

总之，荨麻疹属于皮肤科顽固、难治性疾病，目前西医尚无特效药物，以抗组胺药为主的治疗只能暂缓症状，无法根治疾病。李曰庆教授遵循《医宗金鉴》消风散的组方原则，灵活用药，既重视专症专药，又兼顾全局，其组方思路、遣方用药已初步具备模块化、规范化的雏形，为中医药标准化研究提供了思路，值得借鉴。

（段行武）

七、治疗过敏性鼻炎

过敏性鼻炎又称变应性鼻炎，是以突发和反复发作的鼻痒、喷嚏、鼻流清涕为主要临床表现的一种疾病，严重影响患者的工作和生活。本病的发病率较高，有很强的季节性和地区性。西医学治疗本病常用抗组胺类药物、激素和肥大细胞稳定剂等，短期疗效较显著，但长期疗效欠佳。本病属于中医学“鼻鼽”“鼻嚏”范畴。

（一）病因病机

1. 正虚为本

本病是内外因素共同作用的结果，素体正气亏虚，加上邪气外袭引发本病。初期病机为外邪侵袭，卫表不固，肺窍闭阻，开阖失司。后期则正虚邪恋，肺脏虚寒，脾肾亏虚，导致过敏性鼻炎反复发作。本病与过敏体质有关。病位主要在肺，与肺、脾、肾三脏功能失调密切相关，与肝脏也有关系。病初多为外邪犯肺，肺气不宣，肺经闭郁。外邪以风寒为主，《圣济总录》中指出“鼻流清涕，至于不止，以肺脏感寒，寒气上达，故其液不能收制如此”。肺主行水，肺之通调水道功能失常，导致脾转输的水液不能正常布散，停而为饮。肺开窍于鼻，肺主皮毛，肺气虚则阳气不能敷部于体表肌肤，鼻腔感受风寒邪气，循经入里，侵犯肺之清窍。清窍被阻，肺失宣肃，鼻道不通则鼻塞鼻痒。《素问·玉机真藏论》中提到“土不及，令人九窍不通”，脾为肺之母，脾气虚日久可导致肺气虚，即中医“土不生金”之意。脾胃运化的部分水谷精微转化为卫气，可防御外来邪气，温养机体。

2. 情志为变

本病与情志失调有关。肝主疏泄，调畅气机。在《素问病机气宜保命集·卷下·耳论附》有云：“鼻塞者，肺也，何谓治心？心主嗅。”可见情志过极，可以导致心血暗耗，宗气生成乏源，而宗气虚则是鼻鼽发病的关键因素。若患者情志不舒，肝气不畅，津液的输布就会受到影响。若病久或年老体虚，易导致肾精亏损，元气不足，肺失温煦，肺脏虚寒，水气上泛。寒主收引，肺津凝聚在鼻窍，导致鼻窍不通，鼻流清涕。

3. 风邪为因

《济生方·鼻门》曰：“风寒乘之，阳经不利，则为壅塞，或为清涕。”《难经》曰：“肺气虚寒，卫气不固，腠理疏松，易感风寒之邪，风寒入侵，肺气不宜，津液停聚，鼻窍壅塞发为鼻鼽。”“风为百病之长”，过敏性鼻炎常因风邪而引动，并常夹热夹寒。风邪犯肺，肺宣降失司，鼻窍不通，出现鼻塞、喷嚏、流清涕等症状。兼次症较多，如鼻干、鼻痒、出汗、怕冷等。

（二）辨治经验

1. 分期论治，注重扶正

在初期以宣肺通窍、益气固表为主，佐以疏肝理气；久病温肺补肾为主，佐以健脾。发病初期，患者感受风寒之邪，风性清扬，易于侵犯人体上部和肌表，寒为阴邪，易伤阳气。风寒犯肺，肺气失宣，卫表不固，导致机体出现鼻塞、流清涕等呼吸道症状。此时应宣肺通窍，益气固表。选用小青龙汤加减。本方可发散风寒，温肺化饮，主治风寒客表，水饮内停证。药用：麻黄 10g，桂枝 15g，干姜 6g，细辛 3g、半夏 10g，五味子 15g，白芍 15g，炙甘草 6g，防风 15g。鼻塞较重者可加辛夷、苍耳子、石菖蒲；鼻干者加沙参、玄参；黄涕者加黄芩、桑白皮；鼻衄者加仙鹤草、旱莲；干咳者加杏仁、生百合。鼻痒明显者，可合用升降散，加入僵蚕、蝉蜕。

发病后期，肺气亏损，肺脏虚寒之象明显。脾属土，肺属金，土为金之母。子病及母，肺虚日久可致脾胃虚弱。肺脾虚寒，无力温化水饮，引发水饮内停。病痰饮者，当以温药和之。治疗时应以健脾温肺为主，对于湿阻中焦，表现为胃脘痞闷者，加苍术、厚朴、薏米、砂仁化湿和中。肾为元气之本，肺病迁延不愈，可导致肺肾两虚，临床常选用肾气丸合真武汤加减。

2. 辨证与调理体质相结合

临床治疗过敏性鼻炎时，不仅要辨证分型，立方选药，还应注意患者的体质特点。体质会影响过敏性鼻炎发生、发展的过程，在辨证论治的过程中应充分考虑到体质因素，不同体质的预后也会有差异。体质是疾病发生的内在条件，反映着人体阴阳寒热的偏颇，决定正气的强弱，是过敏反应的关键因素。在临床中发现，阳虚体质易患过敏性鼻炎。各种原因引发的阳气亏虚是过敏性鼻炎发病的根本原因，治疗时应以温通为主。临证常选用过敏煎化裁使用。药用：乌梅 15g，银柴胡 10g，五味子 15g，防风 12g，甘草 6g。方中乌梅酸平，银柴胡甘凉清热凉血，五味子酸温，防风辛甘微温，祛风胜湿止痒，均能敛肺固肾。银柴胡、防风主升、主出、主开，乌梅、五味子主降、主入、主合。本方可扶正祛邪、调理气机。伴有咽痛者，可合用增液汤；若鼻流清涕不止，可加入辛夷、细辛、薏苡仁。

3. 内服外治结合

过敏性鼻炎患者症状常在夜间和晨起加重，夜间鼻塞、鼻干、流涕会影响正常睡眠，严重者甚至彻夜难眠。针对这种情况建议患者自制苍耳子油外用，取苍耳子 5~8 粒，放入温热的香油中浸泡 24 小时即可使用。于夜间睡觉前用棉棒蘸苍耳子油涂于两侧鼻黏膜上，可缓解上述症状。

（王彬）

第七章　中医教育与学科建设

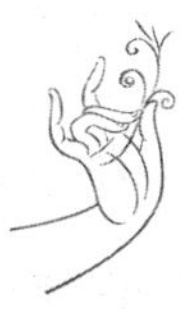

一、谈中医药院校教育的改革

众所周知，院校教育是中医药人才培养的主要途径。新中国成立以后，我国中医药教育进入了一个新的历史发展时期，在队伍建设、人才培养、科学研究等方面取得了可喜成就。经过多年的建设，我国的中医药教育基本建立了包括中专、大专、本科、硕士研究生、博士研究生教育，职业教育等多形式、多层次、多专业的中医药院校教育体系，培养了大批中医药人才。另外，通过重点学科建设，初步形成了一批在医学科学和生命科学领域居领先地位的重点学科以及一批结构合理、素质水平较高的学术创新团队和完善的中医药学科梯队。但在中医药院校教育发展过程中，也显现出一些问题，如中医药专业毕业生，特别是中医临床专业毕业生中医理论功底不牢固，专业技能不扎实；中医药专业招生规模迅速扩大，结构不尽合理，教育质量有所下降；中医药教育与中医医疗、中医药教育供给与社会需求、中医药理论教学与临床实践不相适应的矛盾还很突出等。而目前对于如何培养中医人才，如何转变教育思想、教育观念，积极开展高等中医教育和教学改革认识不一。作为一个在临床、教育一线工作了多年的老战士，结合自己多年从事中医高等教育的经验及当今时代背景，李曰庆教授认为当今的中医药教育要以“重古用今”这四个字为核心。

所谓的“重古”是指注重中国传统文化和中医传统理论教育。中医药学是在中华民族传统文化的土壤中萌生、成长的，离开了中国传统文化教育和传播，我们很难培养出中医名家；离开中国传统文化的滋养，中医理论也难以健康持续发展。古人素有“秀才学医，笼中抓鸡”之说，很形象地说明了中医与传统文化的密切关系。现代中医教育史上著名的“五老上书”发生于1962年7月16日，北京中医学院秦伯未、于道济、陈慎吾、任应秋、李重人等五位老中医就当时中医教育及毕业生所存在的问题，向卫生部党组织写了一封名为《对修订中医学院教学计划的几点意见》的信，他们强调“学习中医要有相当的中文水平，这就为钻研医学文献打下了基础”“中国文学与中国医学向来有密切的联系”，他们还着重提倡传统中医理论的学习和中医经典著作的学习。大家不妨看看我们当今的中医药教育，中医药院校的学生，甚至到硕士、博士研究生这个阶段，有的竟然连“麻黄汤”都不会应用，说他们“药不识几味，方不记几个”真是有过之而无不及。而这些人正是在我们正规的中医教育体系中学习了七八年之后的产物，这不能不让我们考量当今中医高等教育的得失。按照我们现在中医院校课程的设置，学生一入学接触的便是正常人体解剖学、组织胚胎学、生理学、生物化学，整天背诵的是英语，练习的是高等数学、物理学，而真正和中医相关的《史记》《庄子》《汉书》等传统文学巨著却被放在图书馆偏僻的角落，早就蒙上了厚厚的灰尘，无人问津。再看一下临床课程设置，西医内科学、西医外科学的比重要远远大于《内经》《伤寒论》等中医课程。在这样的情况下，中医教育的实效可想而知，虽然教育规模不断扩大，人数不断增多，然而在临床实践真正能够按照中医思路治病的大夫真是凤毛麟角。淡忘传统文化的精华，不重视经典著作的教育与研究是造成今日中医教育尴尬局面的重要原因。难怪当代中医药学家邓铁涛忧心忡忡地说：“外加的‘从属地位’消灭不了中医，来自内部的‘自我从属’将消灭中医于不知不觉之中。这个隐患如不及时扭转，多少表面文章也振兴不了中医。”北京中医药大学的张其成教授也曾提出如何最大限度地恢复昔日中医与传统文化二者之间的密切关系，如何使传统文化与中医自身传统成为当代中医发展的真正推动力，如何使中医能够按照其自身规律良性发展，是振兴中医药事业当迫切思考和解决的问题，这也是我们中医药院校教育改革的重中之重。我们以后教育的重心应该是调整中医药高等教育结构和规模，坚持以中医药专业为主体，按照中医药人才成长规律施教，强化中医药基础理论教学和基本实践技能培养。如此，中医事业的振兴便指日可待。

所谓的“用今”是指在注重中国传统文化和中医传统理论教育的基础

上，我们的教育还要注重接受现代科技的训练。今天中医学正处在传统与现代的转型过程中，随着现代科技的快速发展，学科间的相互交叉渗透极其活跃普遍，中医药学也不例外，随着国际、国内现代化的发展进程，中医药现代化已成为引领中医药学发展的重要思路。既要扎实地做好继承，也要着意创新，这都必须走多学科交叉的道路，离开这一条，中医药学现代化将难以取得进展。现在中医药学的科学研究，主要是用西医药学的思路、方法和技术手段，但这是两个不同的医学理论体系，其研究的局限性是显而易见的。这并不是说西医药学的方法不能研究中医药学，西医药学作为现代科技的组成部分，用它的方法来研究中医药学是理所当然的，有很多很方便的方法和技术可以帮助我们揭示中医药学一些问题的本质。邓小平同志说过："不论黑猫白猫，抓住老鼠就是好猫。"在中医药的创新发展中，我们要不拘一格，只要是对发展有用的，便可拿来就用。但拿来就用并不是"拿来主义"，我们要取其精华，弃其糟粕，让现代的科学技术更好地为中医药事业服务。由此反思我们中医药的院校教育，这是对我们人才培养现状提出的十分严峻的挑战。上海中医药大学的严世芸校长就曾提出："要从世界科技（包括医学科技）的发展趋势中，思考高等中医教育改革的思路和方向。"当然中医教学必须遵循中医规律，要培养学生熟练运用中医思维模式，同时也应要求学生掌握现代科学理论和方法，使传统中医理论与现代科学理论相结合。现在中医教育的继承问题上，很多老师过于故步自封，片面强调学科的特殊性，一味强调保护政策，仿效古人，不求创新发展，将现代科学思想排除在中医教育之外。然而时过境迁，今天中医存在的大环境已非昔日可比，我们在教学中要注意引进新技术、新手段，逐渐培养学生的创新精神和创新能力，在继承中医传统的基础上大胆提出新问题、新理论。随着医学模式从"生物医学模式"向"生物－心理社会"的转变，现代科学新知识、新技术的不断问世，如遗传工程、转基因工程、纳米技术、克隆技术等新技术、新材料、新方法不断引入医学领域，对传统的医学教育理念提出了强烈的挑战，我们的教育也应该满足这些变化和现代社会的需要，使这些新技术、新手段"洋为中用、今为古用"，这样才能培养出社会需要的中医药人才。

总之，21 世纪的中医药院校教育既要注重中国传统文化和中医传统理论教育，又要让学生充分掌握现代科技，中医教育需“重古用今”，相信杏林可再铸辉煌！

（王旭云　李曰庆）

二、“以名老中医为中心”的中医临床带教模式探讨

临床实习是中医药院校医学生步入临床工作的重要环节，是学生对中医认识从理论到实践的桥梁，是学生对中医临床直观感受的途径，更是加深中医学基础理论学习和进行中医思维训练的重要阶段。但是目前中医院校附属教学医院临床、科研压力较大，对教学重视不足。临床教学缺乏系统性和规范性，且教学内容重西医，轻中医。中医的辨证论治与望、闻、问、切等中医基本知识和技能训练太少，缺乏中医思维训练，诊疗疾病基本使用西医诊疗规范，以西医理论指导中医临床。另外，中医临床教材与临床实际脱节亦是不可忽视的问题，教材与临床实践衔接不足，导致中医临床诊疗疾病普遍存在“书本化”与“标准化”的现象。所以中医学学生进入临床实习后，对中医的神秘感变为失落感，对中医自信心下降，甚至开始迷茫、怀疑。

基于目前中医临床带教模式的固化，医学生反响普遍不理想，我们在名老中医传承工作站建设过程中对临床教学工作不断摸索创新，探索出了一套“以名老中医为中心”的教学模式，即将名老中医学术经验集替代中医临床教材作为贯通中医理论与临床实践的桥梁；通过对话名老中医，使学生正确认识中医的地位与价值；通过名老中医教学查房、跟名老中医抄方学习，来锻炼中医思维，坚定中医信念；通过参加名老中医学术经验研讨会议，思考中医的继承与发展问题。该教学模式充分发挥了名老中医在中医教学中的价值，突出锻炼中医思维，重视中医基本技能训练，启发中医相关问题的思考，值得在临床教学中推广。该教学模式主要适用于中医学临床本科生、研究生、专科医师培训的医生以及专科进修医师。

（一）名老中医学术经验集——贯通中医理论与临床实践的桥梁

中医学生进入临床实习，将中医理论知识与临床实践相结合的时候，才发现中医临床类教材的内容与临床实际存在不相符合的情况，教材并不能较好地指导学生的临床实践，而且中医教材部分疾病的病因病机等内容已经严

重滞后于临床实践，更新不及时。因此，亟需一本可以将中医理论与临床实践很好地融合在一起的临床实用性强的书籍。名老中医学术经验集则完全符合需求，具有贯通中医理论与临床实践桥梁的作用。

名老中医学术经验集大多由名老中医本人亲自主笔或主审，是对其多年中医临床实践取得的成就的高度概括与总结，更是对中医理论的继承与发展创新。名老中医学术经验集以中医理论为基础，以临床实践为核心，因此能符合疾病的临床实际；而其学术理论是在对中医理论继承与实践中不断发展与创新的总结，而且随着时代的发展而发展，因而其能够更好地指导后来人的临床实践。名老中医学术经验集对于初入临床实习的学生来说，其学术理论能够使学生理解如何将中医理论与临床实践相结合，其临证经验使学生明白辨证论治、整体观念等中医诊治特点如何在临床中使用，进而使学生能够更好地从中医理论过渡到临床实践。例如，由于教材内容更新的滞后性，我们一提到阳痿，就认为其病机是命门火衰，治疗就应该补肾壮阳。但随着时代的发展，阳痿的病因病机已经发生较大的变化。如果只是根据教材去进行临床实践，就会出现效果不佳的结果，这样的现象在临床中很常见。而如果在进入男科临床之初，能够以名家的学术经验集作为桥梁过渡，就能够发现，阳痿的病机已经具有新时代的特点，命门火衰已经非常少见，血瘀肝郁才是其病机特点，治疗强调从肝肾论治，活血化瘀贯穿治疗始终。所以，有了名老中医学术经验集的桥梁过渡，我们能够理解某种疾病在当前时代所具有的新特点，将中医理论与当前的临床实际相结合，从而更好地适应临床实践。

（二）对话名老中医——正确认识中医的地位与价值

自从19世纪初西医传入我国以来，中医就受到了前所未有的冲击，甚至多次出现中医废存之争。虽然目前政府大力扶持与发展中医，中医呈现蓬勃发展的势头，但中医仍处在争议的漩涡之中。受此社会环境的影响，以及临床实践中的片面认识，致使当前的中医学生对中医普遍缺乏正确认识，不理解中西医的根本差别在哪里，不清楚中医的优势在哪些方面，不明白中医的核心是什么等等。因此，为了能够让中医学生进入临床实习时对中医有更客观的认识和更深刻的理解，我们开展了“对话名老中医”的讨论活动。例如，可以请名老中医开展“中医之路”的演讲，重点讲述名老中医的成长过程，以及在不同阶段对中医的认识、理解与思考，最后开展“认识中医”的讨论，让每个学生表达自己现阶段对中医的理解。“对话名老中医”重在启发学生对中医的思考，可以采用多样化的形式，如讲座、提问、讨论，甚至可以采取辩论等形式。每一名位老中医的成长之路都不是一帆风顺的，每个阶段对中医的理解亦是不同的，通过名老中医的心路历程，使学生能够切身感受中医的魅力，更重要的是能够启发学生去认识中医、理解中医以及思考中医，客观认识中医的地位与价值。正确认识中医是每个中医人的义务，明确中医的优势与特色，明白有所为而有所不为，客观看待西医学，相互为用，各取所长，共同发展。因此，“对话名老中医”的核心不是让名老中医讲解治病经验及其学术思想，而是通过对话、讨论、甚至争辩，促进学生对中医的理解与思考。

（三）教学查房、跟诊名老中医——锻炼中医思维，坚定中医信念

中医临床思维是指医者在临床诊疗过程中，应用掌握的中医理论和实践经验，在判断和分析疾病本质、发病规律，制定治疗、预防疾病的原则及处方用药过程中所表现的思维活动。现阶段各个中医院校临床实习医院中比较突出的问题就是缺乏中医思维训练。较之于门诊，在病房更加明显，临床诊疗全部参照西医诊断治疗规范或者指南，缺乏中医思维的参与，甚至在某些科室中医沦为了辅助治疗的工具。客观地说，中医不是万能的，但实事求是地说，中医在某些疾病的确具有优势和特色。如何在病房中发挥中医的优势和特色，如何去锻炼中医思维等等，这些值得我们思考。而名老中医教学查房，则是一个比较好的途径。教学查房以临床真实病例为依托，请名老中医在床旁对患者进行中医望、闻、问、切四诊信息的收集，明确诊断，然后围绕该病进行相关中医基础理论知识讲解、分析中医病因病机等，最后明确证型，确定治则，处以方药。此外，应采用互动的形式，增强学生的积极参与性。名老中医教学查房，重点是向学生展示中医临床思维的全过程，通过互动提问讨论的方式，使学生积极参与，锻炼中医思维。

“师带徒”是中医传统的传承模式，其在当代中医教育中仍然占有重要地位。“师带徒”多以临床侍诊、抄方、总结病案的方式进行，该形式对于中医临床实习带教仍然具有借鉴指导意义。在临床实习过程中，安排学生跟随名

老中医抄方学习，虽然时间短，但仍具有重要意义。一者，通过跟诊名老中医，可以直观地学习名老中医对疾病进行中医诊断、辨证论治以及中医思维的全过程。跟诊过程还可以跟名老中医进行互动，在提问与解答间，正是中医思维锻炼与提高的过程。再者，在跟诊名老中医的过程中，也是对中医在某一系统疾病中地位的认识过程，能够初步了解中医在这一领域是否具有优势和特色，且体现在哪些方面，有利于客观认识中医在整个医学中的地位和价值。最后，通过跟诊名老中医，能够直观感受患者对中医的信任；名老中医深厚的中医基础理论知识，广博的中医涉猎，信手拈来的中医经典，缜密的中医思维；以及中医的确切疗效。这些都能增强中医自信心，坚定发展中医的信念。

另外，中医思维是扎实的中医基础理论知识的体现，因此，锻炼中医思维，不但要有临床实践，更要重视中医基础理论和中医经典的学习。

（四）名老中医学术经验研讨会议——中医的继承与发展

名老中医学术经验研讨会虽然是以名老中医的学术思想讨论为主题，其实更深层次的意义是在讨论“中医的继承与发展”这一思想。名老中医学术思想本身就是对中医理论继承与发展的成果，开展学术经验研讨会，就是通过名老中医、学术继承人、中医人的积极参与，共同探讨如何发掘中医之精华而继承之，如何在新时代现有科技发展成果下发展中医、创新中医理论。医学院的学生、中医从业者积极参与这样的会议，都会受益匪浅。尤其是对于医学生来说，参加这种高峰论坛，可以学习到中医理论之创新、中医继承之方法、中医创新之道路、中医思维之技巧，更重要的是其带给学生对中医之思考。现在这样的名老中医学术经验研讨会在中医院校及中医实习医院内很普遍，充分利用这样的机会，促使学生积极参与，完全可以作为中医临床实习带教的内容之一，增长学生见识，开拓中医思维。

（五）“以名老中医为中心”的中医临床带教模式实践

基于以上分析，临床带教中具体实施的初步的方案如下。第一步：实习学生入科之初，推荐一本本专业的名老中医的临床经验集，然后，选择一个本科室代表性的疾病，结合名老中医学术经验及最新研究进展，进行授课式讲解，使学生从中医理论向临床实践过渡。第二步：推荐学生看《名老中医之路》一书，组织学生讨论，以“认识中医”为主题，让学生们说说自己对中医的认识及理解，讨论中医的价值与地位。第三步：进入临床实践，让学生到门诊跟诊，实行普通门诊—专家门诊—名老中医门诊的三级跟诊模式，通过逐级递进，锻炼中医思维，彰显名老中医对中医之自信。第四步：如有机会，可以参加一些名老中医学术思想论坛，使得对中医的继承与发展有更为深刻的认识。我们科室在施行“以名老中医为中心”的带教模式后，学生普遍反映良好，不但能够较好地从中医理论向临床实践过渡，而且对中医有了更为深刻的认识、理解与思考，而不只是学习了几个常见病的诊治而已，因此该带教模式初步取得了预期的效果。

中医是世界医学的瑰宝，名老中医则是中医的宝藏。名老中医在中医的继承与发展中发挥着积极的作用，其在中医的教育事业中亦有重要地位。笔者提出的“以名老中医为中心”的中医临床带教模式，具有突出锻炼中医思维、重视中医基本技能训练、启发中医相关问题思考等优势，值得在中医教学中推广。而现在政府和中医院校都非常重视名老中医的地位与价值，纷纷设立名老中医传承项目（如北京中医药薪火传承“3+3”工程、国家名老中医药专家项目等），建设名老中医传承工作室，发掘名老中医学术理论经验等等。因此，将名老中医纳入中医临床教学，条件具备，可行性强。

（莫旭威　王彬等）

三、七年制高等中医教育培养模式探讨

我国高等中医教育试办七年制教育模式以来，至今已完成了一个周期的培养。为社会培养了一批符合 21 世纪医学科技发展需要的高层次新型医学人才。实践证明：七年制高等中医教育，七年一贯制，本硕融通的培养模式，是一条培养高层次人才切实可行的新途径。

在各校纷纷总结回顾七年制高等中医教育实践之际，国务院学位委员会第十五次会议审议通过了《关于调整医学学位类型和设置医学专业学位的几点意见》。根据文件精神，结合七年制的办学实践，谈几点关于七年制高等中医教育进一步改革的意见。

（一）根据医学专业学位授予标准，调整七年制教育目标和基本要求

七年制学生虽然进行了科研理论学习和操作训练，但是他们的论文工作时间很短，很难达到医学科学学位水平。而他们的临床训练也只是基础训练，达不到高年住院医师的水平，亦较难授予医学（临床医学）学位。有人认为只能授予“医学课程硕士”。国务院学位委员会在《临床医学专业学位试行办法》中明确规定“同时授予临床医学七年制毕业生”。这样就决定了七年制高等中医教育应该以培养应用型高级临床人才为主，侧重点应向临床医学过渡，毕业生要达到临床医学专业学位授予标准。所以有必要依据临床医学专业学位的标准，结合七年制高等中医教育的规律和特点，以及各校办学优势，对七年制教育的培养目标、基本要求以及办学模式进行调整。

（二）探讨培养临床医学专业学位人才的七年制办学模式

七年制高等中医教育是将本科学士学位教育和研究生硕士学位教育有机地结合在一起，本硕融通的新型教育模式。它将学士和硕士应具备的知识和能力结构有机地结合起来，并且增加了自然科学和人文社会科学知识，加强了外语学习，大大拓宽了学生的知识面。在教学中既要充分发挥综合大学和基础医学院、临床医学院各自的优势，又要保持这些知识模块的连续性，提高课程起点。根据各个知识模块的特点，将整个教育过程划分不同阶段，以利于学生循序渐进地学习和掌握知识，同时便于教学管理。

结合我校的实际情况，可划分为 4 个阶段，以实行“1213”办学模式为宜，即普通基础课阶段、专业基础课阶段、临床课阶段、临床能力集中培训阶段，各阶段的时间比例为 1∶2∶1∶3，形成“1213”办学模式。

1. 普通基础课阶段

本阶段学生在综合性大学学习，借助和发挥综合大学文理学科师资力量雄厚、教学设备选进、学术气氛浓厚、多学科交叉渗透的优势，使学生具有扎实的自然科学理论和人文社会知识，给学生打开这一知识宝库的钥匙。要侧重于自学能力、逻辑思维能力和实际操作能力的培养，突出思路和方法的学习，使学生掌握现代科学研究的方法和手段，为深入研究中医，使中医学有实质性发展做好充分的准备。所以普通基础课阶段教学也要改革，要在较

短的时间为培养临床医学专业学位人才打好雄厚的文理科学基础，时间以一年为宜。

2. 专业基础课阶段

本阶段要在文理科学理论基础上，压缩教学时间，提高基础医学教学起点，拓宽加深和更新教学内容，使学生掌握系统深入的中医基础理论和必要的西医学基础理论。同时要渗透研究生学位课程内容，并具有初步的科研设计能力，时间以两年为宜。

3. 临床课阶段

本阶段主要进行临床医学理论课程教学和初步的临床实践能力培养。要加大教改力度，进行临床课程体系和教学内容、教学方法的改革。例如，我院有的教研室对所授课程教学内容进行高度的综合和归纳，删除重复，按系统类别找出共性与个性的内容，减少课堂教学，增加实践教学，引导学生自学，使学生实现由学会到会学的转变。有的教研室采用以问题为中心，启发讨论式教学，并将硕士学位课程与本科课程融通，拓宽知识面。实现课堂讲授与床边讲授相结合、理论教学与动手能力相结合，尽量使学生早临床、多实践。完成全部教学任务后，使学生掌握系统的中医学临床理论知识，掌握中医临床各科常见病症的诊断要点和辨证论治规律，以及处理急、危、重症的基本知识，掌握西医学的临床诊治技术，初步学会接诊病人的本领，处于准工作状态，时间以一年为宜。

4. 临床能力集中培训阶段

本阶段包括一、二级学科临床训练和毕业设计三个层次，时间以 3 年为宜。

（1）一级学科临床训练，打好临床基础

学生以主干课程为主，到临床各科轮转实习，进行临床工作能力的基本训练。本阶段大体相当于五年制毕业实习阶段，但要求起点高。结束时要求基本达到低年住院医师水平，时间以一年为宜。

（2）二级学科临床训练

本阶段相当于《中医住院医师规范化培训》第一阶段，时间以两年为宜。

学生经过一年的一级学科临床各科基本训练，已经初步能够处理临床各科的常见病，具备住院医师的基本能力。这时学生可根据自己学习的情况、兴趣、爱好、志向等选择二级学科及相关学科进行临床训练，按住院医师规范化培训方式培养。在学科分化比较充分的二级学科，必须进行不少于三个三级学科专业科室的临床训练。未进行这科分化的二级学科要加强各个专业组的临床训练及相关基础或临床学科的训练。训练结束时要基本达到《中医住院医师规范化培训》中规定的第一阶段结束时要求达到的临床工作水平：具有较强的临床分析和思维能力；掌握本学科的基本理论、基本诊断和治疗技术，以及相关的专业技能；能独立处理本学科领域内的常见病；能对下级医师进行业务指导，成为本学科能独立工作的临床住院医师。

（3）毕业设计

要在第七年结合临床训练进行。学生经过两年或两年半以上的临床训练，对临床工作已经基本熟悉和掌握，并且有一定的心得体会。这时在导师的指导下，以三级学科为培养主攻方向，进行三级学科临床能力训练和课题研究实践，使学生掌握临床科学研究的基本方法，撰写文献综述或临床病例分析或总结临床实践经验或小型课题研究论文。

学生经过以上 4 个阶段 6 个环节的培养，完成学业，并达到临床医学硕士专业学位的授予标准，可获得临床医学硕士专业学位。

（三）强化管理，保证快出人才

1. 实行多种形式的导师制和科研训练两段式

我校实行多种形式的导师制，取得了明显的效果，促进了各项教学工作的开展，提高了学生的综合能力，值得发扬。

专业基础课阶段，每二至三名学生配备一位基础导师，引导学生掌握科学的学习方法，圆满完成专业基础课阶段的学习；指导学生确定研究方向，进行科研选题设计，资料检索和查新，撰写文献综述和开题报告，并进行科研实际操作技能训练，观察记录实验结果，进行数据统计处理，综合分析归纳，撰写论文；使学生掌握科研方法、基本程序、操作规范以及论文撰写格式与要求，重点在培养学生的科研思维和初步科研能力，为后期科研工作打好基础。

临床课程阶段，以教研室七年制教学组的教师为主成立导师组，负责结合学生的知识结构，对七年制临床教学整体方案、教学计划、教学方法等进行全面落实和指导，并负责指导学生的课间实习，使学生系统掌握中西医临床理论和基本技能，进入准临床工作状态。'

临床集中训练阶段，各科均成立负责转科学生临床能力培养的导师组，以适应学生轮转不固定的特点，以固定应流动，做好交接工作，因人制宜地指导学生按照住院医师规范化培训的要求进行训练，使学生达到初年住院医师水平。

最后一年或半年毕业设计期间配备课题导师。根据学生确定的研究方向和实习科室，每一至二名学生配备一名具有指导研究生资格的课题导师，负责指导学生的临床能力训练和第二段的科研训练，指导学生科研选题，进行规范化的科研实践训练，整理分析资料，完成课题，撰写学位论文并通过答辩。

结合七年制高等中医教育的不同阶段，实行多种形式的导师制，强化各个教学环节的管理，并将科研训练分成理论与方法训练阶段和实际课题研究运作阶段，符合七制教学特点。

2. 实行优升劣降的淘汰制

七年制高等中医教育是长学制教育，应该分阶段及时考核验收。七年制学生于第三学年（即专业基础课阶段结束时）及第五学年（即一级学科临床训练结束时），各进行一次德、智、体成绩全面考核验收，合格者继续攻读七年制硕士学位；不合格者转入五年制。毕业考核及论文答辩不合格，基本符合五年制标准者，按五年制毕业。五年制学生一贯优秀者，经过考核可升入八年制学习，取得硕士学位。这样将竞争机制引入教育管理之中，培养了学生的竞争意识和拼搏精神，保证了七年制的教育质量。

（四）联想与建议

目前我国七年制高等中医教育的模式是采取七年一贯，本硕融通，缩短了我国人才培养年限，促进了早出人才。

七年制学生毕业后已具有自然科学、人文社会科学、西医学、中医学四个知识模块，发展潜力很大，已完成第一阶段的住院医师规范化培训，达到临床医学硕士学位标准。如果再继续按照第二阶段的培训要求进行两年的专业定向培训，加强本学科基础理论和专业知识的学习，掌握本学科坚实的基础理论和系统深入的专业知识；熟练地掌握本学科的临床技能；能独立处理本学科常见病及某些疑难病症；能对下级医师进行业务指导，达到初年主治医师的临床水平；紧密结合临床实践，完成一篇具有一定临床应用价值的学位论文并通过答辩；掌握一门外语，通过全国博士外语统一考试；达到临床医学博士学位授予标准，应授予临床医学博士学位。这样可以再次缩短成才时间，将七年制本硕融通的高等中医教育延伸到九年制，成为本、硕、博融通的高等中医教育，早出人才，多出人才。这是高等教育事业发展的客观需要，也是我国社会经济和卫生保健事业发展的客观需要，并有其可行性。所以建议在认真总结七年制高等中医教育办学经验的基础上，尽快将七年制高等中医教育延伸成九年制高等中医教育，以适应21世纪医药卫生事业发展对更高水平的临床医学专家的需要。

（秦秉锟　李曰庆）

四、中医性医学之发展及其建设构想

中医性医学是中医学体系中既古老而又新兴的分支学科，虽然在发展过程中有过种种曲折且掺杂着一些不切实际的成分，但仍为华夏民族的繁衍作出了积极的贡献，其中的优秀理论和实践经验对于今天的性医学研究不乏参考价值和指导意义，因而越来越受到世人的普遍欢迎和重视。但是，中医性医学，尤其是现代中医性医学的学科体系尚未完善，许多工作刚刚起步，因而加强现代中医性医学的建设和研究，是每一位中医性学工作者义不容辞的任务。以下是对中医性医学的发展及其建设构想的认识和体会。

（一）古代中医性医学发展梗概

古代中医性医学起源于何时，目前尚难加以考证，但从现存文献看，《易经》是最早记载有关性医学内容的书籍。该书从乾坤卦始，至咸恒卦，终既济卦，以男女相感示阴阳相交而生万物。不仅如此，该书对性活动中男根、女阴的生理变化以及性前戏均有描述。全书嫥精生物、贵阳贱阴的性学思想对后世性医学的发展产生了深远的影响。之后，《老子》中节欲保精的思想则可视为中医性医学中房事养生研究的基础。下此以往，中国的儒、道、医三家均从不同角度对性医学的相关问题进行过不同程度的探索，虽然各家的基本观点和立场不尽一致，但从总体上发展了中医性医学的理论，并积累了丰富的实践经验，为后世留下了很多宝贵的文献资料。如除《黄帝内经》《伤寒杂病论》《肘后备急方》《千金方》《景岳全书》《三元延寿参赞书》《遵生八笺》《血证论》等大量的中医综合性专著、养生学专著以及一些诸子百家著述中记载的众多零星的性医学资料外，尚有如《养生方（合阴阳方）》《天下至道谈》《素女经》《玄女经》《素女方》《玉房秘诀》《玉房指要》《洞玄子》等享誉中外的中医性医学专著，但由于各种原因，许多古代中医性医学专著至今只知书名而未见其书，如《汉书·艺文志·方技略》所载房中八家著作即是如此。宋代以前，由于社会环境较宽松，因而对中医性医学的研究较为活跃，成绩卓著。此后，尤其是程朱理学思想一统天下时，“存天理，灭人欲”的环境不再允许表面上公开研究性医学，从而使得中医性医学的发展缓慢下来，许多有识之士对中医性医学的研究不得不转入地下，而且多数是在研究生殖医学的旗帜下进行的。综观古代中医性医学文献，古代中医性医学研究的目的主要有五个方面，一是房事养生延年益寿，以至“得道成仙”；二是保健身体，预防疾病；三是治疗疾病，恢复机体健康；四是延续后代，繁衍子孙；五是优生子嗣，提高人口素质。而其研究的内容涉及性发育、性解剖、性生理、性心理、性反应、性感受、性技巧、性药物、性仿生、性治疗、性保健、子嗣优生以及性教育等诸多范畴。总之，古代中医性医学不仅有独特的理论基础，而且实践的方法和措施也丰富多样，这些必将为现代中医性医学学科体系的构建与完善以及临床实践作出新的贡献。

（二）现代中医性医学研究进展

十一届三中全会以后，实事求是的正确思想使科学研究又得以能按其自身的规律在逐渐宽松的大环境中开展正常工作。同时，由于经济的不断发展，人民生活的不断提高，人类对自身的生活质量提出了更高的要求，希望了解和掌握一些性的科学知识；加之随着竞争的越来越激烈，性功能障碍的发病率增加，患者要求得到及时有效的治疗，以上是在中国再度开展性学研究的历史背景和社会基础。为了适应时代的需求，著名医学家吴阶平教授于 1984

年编译出版了《性医学》一书，系统地向国人介绍了国外的性医学，从而开创了中国性医学研究的又一个新篇章。同时，中医性医学的研究也逐渐开展起来，且发展迅速，从理论到临床都积极开展了研究工作。随着时间的推移，中医性医学研究的内容已远远超出古代中医性医学的研究范畴，主要包括男科学、女性学、生殖医学、房室养生学、优生学、性传播疾病学、性药学、性治疗学、古代性文献学等，逐步形成了具有中国特色和时代特征的现代中医性医学。综观研究状况，现代中医性医学在学科建设、理论探索、临床实践和基础研究等方面都做了大量工作，并取得了良好效益。

在学科建设方面表现出四个特点。一是性学队伍不断扩大，从数十人发展到近千人的中医性学工作队伍；二是临床科研机构不断涌现，学术机构逐步建立，全国多数省区开展了性学研究工作；三是学术活动广泛开展，信息量加大，除各地召开的中医性医学或中医男科学学术研讨会外，还在全国范围内召开了四次中医男科学术研讨会、三次中西医结合男性学研讨会和一次传统中医性学大会，许多期刊陆续发表了中医性医学范畴的论文；四是相继出版了中医性医学专著，如《中医男科学》《中医男性病学》《男科纲目》《男科证治指南》《实用中医男科学》《中医男科临床治疗学》《实用中西医结合泌尿男科学》《中国古代房事养生学》《中医性医学》《房室养生籍要》《中国性科学》《中国传统性医学》《中医性病学》《女性性功能障碍诊疗学》等。

理论探索方面主要表现有五点。一是挖掘整理古代中医性医学文献精华及医家经验，不仅对《黄帝内经》《金匮要略》《千金方》《诸病源侯论》《广嗣纪要》《景岳全书》《妙一斋医学正印种子编》《衷中参西录》等综合性中医著作中的性学内容进行发掘，而且对《合阴阳方》《素女经》《十问》等性医学专著进行了深入的探讨，并对古代中医性医学的某些观点重新予以评价。二是阐释生理解剖知识，如对男女衰老生理特点、男女体质差异、男子冲任督脉起源、男子血室与精子等的新认识，丰富了学科内涵。三是探讨性的时辰规律，发现血清睾酮浓度、精子的发生、阳痿的发病等，其季节性变化与人体阳气随四时变化而盛衰的消长规律颇为相似，将为性治疗学和性保健学提供一种新的思路。四是探索房事养生与优生方法，认为优生非唯女方事，男方亦至关重要，将男性保精养生和优生的方法归纳为十大措施和五大原则。五是对中医性方药进行归纳总结，如从文献学角度对古代中医性药进行考证，以及从功用上将中医性方药归纳为强壮机体、激发性欲、治疗疾病、促进生育和节制生育五大类等，从而突破了中医性方药的功用只是治疗性功能障碍的一般认识。

临床实践方面也有新的突破，一是多角度全面认识病因病机，走出了古代性医学以肾为中心、以虚为重点的思维定式，认为中医性医学所属疾病其发病所涉及的脏腑不仅限于肾，而是与五脏均有密切关系，病性上不仅有虚而且有实，实又主要表现为郁、痰、湿、热、瘀等方面，从而丰富了中医性医学的病理学说。二是对性医学范畴疾病的诊断方法不断完善，诊断思维不断开阔，对古代某些比较笼统的病名进行微观诊断，对古代未作记载的现代病名直接移植，并利用现代检测手段与中医诊断方法相结合制定了一些诊断标准，从单纯的中医诊断发展到中西医结合诊断，从重辨证发展到辨病辨证并重，从而对疾病进行多层次诊断。三是治则治法不断创新，在脏腑论治上已跳出古代重在治肾的局限，五脏并调，在补泻治法上或补，或通，或通补并用，而不泥于以补为主之古法。四是治疗体系不断清晰，措施不断增多，认为中医性治疗学要以生物 – 心理 – 社会医学模式为主轴，全方位开展系统治疗，既要治躯体之病，又要调心理之变，在辨病治疗与辨证治疗相结合的前提下或内外合治，或针药并施，或遣专方用专药，具体措施上有中药内服、中药外治、中西医结合治疗、气功、针灸、按摩、食疗及心理治疗等。五是中医诊治性疾病的范畴不断拓展，不仅运用中医中药治疗男科病及性传播疾病的种类逐年增多，而且运用中医中药治疗女性性早熟、女性性功能障碍等女科病也初显成效。六是临床疗效不断提高，如治疗 8506 例不育症有效率 88.33%，治疗 1622 例前列腺肥大有效率 91.71%，治疗 2210 例前列腺炎有效率 91.95%，治疗 3249 例阳痿有效率 90.73% 等。

基础研究的开展能推动并指导理论研究和临床研究的深入。近年来中医性医学的基础研究主要开展了中药对性腺轴的作用、中药对精液精子质量的作用、中药能否节育等工作。如通过研究，发现中药治疗不育、性功能障碍等疾病的作用之一是调整内分泌尤其是异常的下丘脑 – 垂体 – 性腺轴的功能。作用部位既可在靶腺（睾丸）以上，又可在靶腺对中枢神经系统呈双向调节作用。能将中医方法与现代方法相结合进行性医学研究的医学学科，应该是一门融会古今、横贯中西的性医学。也正因为如此，其体系目前尚未完善，许多工作尚待开展，许多研究有待深入，以下是我们对加强现代中医性医学研究建设的初步构想。

一是构建和完善学科体系。现代中医性医学从研究内容上划分应包括基础研究和临床实践两大部分，从学科范畴上划分应包括男性学、女性学、房事养生学、性传播疾病学、性治疗学、性药学、生殖优生学等。目前将不孕不育、性功能障碍等区别男女而进行单独的研究，虽然都分别有所发展，但许多问题的研究已经是山重水复，如果将二者统一在性医学下加以全面考察，便会柳暗花明。因为生育与性是一个极为复杂的问题，许多问题涉及男女双方，若别男女而论，治疗时唯男唯女，势必只能看到问题的一面而忽视了另一面，很难收到预期效果。因此上述分支学科只有统一到性医学下进行研究才会取得更好成绩，这也是建立现代中医性医学的实践基础。

二是深入理论探讨。加强理论探索既能丰富学科内涵又能指导临床实践。理论研究主要从两方面开展：①进一步发掘整理古代性医学文献，去伪存真，去粗存精，充分吸收其合理内涵。②结合临床实践进行创建性工作，探讨新理论，提出新观点，促使理论研究向纵深发展。

三是加强学科建设。学科建设是学科发展的基础，现代中医性医学的学科建设至少包括五个方面：①建立健全全国性和地方性的专科学术机构，创建专科杂志，广泛开展学术交流，互通信息，相互提高。②建立教育和临床基地，培养专门人才，扩大专科队伍。人才的培养在层次上应有初、中、高三级，在知识结构上除要牢固掌握中医性医学知识外，还应了解现代性医学、心理学、社会学、生物学、教育学等相关学科的基本知识和技能。③根据实际情况全面规划，分期发展，重点开发，统筹协作，充分发挥各地中医性医学工作者的积极性，共同攻关。④认真讨论、充分论证后组织人员编写出版高、中、初不同层次的现代性医学专著。⑤实事求是，认真、严格评审科研成果，推广应用科研成果。

四是开展多学科综合研究。首先，性不仅是一个生物学问题，同时又是一个心理、社会问题，因此，现代中医性医学只有充分利用生物学、心理学、社会学、教育学等相关学科的理论和知识来进行多学科综合研究，才能有新的发展和突破。其次，现代中医性医学的研究不能只停留在宏观上，必须借鉴和利用现代科学尤其是西医学的研究方法，中西结合，加强基础研究，只有如此，其研究才可能向纵深发展。

五是努力提高临床水平。临床疗效的好坏直接影响着临床医学的发展，因此发展现代中医性医学要在原有基础上进一步提高临床水平。其思路：①要突破原有的传统模式，传统与现代相结合，充分利用新技术、新成果。②治疗方法多样化，重视心理治疗和社会协调。③注意临床研究与基础研究密切结合，从总体上提高诊断治疗的准确性和针对性。

六是开发有效天然药物。目前已发现数百种化学药品会对性与生殖产生不利影响，而某些化学合成的性药物又或多或少都有不良反应。相反，天然药物无毒副作用或毒副作用少。因此，开发和研制疗效高而不良反应小的天然性药物应该成为现代中医性医学的重要内容之一。

七是参与世界学术交流。历史已经证明，封闭和开放对科学研究产生的结果截然不同。中医性医学和西医性医学虽然理论基础不同，研究方法各异，但二者研究的对象则一，这就决定了二者之间必有共同语言，因此二者之间可以进行交流。与其他民族或国家传统性医学的关系也是如此。参与世界学术交流应包括两方面的内容：①将独具中医特色的性医学介绍出去。②充分吸收其他医学体系中性医学的优秀成果。但是，中医性医学要走上国际讲坛，对外进行交流，获得他人认可，就必须做到学科的规范化，只有如此，现代中医性医学才能与世界接轨。

我们相信，通过全体中医性医学工作者的共同努力，现代中医性医学的体系将得以系统、完善，中医性医学的诊治水平也将明显提高，并会为世界性医学的发展作出新的贡献。

（李曰庆）

五、中医外科学学科建设面临的机遇与挑战

中医外科学是以中医药理论为指导，研究以人体体表症状为主的外科疾病证治规律及预防保健的一门临床学科。中医外科学历史悠久，内容丰富，经过长期临证经验的总结，从理论到实践不断充实和完善，已逐步形成具有独立性和明显特点的学科，成为中医学的重要组成部分。

（一）中医外科学的发展与贡献

中医外科学的起源要追溯到遥远的过去。在殷商时期出土的甲骨文中已有外科病名的记载，如疾目、疾耳、疾齿、疾舌、疾足、疥、疕等。我国医事分科最早始于周代，在《周礼天官》中就有疡医的记载，主治肿疡、溃疡、金疡和折疡。金疡是指被刀、釜、剑、矢等利物所伤，折疡是指击扑、坠跌等所致的损伤。唐宋时代，外科范围主要是疮疡及骨伤，包括肿疡、溃疡、皮肤病、骨折、创伤等。元代医事则分为13科，将外科称金疮肿科，包括金镞与疮疡。至明清时期，医事分科更细，骨伤、耳鼻咽喉、眼科等疾病一般开设专科分治。这一时期，外科统称为疮疡科，其范围以疮疡、皮肤和肛肠疾病为主体，但在当时的许多外科专著中所论述的病种却大大超出这一范围。

如明代陈实功所著的《外科正宗》，内容丰富，条理清晰，体现了明以前外科学的主要成就，被后世医家评价为“列证最详，论治最精”，对中医外科学的发展影响很大。陈实功在临证中重视调理脾胃，指出“盖脾胃盛则多食而易饥，其人多肥，气血亦壮；脾胃弱，则少食而难化，其人多瘦，气血亦衰。故外科尤以调理脾胃为要”；主张应用外治法和手术治疗疾病，外治法有熏、洗、熨、照、湿敷等，并记载手术方法14种。清代王维德的《外科全生集》提出“阴虚阳实”论的学术思想，创立了外科证治中以阴阳为核心的辨证论治法则，指出“红肿乃阳实之证，气血热而毒沸；白疽乃阴虚之证，气血寒而凝”，对阴疽的治疗，提出“阳和通腠，温补气血”的法则，并主张“以消为贵，以托为畏”，反对滥用刀针，创立了阳和汤、阳和解凝膏、犀黄丸和小金丹等名方，至今仍广为运用，对中医外科学的发展做出了贡献。另外，清代高锦庭《疡科心得集》提出“外疡实从内出论”，指出“夫外疡之发，不外乎阴阳、寒热、表里、虚实、气血、标本，与内证异流而同源者也”；并将温病学说引入外科病证治，用三焦辨证揭示外科病因与发病部位的规律，指出“疡科之症，在上部者，俱属风温、风热，风性上行故也；在下部者，俱属湿火、湿热，湿性下趋故也；在中部者，多属气郁、火郁，以气火之俱发于中也”，在治疗上善于运用治疗温病的犀角地黄汤、紫雪丹、至宝丹等治疗疔疮走黄。这一时期，学术思想活跃，名医名著很多，形成了不同的学术流派，中医外科学的发展日趋成熟。

新中国成立以后，随着中医事业的发展，中医外科学也进入了一个新的历史发展时期。在队伍建设、人才培养、科学研究、专科专病建设等方面都取得了可喜的成就。

在人才培养方面，目前全国已有中医外科学专业博士培养点 6 个和博士后流动站 4 个，为培养中医外科高层次人才奠定了基础。在临床方面也取得了很大进展，主要体现在一些特色鲜明、优势明显的专科专病的建设上，有些科研成果已达到或接近世界先进水平。具有代表性的是自 20 世纪 50 年代开始，中西医结合治疗急腹症取得了显著成绩。如应用清热解毒、活血化瘀、通里攻下的方药，结合针灸、电针、穴位注射、耳穴压贴等方法，治疗急性阑尾炎、急性上消化道穿孔、肠梗阻、尿石症等均取得了肯定的疗效，其成果获得国家科技进步二等奖，并已载入权威性的外科专著中。另外，中西医结合治疗烧伤及小夹板固定治疗骨折也取得了满意的疗效，获得学术界的认可并得以推广。应用中医药治疗肿瘤具有延长患者生存期、提高生存质量及调整机体免疫功能和增效减毒作用，其疗效已通过临床观察和基础实验研究证实。在中西医结合治疗皮肤病、乳房疾病、肛肠疾病、男性泌尿疾病、周围血管疾病及疮疡等方面也取得了可喜的成果。

学科的建设和发展，提高了学术水平，使学术交流更加活跃。中华中医药学会中医外科学会设有疮疡、皮肤、肿瘤、周围血管、乳房病、蛇伤、小针刀等专业委员会，为广泛开展中医外科学术交流，促进中医外科学术的发展和繁荣创造了条件。随着中医药现代化战略的实施，相信中医外科学的学科建设将会与时俱进，取得更大的成就。

（二）中医外科学学科建设面临的问题和挑战

1. 理论研究相对滞后

虽然中医外科千百年来在防病治病、维护人类的生命健康方面做出了巨大贡献，但是，在科学日新月异的今天，却显得有些步履蹒跚。西医外科学传入我国只有百余年历史，但其发展速度和规模却远远超过中医外科学。由于中医学方法论本身存在缺陷及理论发展的停滞，过分强调继承，忽视创新，不能及时吸收所处时代的科技成果，以至于对疾病的定义命名、病因病理、诊断方法、辨证分型仍具有明显的抽象性、模糊性、盲目性和局限性，难以深入了解疾病本质。显然，高度泛化、什么都能自圆其说的超稳定医学理论是不合理的，它难以对形形色色客观实在的外科疾病深入研究和认识。由于在收治疾病的范围和危重程度上的局限，加之缺乏或未能突出专业特长，使得中医外科临床诊疗面越来越窄，难以继续发展。然而，中医外科学又是具有鲜明特色的临床学科，其区别于其他学科的主要特点是：强调邪气的存在；每一种病证都具有局部的症状和体征；丰富多彩的外治方法。客观存在的局部症状、体征是评判临床疗效有力的客观标准，客观的疗效也验证了理论的正确与否。众所周知，外科学理论是相对薄弱的，也是亟待丰富发展，特别是需要创新的。

在中医外科临证过程中，既有强调内治的，也有注重外治的，内外结合是当今临床中常用的方法。如何利用现代科技手段提高外治法的疗效，是外科工作者必须思考和解决的问题。随着医学模式的转变，要求临床医师给患者提供的是疗效卓著、使用便捷、价格合理的疗法。因此发展学术必须具有前瞻性，立足社会需要，中医外科的发展也不例外。现代科学的发展为医学提供了越来越多的技术和手段，使人们的认识从宏观至微观日益清晰和统一，掌握时代的工具，兼收并蓄，突出特色，是中医外科临床不断创新的方法，那种保守和排斥的偏见是学术发展的最大障碍。

不可否认，中医外科的现代研究是薄弱的，造成这种局面的原因，既有历史、客观的，也有现实、主观的，更多的是后者，即不知如何利用现代科技方法进行研究，积极充分地利用现代科技阐明中医外科学理、法、方、药的内涵，揭示其科学、合理、规律性的东西，更好地指导临床、保健、预防和康复。实验研究应把握中医外科学中最基本、最合理的思想，应建立动态的、整体的、多层次、多水平的研究思路和模式。可以说，现代中医实验研究的发展，将使本学科在去伪存真、去粗取精、由表及里和攻克疑难重症等方面，与临床研究相得益彰，从而促使中医外科学全面走向现代化。

2. 外治疗法创新不足

中医外科传统的外治疗法，种类繁多，内容丰富。由于历史上科学水平和物质条件的限制，当时创造发明的种种外治疗法，多数难以适应现代临床的要求，必须去粗取精，以新代旧。例如：消散肿块的细火针，烙穿脓肿的粗火针，虽有一定适应证，但却令人望而生畏，也远不如在局麻下肿块切除和切开引流痛苦少、疗效好。烧红的烙铁止血及烙灼赘疣新生物，前者已被结扎缝合、电刀止血所代替，后者已被切除、冷冻、激光疗法所取代。外科的艾灸疗法，如消散肿块的隔蒜灸、隔豆豉饼灸，用于阴证溃疡的隔附子饼灸，以及类似灸疗的神灯照法、桑柴火烘法，虽有一定疗效，但取材不便，操作繁琐，在医院中难以推广，已逐渐为理疗仪器和其他疗法所代替。腐蚀疗法，能使局部病变组织坏死脱落而产生治疗作用。砒类腐蚀药如枯痔散、三品一条枪，汞类腐蚀药如白降丹、拔瘰丹，强碱类腐蚀药如水晶膏，分别用于内痔、瘘管、瘰疬、乳岩、赘疣等病。在当时缺少有效麻醉和手术器械的情况下，不失为一种有效疗法。但腐蚀剂不仅有一定毒性，而且因其具有痛苦大、疗程长、病变组织坏死不彻底等缺点，已逐渐被痛苦小、疗效快、操作简便的其他疗法所代替。其他如砭镰法、挂线法、药筒拔法等，虽有独到之处，但也存在着不同缺点。另外，在外治疗法中，临床上普遍使用的是各种不同剂型的外用药物：膏药（薄贴）如太乙膏、阳和膏、千槌膏等；敷药（箍围药）如金黄散、玉露散、青黛散等，油膏如生肌玉红膏、黄连膏等；散剂如阴消散、阳消散等，丹剂如升丹、九一丹等；其他如生肌散、八宝丹、枯痔散等。这些外用药，都有不同程度疗效，并有不可代替的独特作用，是中医外科外治疗法中最具有特色的部分，存在的问题是：历史上外用药是医生自己配制，自己使用；外用药制剂问题中黑而硬的膏药不受患者欢迎，油膏是用蜡和植物油熬制从而难以久存等等。

因此，中医外科的外用药需要用现代化手段进行剂型改革，便于广泛使用，否则，今后就会严重制约这一特色和优势的发挥。

3. 中医外科队伍不够稳定

中医外科的乏术、乏人情况比较严重。例如：随着临床科室的细化，越来越多的患者已不知道中医还有外科，更谈不上中医外科的治疗手段和方法；同时也有越来越多的中医院校毕业生或原已从事中医外科的人员不愿意从事中医外科，年轻的中医外科医生会以中医外科丸散膏丹外用治病者越来越少，能自己动手炼丹，研散配药的则更少。乏术必然导致乏人，最终导致学科的萎缩。

目前，在县级医院设立中医外科的不多，且队伍极不稳定。一个学科的建立与发展，必须具备一定的规模，具有足够的人力、物力和财力，而人的因素又是最重要的。由于专业人才奇缺，且专业学科的科研环节薄弱，不能或不敢治疗危重急症患者，导致临床面窄，业务不能全面展开，严重影响了中医外科学的发展。从中医自身讲，存在重中医内科、轻中医外科；从中西医讲，存在重西医外科、轻中医外科之倾向。由于有突出特色的骨伤科、肛肠科、皮肤科相继从“中医外科”中分化成独立专科，客观上造成了中医外科病种少，加上疾病谱的改变（如疮疡病人的逐渐减少），似乎使中医外科成了一个“大而空”的骨架。很多中医人才不愿从事中医外科工作，年轻的中医师更是对外科信心不足。当然也有中医外科教育环节薄弱、培养途径单一等因素，从而造成了目前这种中医外科人才奇缺的状况。

由于历史原因，中医外科学忽视了与现代科学技术相结合，因此发展迟缓，同时受市场经济的冲击（实际上目前医院已被推向市场），中医外科在中西医两者竞争的形势中退下阵来，使现代外科学和皮肤科学“乘虚而入”并迅速发展，在医院中占据了绝对领先之统治地位，大大缩小了中医外科的市场和生存空间，客观上导致中医外科队伍不够稳定。

4. 解决急危重症的方法不多

在中医外科急症的研究方面，为了切合临床实际，以最大限度地挽救患者生命为前提，治疗学上有了若干观念上的更新。如根据“六腑以通为用”的学说，将通里攻下方药常规用于急腹症的治疗，辨证运用承气汤类、陷胸汤及温下方剂，使肠梗阻、急性阑尾炎、消化道穿孔及胆道感染的非手术率明显增多，并证明了承气汤的肠屏障功能。在骨折治疗中，改变了西医学关于骨折治疗必须“广泛固定，完全休息”的原则，归纳出了“动静结合，筋骨并重，内外兼治，医患配合”的原则，在数以万计的临床病例实践中，证明上述方法可克服前者愈合慢、肌肉萎缩、关节僵硬、肌腱粘连等缺陷。在感染性急症中提出的菌毒并治的概念和治法方药，使得严重感染、败血症的病死率有所下降。西药抗生素的杀菌抑菌作用和中药中清热解毒药的抗毒解毒作用的结合，进一步显示了对严重感染性疾病包括感染致多脏器功能衰竭的疗效。对中医急症的深入研究，不仅改变了传统认为中医不能治疗急症的观念，而且从中挖掘出中医丰富的临床治疗内涵，使临床医学受益匪浅。

但中医院解决外科急、危、重症的模式仍有待完善。中医院的急诊科室往往以内科为主，外科特别是创伤外科及其他科室设置缺乏或配置技术力量不足，结果导致很多需要以外科或其他学科作为后盾和支持的诊疗技术不能充分发挥作用。中医院急诊科多没有建立合理高效的运作模式，没有形成“院前急救－院内急诊急救－急诊 ICU 救治”一体化完善的运作体系和绿色通道。当前院前急救虽然较以前有了一定程度的发展，但是院前急救与院内急诊救治、急诊 ICU 救治之间，以及救治程序和病情分区方面存在着许多不合理的局面，从而严重影响急、危、重症病人抢救的成功率。

5. 科研工作薄弱，学术水平不高

回顾 20 世纪 60 年代，以天津南开医院、遵义医学院为首，全国外科广泛开展了中西医结合治疗急腹症的临床和实验研究，西医的解剖、生理和病理结合了中医理论与辨证论治，大大提高了中西医治疗急腹症的疗效，创立了一套系统、完整的理法方药，使传统中医外科在治疗急症方面迈出了重要一步。20 世纪 70 年代以来西学中研究人员投入大量精力对血栓闭塞性脉管炎、动脉硬化性闭塞症进行潜心研究，开发出通塞脉片及脉络宁注射液，治疗外周血管病取得了明显效果。近观 20 世纪 80~90 年代，中医外科领域再未出现影响较大的科研成果。从申报的攻关研究课题及学术水平来看，也反映出外科科研工作严重滞后，大多满足于手术疗法的复兴及抗生素的引进，对中医外科现代化是极为不利的。

6. 中医外科学学科建设和发展的机遇

中医外科现代化的过程是渐进的，在西医外科占主导的今天，要能够利用自身的优势研究和解决西医目前难以解决的问题，如结石术后残留及复发、腹部手术后的肠粘连、创伤或其他原因引起的血液流变学改变及其处理肿瘤及某些疑难的外伤科疾病等问题。中医外科医生还要充分利用细胞分子生物学的理论与方法，探索人类细胞与肿瘤的生命规律，寻找中医治疗的科学依据，从而推动中医外科学的进步。基础理论的进步是中医外科学取得突破的首要条件，我们应广开研究思路，特别是创新研究，如新概念、新理论的提出，以奠定中医外科学发展的理论基础。临床上要辨证与辨病、宏观辨证与

微观辨证相结合，利用现代科学技术改进诊断手段，提高诊断水平；要与现代普外科、肿瘤外科等融汇贯通，中西医结合，增强实力，使中医外科敢于收治急、危、重症患者，在临床实践中掌握主动权。否则，将导致中医外科就诊病种单纯而面窄，业务难以全面开展。

科研是中医外科建设的基础工程，直接影响着中医外科的医疗质量和技术水平，是中医外科学建设中一项根本性的任务。中医外科要生存、要发展，就必须坚持医疗与科研紧密结合；以医疗为中心，以科研为重点，以科研拉动中医外科发展，大力开展中医外科基础研究和临床应用研究，促进医疗特色的形成和提高诊治质量。在医疗实践和科学研究工作中，医疗科室与研究实验室并重，要互为依托，互相促进。临床医疗是本，是中医外科生存与发展的基础；科研是创新，是中医外科专业发展的动力。通过科研创造新理论、新方法，运用新理论和新方法解决中医外科临床医疗中关键性问题，促进中医外科专业特色和技术优势的形成，进一步开创中医外科学学科建设的新局面。

（裴晓华　李曰庆）

六、建设科研型中医外科的思路

中医外科学有着独特的优势和潜力，对中华民族的医疗保健发挥了重大作用。然而，随着现代外科学的崛起和发展，加上其他原因，使中医外科日趋落后，其现状令人担忧。表现为：人才缺乏；设备简陋；三级学科逐步分化并独立，导致队伍不够稳定；在基层医院设立中医外科的不多等。在当今医疗卫生体制改革形势下，中医外科如何适应改革要求，在医疗市场激烈竞争中生存发展，是亟待解决的问题。

（一）科研型中医外科的基本模式

从医院职能任务区分，国内医院建设模式大体有三种：①以医疗为主型医院模式，这是国内医院的主体，大部分二级以下医院属此种模式。②以医疗、教学、科研相结合型医院模式，这类医院主要是医学院校附属医院；但有的医院虽承担科研任务，却没有科研实体。③以医疗与科研结合型医院模式，主要特征是具备医疗和科研两部分实体。除具备与一般医疗职能任务相适应的医疗实体以外，建有一定规模的专业研究实验室，可独立从事基础医学和应用基础医学研究。

从国家对中医事业发展的要求来看，“中医医疗机构要加强特色专科建设，改善技术装备条件，拓宽服务领域，不断满足人民群众对中医药的需求”，即医院的发展要以社会需求为导向。在新的市场经济条件下，各级医院都面临着是发展还是存活的激烈竞争局面。因此，许多医院根据自身情况，推出相应措施，如加强对外宣传，吸引病员；改善硬件结构；加强窗口服务，简化就诊流程；改善就诊环境和条件，住院病房家庭化，突出以患者为中心的导向等，以提高医院竞争力，更好地为患者服务。目前，国内各个医院普遍提出的走科技兴院之路，加强内涵建设的口号，其实质就是科技创新模式。然而，对于中医院而言，建设什么类型的中医外科，是提高医院整体水平需要考虑的问题。

科研型中医外科的基本模式，除医疗与医技科室外，还要建立外科实验室，配置包括流式细胞仪、荧光显微镜、显微图像处理系统、低温高速离心机、石蜡切片机、高效液相色谱仪、液体闪烁仪、化学发光仪、薄层扫描仪、低温冰箱、微量血分析仪、低温组织切片机、自动生化分析仪、冰冻切片机、多聚酶反应仪、精子动静态图像分析仪、全功能尿流动力学分析仪、膀胱尿道镜等在内的先进仪器，引进多项实验方法与成熟技术，以科研带动中医外科临床的发展。当然，有些设备可以专管共用。

（二）中医外科特色的形成取决于科研的发展

医界经常谈论某家医院在某个学科有特色，实质是指该学科在技术上有科研创新。往往一个学科突出，便使整个医院在社会上有较高的知名度。医学的属性是自然科学和社会科学相结合的科学，学科技术建设上的创新，必将提高医院的知名度，进而吸引患者到医院来就诊，为医院增加更多的收入，形成一种良性循环。知识创新的稳定发展，使得技术创新有充足的发展后劲，如本院就根据中医外科优势，结合医院实际，发展临床特色技术，形成了具有特色而稳定的研究方向。在前列腺疾病外治法临床及基础研究方面，以中医外科“部位辨证”理论为指导，在确立了前列腺疾病证候诊断标准、分级量化及疗效评定标准的基础上，提出了“湿热夹”是前列腺疾病基本病机。

研究中药外治前列腺疾病的规范化治疗方案，从药代动力学、分子免疫机制等阐述治疗机理，确立了慢性前列腺炎疾病诊断标准、证候诊断标准、分级量化标准及疗效评定标准；创立了应用清热燥湿解毒、活血祛瘀止痛外治法则治疗慢性前列腺炎。从临床与实验研究两方面对“前列活血栓”的作用机制进行了探讨；提出了慢性前列腺炎的发病与前列腺的分泌功能相关的论点；首次发现中药对前列腺分泌功能有明显的影响，可恢复慢性前列腺炎所造成的前列腺分泌功能的损害；成功地建立了慢性非细菌性前列腺炎和细菌性前列腺炎的动物模型。进一步探讨了前列腺疾病的发病机制，揭示中医药外治该病的本质。研究论证“慢性前列腺炎以湿热夹证多见及与前列腺的分泌功能相关”的论点，从而推动男科领域的学术发展；通过药效和药物浓度相结合、相联系进行直肠给药的药代学和血清药理学实验研究，成为全国男科中医人才培养基地和研究中心。

在难愈性体表溃疡的外治研究方面，提出中医理论“护场”是决定溃疡发展、变化的焦点和关键。“护场”的病理机制是气滞血瘀，行气活血法为主是治疗难愈性体表溃疡的大法。在新理论指导下采用低温保鲜技术，研制成不用传统腐蚀、收涩和含汞药物的外用新药，提高了临床疗效。同时，应用现代细胞分子生物学等实验技术，探讨作用机制：中药抑菌的机制、中药去腐的本质、中药生肌作用的具体环节，是否对内源生长因子具有调节作用等，揭示中药外治机理。进而提出了难愈性体表溃疡新理论；从生长因子水平探讨了中药外治的部分机制；显著提高了临床疗效；论证了“护场”理论对治疗溃疡的价值，在分子基因水平揭示了外用中药促进各种难愈性溃疡愈合的作用机制；研发新型系列外用药，为外治溃疡提供新思路，推动中医外治理论及临床研究向深度发展，使本学科成为中医药溃疡外治的全国研究中心。在痛证的外治规律及机理研究方面，中药外治癌性疼痛及肛肠病疼痛由目前的对症治疗，转向整体辨证治疗，从分子生物学水平研究中药外治干预体内相关疼痛介质、局部血液流变学改变等的内在机制，并从药理学、药效学及毒理学等多层次探讨其作用，以及利用缓释、控释技术进行中药透皮的相关研究。对癌性疼痛提出了温通、行气、活血为主的中医外治法则，组成了中药外用镇痛膏；同时，将现代透皮技术及制剂工艺引入到中药外用剂型中，初步形成了中药透皮治疗模式。通过对癌性疼痛及肛肠疾病疼痛的研究，以中医整体辨证理论为指导，应用外用中药辨证止痛，在细胞分子水平揭示中医外治疼痛的机制，开启疼痛治疗的新思路、新方法。此外，提出中药外用止痛的新理念，研发中药透皮外治新型制剂。在以外治为主治疗周围血管病规律研究方面，以中医“治未病”思想为指导，运用中医辨证，探讨动脉硬化闭塞症早期血证的本质、易感人群的体质特点；阐明中药干预动脉粥样斑块形成、抑制血管内增生及血栓形成各个环节的作用机制。对本病早期采取措施阻断疾病发展，达到早期治疗和干预的目的，提高治愈率，提高老年人的生活质量，减少截肢率及复发率。血管重建术及经皮腔血管扩张术是近年来在血管疾病领域应用较多和效果较好的治疗手段，但血管重建术及经皮腔血管扩张术后再狭窄、再闭塞问题的发生率可达40%左右。针对这一问题，开展了中药防治经皮、经腔内血管成形术后再狭窄的实验研究，力求阻断或减缓并发症的发生和发展，从根本上解决术后再狭窄的问题，并探讨其分子生物学机制。

在乳腺增生病方面，使用中医药治疗，疗效可靠，几乎无不良反应，且对降低恶变率有非常积极的意义。在乳腺肿瘤方面，选准目标，明确学科主攻方向，以开发抗癌中药新制剂及开拓中医抗癌新疗法为手段，从基础到临床，从预防到治疗，将中医药治疗贯穿于乳腺癌防治的整个过程。建立规范的乳腺病诊治体系，门诊以诊治乳腺癌、乳腺分叶状囊肉瘤、乳腺导管内乳头状瘤、乳腺纤维腺瘤、各类乳腺良性增生性疾病为主，并随时接受乳腺癌患者的随访。病房开展以乳腺癌改良根治术、乳腺癌根治术、保留乳房手术、乳腺癌扩大及改良扩大根治术、单纯乳房切除术、哨兵淋巴结活检术等手术治疗为主的综合治疗。另外，针对不同病期和情况的患者开展各项辅助治疗措施。乳腺影像诊断中心，开设门诊乳腺X线筛查、X线立体定位乳腺穿刺活检、乳头溢液的内窥镜检查等乳腺癌早期诊断的项目。根据中医外科发展的需要，建立与之相应的临床专科为一体的专业实验室，承担专科或专题研究所需要的，而医技科室没有的或难以建立的技术方法。这是中医外科科研工作的一项基础性建设。

围绕上述研究方向，形成中医外科的专科特色，从市场眼光来看，与西医外科就有了差异化，加上中医药治疗费用低廉的特点，根据“与众不同，成本领先”的经济学原理，中医外科的发展前景是很好的。

（三）前瞻西医外科学的科研方向

回顾20世纪末西医外科学的发展，可能是由于以下两个方面的推动，形成了今天的外科细胞分子生物学。①解剖学和病理学的进步，为20世纪西医外科学的迅速发展提供了科学基础，但在20世纪末，这一学科的发展势头却进入了“平台期”，表现在西医外科学研究项目的中标率和外科学论文的引用率下降，其根本原因是现有的基础研究成果经过多年的应用开发，已经难以进一步发挥其潜能。②在创伤、感染得到较有效治疗的同时，90%以上的肿瘤首选外科治疗，而这些患者的手术方式、后续治疗方案的选择，多依赖经验和经典病理学。肿瘤的问题日渐凸显，而肿瘤的研究要依靠细胞分子生物学。

越来越多的西医外科医生聚集到外科细胞分子生物学领域，应用细胞分子生物学的理论与方法，探索人类细胞与肿瘤的生命规律，期望找到肿瘤的手术方式、后续治疗（分子指征、分子预后乃至基因治疗）的科学依据，从而推动外科学的进步。外科细胞分子生物学的研究，从外科学临床出发，以人类材料为对象，应用细胞分子生物学的技术去研究它，根据细胞分子生物学的理论去解释结果，然后回到临床，成为我国外科细胞分子生物学研究的主要路线，架起了经典学科与新兴学科的桥梁；外科的研究领域正在从不同方向聚集到细胞周期的调控或细胞增殖与凋亡上来。基因芯片为现代外科细胞分子生物学研究提供了利器，作为与西医外科学紧密相关的中医外科学，自然也要融入现代外科细胞分子生物学的内容。

中医外科开展科研工作所需的基本条件之一就是要建立一定规模的专业实验室。实验室建设是医、教、研工作的综合反映，专业实验室是中医外科附设的研究机构，与相应的专业科室融为一体。它既可以使该专科的基础理论向纵深发展，又可以解决临床医疗工作中遇到的疑难问题，从而促进临床研究和临床医疗水平的提高。中医外科专业实验室要有明确的研究方向和任务；有学术带头人和一定数量且梯队合理的专业研究人员；有必要的仪器设备和实验场所；有开展科研工作的基础和经验。专业实验室建设很大程度上是现代医院医疗科研工作的综合体现。

例如，乳腺外科建立分子生物实验室，研究中医药治疗乳腺癌的机制。利用细胞生物学的方法，研究中药对体外乳腺癌细胞生长的影响，以探究中药对乳腺癌细胞的作用机制。采用电子显微镜、流式细胞仪、原位末端标记法、荧光染色检测细胞凋亡，采用免疫组织化学染色检测相关基因表达，及中药对端粒酶的抑制作用。采用基因芯片技术应用于中医药治疗乳腺癌的机理研究，如相关基因的发现、分子诊断及基因功能的研究、发现中药靶标、多靶位同步超高通量药物筛选、药物作用的分子机制、药物活性及毒性评价等。开展乳腺癌癌前期病变的研究；建立乳腺癌各种预后指标，了解其不同生物特性，用以指导临床治疗；建立乳腺癌动物模型，用以研究复发及转移机制。

还可结合中医外科的具体情况，根据医学发展趋势制定年限或年度科技发展规划，根据人、财、物力确定主攻目标；优化研究队伍，实现以项目为龙头、以课题组为基本管理单元，实验室应打破封闭状态，向各临床科室开放，提高全院整体水平；实行科研实验室所有权与使用权分离，采取医院所有、按需使用、按科研任务需要分配实验室面积及设施，科研任务终结，收回使用权，按新的任务需求重新分配；完善知识创新基地，加强医院科研支撑条件建设，减少重复投资、重复建设，合理配置资源，提高医院投放的效益。

（裴晓华　李曰庆）

七、银屑病中医药研究趋势与方向

银屑病是一种常见的慢性红斑鳞屑性皮肤病，中医有白疕、松皮癣、干癣等名称。中医药疗法作为一种治疗银屑病确实有效的方法，具有改善病情、延长缓解期、不良反应小的特点，随着银屑病成为国内外研究的热点及中医药学本身的发展，近几年来银屑病的中医药研究水平有了较大的提高，取得了一些新进展，呈现出一些新的趋势和方向。

（一）中医药治疗银屑病的临床研究水平有所提高

1. 中医药治疗银屑病的疗效得到进一步肯定

查阅近年来发表的关于银屑病的中医药研究方面的文献，发现仍以临床研究的文章居多，临床疗效观察占绝大多数，治疗方法以内服药物为主，但有多样化的趋势。不管是自拟汤药、经方、中成药、各种剂型的外用药还是穴位注射、药浴、气疗、针灸、穴位注射、填脐治疗、埋线等疗法都取得了满意的疗效。使用两种方法结合治疗或者中药联合光疗、中西药联合治疗往往效果更佳。这些临床研究都进一步肯定了中医药治疗银屑病的疗效。

2. 临床试验设计更加严谨、规范

传统的中医临床研究以个案分析、病例系列研究和临床对照试验为主，设计大多缺乏严谨性，样本量不大，对照和统计方法的选择不准确，对临床疗效的论证强度偏低，使中医药的疗效长期得不到国内外认可。随着循证医学理念的普及，采用符合国际标准的严谨、科学的科研设计来验证中医药疗效是中医药发展的必然要求。近年来随机对照试验（RCT）的数量有了很大的提升，但普遍设计不严谨，总体质量不高，仍存在很多问题。大多数文献虽提到随机化或随机分组，但描述过于简单，未交代具体的分组方法，只有少数使用了正确的随机方法，部分按照就诊顺序、日期等分组，只能算作半随机化。部分文献根本未提及诊断标准，给出了诊断标准的也很不统一，且大多没有中医分型标准。绝大多数文献未描述纳入及排除标准。使用盲法的试验研究极少，又以单盲为多。描述不良反应的文献不多，且有描述的也不够详细。疗效评价标准不统一，仍有部分文献使用自拟标准，使用最多的为PASI评分或皮损变化结合PASI评分，其次为中医皮肤科病证诊断疗效标准和中药新药临床研究指导原则。所有文献都列有观察指标，大多以皮损治疗前后变化或与对照组比较，只有少部分给出实验室指标。超过一半的文献或详细或简单地报告了组间可比性，但部分文章只有文字描述，没有统计学分析，在评价结果时，只给出 P 值，没有具体的统计学方法，或者对结果根本没有进行统计学处理。临床研究的样本量有所提高，但仍以小样本试验为主，所有文献均未提及样本含量的估算依据，正确估算样本含量是临床医学科研中的重要内容，直接影响所得指标的检验效能。这些缺陷严重地影响研究论文的质量，在今后科研设计时，应遵循随机、对照和盲法的原则，制定严格的纳入和排除标准，重视多中心和大样本的研究，做到真正的随机分组，使组间基线资料具有可比性，盲法判断疗效和盲法评价，只有这样，才能从根本上保证研究结论的真实性和可靠性。

“十一五”国家科技支撑计划的重点专科（专病）建设项目已将银屑病列

入其中，其他一些关于银屑病诊疗方案及研究设计的规范化研究项目也正在进行中，还成立了专门的重大疑难疾病中医临床研究方案优化与质量控制课题组，负责方案优化和全程质量监察，相信目前存在的一些问题会逐步改善，今后的临床试验设计会更加严谨、规范，为中医药治疗银屑病提供可靠的循证医学依据。

3. 重视心理治疗和生活质量评价

朱仁康老中医认为“血分有热”是银屑病的主要原因，复因外感六淫，或过食辛辣炙煿、鱼虾酒酪，或心绪烦扰，七情内伤等因素侵扰，血热内蕴，郁久化毒以致血热外壅肌肤发病。中医在病因中也提到心情郁结：情志为病，多由恚怒伤肝，忧思伤脾，五志过极，郁结于内，日积月累，气血经络凝滞而成，如银屑病等。可见中医很重视银屑病患者的心理和精神状态与发病的关系。中医治疗银屑病的心理疗法多种多样，主要包括转移注意、言语开导、暗示开疑、顺情从欲等方法。

银屑病属于典型的心身疾病，其严重程度包括心、身两方面。如皮损波及体表面积较大，特别是面部、手足、外生殖器、指甲等暴露部位；或严重瘙痒、疼痛等自觉症状，严重影响患者的生活质量。所以我们应该重视患者的心理治疗和生活质量评价，目前已发现有的临床研究试验设计中加入了对患者生活质量的评价，也已有学者进行了中医心理治疗对银屑病患者疗效及生活质量影响方面的研究。

（二）中医药治疗银屑病基础研究进一步深入

通过查阅文献发现 2000 年以前中医药治疗银屑病的基础研究水平相当薄弱，仅有数篇文章，而近几年中医药治疗银屑病的基础医学研究水平有了较大的提高和进展，从文献的数量、质量、试验设计、实验方法等各方面都所提高。

1. 银屑病中医证型的基础研究

银屑病不同证型的相关细胞和相关因子表达不同。不同证型在外周血 T 淋巴细胞亚群、淋巴细胞凋亡调控蛋白、红细胞免疫功能、红细胞变形能力和膜 ATP 酶活性、血浆血栓素 B_2（TXB_2）和 6 酮前列腺素 F1（6-Keto-PGF1）、血小板活化分子CD62P及CD63、血浆内皮素、VEGF、血清TGF、TNF、CD34、IL-2、IFN、IL-4、IL-6、P物质、内啡肽等的表达都有所不同；不同证型在血液流变学和超微结构上的改变也有所不同。

这些研究证明了中医分型更接近于反映病机变化本质，也给我们提供了对不同证候的诊断及鉴别诊断有价值的微观指标，发现了中医药治疗银屑病的作用靶点，为更为精准地遣方用药提供了依据。但目前中医药治疗银屑病的基础研究尚处于起步阶段，已有的研究也较为零散，有待于进行系统研究，建立一套完整的微观指标辨证论治体系。

2. 药物作用机理的基础研究

近年来一些新的实验技术，如体外细胞培养技术、双抗体夹心ABC、ELISA技术、依赖性细胞株B99增殖反应、MTT检测法、流式细胞仪、荧光显微镜检测、免疫组化法等的应用从细胞生物学水平探讨了中药治疗银屑病的作用机理。相应地研发了很多治疗方药，如竹黄颗粒剂I号、土槐煎剂、复方青黛胶囊、雷公藤多苷片、黄芪注射液等，其他一些复方中药制剂和单味中药提取物如银杏叶内脂、氧化苦参碱、青叶霜等治疗本病亦显示出较好的效果。

加强系统的科学实验研究，进一步分析中医药治疗银屑病的原理，寻找更有效的方药具有重要意义。目前，中医在治疗银屑病的药代动力学评价方法及外用药物的透皮、皮内分布、代谢、吸收等研究还不够，药物的使用缺乏定性定量的客观指标（如提取有效单体、筛选有效药物、优化最佳组方等）。

进一步筛选疗效确切的中药复方和单体制剂，探讨其疗效机制，进而研制出一批疗效高、无毒副作用或毒副作用小的中药新药是今后研究的方向。

3. 中医药对银屑病动物模型的实验研究进展

近年来中医药对银屑病动物模型的实验研究方兴未艾，许多学者运用经验方、经方、自拟方对小鼠银屑病模型进行了实验研究，剂型有灌肠剂、颗粒剂、胶囊剂、外用涂抹剂、熏剂等，从不同给药途径观察了中药对小鼠实验模型阴道上皮细胞有丝分裂及小鼠尾鳞片颗粒层形成以及血浆内皮素等的影响，药物治疗多以活血化瘀、清热解毒、凉血活血等为原则，这些中药或能促进银屑病小鼠实验模型尾鳞片颗粒层的形成，或能抑制小鼠阴道上皮的有丝分裂，或二者皆有，或具备以上功能的同时对血浆内皮素、对皮损组织NO、MAD、cAMP、cGMP水平都具有一定的调节作用。这些研究结果为银屑病发病机制和临床上运用中医药治疗提供了一定的证据和思路。通过查阅文献发现中医药对银屑病动物模型影响的研究多局限在形态学上，对实验室客观指标的研究较少。且由于缺乏中医病证结合的动物模型，不能体现中医药的精髓“辨证论治”。中医病证动物模型就是在中医药理论的指导下，采用传统、现代或二者结合的科学技术方法，在实验动物基础上模拟、复制出与人体疾病、证候和病理改变相同或相近的实验动物模型。因此建立能较为准确的反映疾病和中医证候实质的中医病证动物模型对于实现中医药现代化，发展、验证中医药理论至关重要，值得我们投入精力去思考和研究。

（三）中医治疗银屑病理论研究的阐述和认识有所发展

银屑病可借鉴温病理论进行辨证及治疗。银屑病的传变过程与温病的传变相似，有较明显的阶段性，斑疹为银屑病最直观的皮损表现，借鉴温病斑疹辨证的方法，观其色泽、形态、分布、部位等可对银屑病进行辨证并判断疾病的轻重、顺逆。在具体运用中还应注意以下几点：①重视卫气阶段辨证与治疗，防微杜渐。②应在营血分辨证基础上参考卫气分辨证，透营转气，治之得法可奏奇功。③重视辨斑疹，明确疾病病机传变。④重视固护阴液，“留得一分阴液，便多一分生机”。⑤不用发表之品，慎用活血药物，防邪之走散。

西医学已证实，银屑病的发生与机体免疫密切相关，多数中医学者亦认为，人体的免疫功能与中医脾肾两脏的功能有着密切的内在联系。故有学者提出脾肾两虚亦是银屑病发生、发展的病因病机所在，通过中医调理脾肾可以达到调节免疫的目的，从而治疗银屑病。有学者提出从肝论证银屑病，认为银屑病与肝的生理病理具有相关性，已有研究发现中医的肝肾或肾命门与西医的神经、内分泌、免疫网络有密切关系，从而为这一理论提供了一定的科学依据。该理论也提示情志因素在银屑病发病中的重要作用，辨证论治过程中可适当加入疏肝解郁药物以提高疗效。李元文教授指出银屑病除了通常提出的宏观辨证还有微观辨证，微观辨证包括表皮细胞的五行辨证和真皮血管辨证，并认为银屑病的微观辨证是中医宏观辨证的有益补充，通过观察微观状态，可进一步强化对中医病理机制的认识。北京中医医院皮肤科对银屑病的中医证候分布及演变规律、银屑病中医证候的时相性及20世纪北京中医名家银屑病辨证思路演变进行了研究，得出了血热证、血燥证和血瘀证可作为本病中医辨证规范的基本证型，血热是病情转化的关键，应充分重视血热证的治疗的结论。还揭示了银屑病血热证、血燥证、血瘀证证候的分布与病期、本次复发时间密切相关，而与总病程无关。对20世纪北京中医名家银屑病辨证思路的演变进行文献研究，发现其经历了由简到繁再到简的一个过程。

目前对银屑病的辨证论治仍是以“从血分论治”为主导，这一理论也从较多的临床、基础研究中得到了证实。检索近几年的文献发现虽然从血论治仍是主流，但已呈现出百花齐放、百家争鸣的良好局面，如把温病学说的卫气营血理论运用于银屑病的辨证及治疗；认识到银屑病是心身疾病，提出从肝论治的理论，对肝主疏泄功能的调理取得了很好疗效；银屑病的发病与机体的免疫密切相关性，通过中医的“调理脾胃“达到调节免疫的效果从而达到治疗目的等。这些都为银屑病的中医辨证论治开拓了新的思路，有利于更好地指导临床、提高临床疗效，充分发挥中医药治病的整体观、个体化及灵活性。另外分期分型辨证也是银屑病辨证的一大特点，具有重要的临床意义和理论指导价值。有人在此基础上提出了针对病人的具体分期、分型和病情严重程度制定中西医结合、内服及各种外治疗法和辅助手段相结合的个体化治疗方案，也有一定的借鉴意义。

总之，中医药治疗银屑病在临床研究、基础研究、理论研究各方面都取得了一些新进展，但同时也存在一些问题和不足，临床与基础研究水平与西医乃至国际水平还存在一定差距，理论研究也有待于继续进步和发展。我们应该既看到自身的优势也要看到不足，扬长避短，从而更好地发展中医药事业，提高银屑病中医药研究的水平。

（李诺　李曰庆等）

八、新世纪教材《中医外科学》特色浅析

李曰庆教授主编的新世纪全国高等中医药院校规划教材《中医外科学》

是根据教育部《关于“十五”期间普通高等教育教材建设与改革的意见》的精神编写的，该教材与以往中医外科学教材相比在以下几方面独具特色，具有明显的优越性。

（一）继承与发展并重，努力创建新的理论体系

1. 强调辨病与辨证的结合

中医外科学作为一门临床学科，要求辨病与辨证相结合，尤其重视辨病，即诊断和鉴别诊断，在辨病的基础上辨证论治。但以往的教材对这部分内容多轻描淡写，该教材强调了辨病的重要性，并详细介绍了临床辨病的思路和具体方法。尤其难得的是提出要选用新技术和必要的辅助检查为临床辨病服务，如在辨脓方法中增加了 B 超辨脓。以往教材中对现代新技术很少提及，可能是恐冲淡中医传统特色。殊不知在目前条件下，一味排斥新技术只会妨碍中医外科学发展。在目前实行新的医疗事故处理条例和举证倒置的条件下，强调客观检查还有其特殊的现实意义。而在辨证方法上，总结归纳出阴阳辨证、部位辨证、经络辨证和局部辨证等四种辨证方法，形成了此教材独特的辨病辨证体系。

2. 基本术语的介绍

既往教材中虽有这部分内容，但术语多局限于病名的介绍，而病名在具体病中还要详细介绍。该教材对这部分内容做了较大改动，所介绍术语均为临床或古文献中可能遇到的专业术语，如根盘、根脚、护场、胬肉等。而对具体病名则留待各论具体病中介绍。在以往的教材中，善恶顺逆均作为独立章节介绍，此教材根据目前临床实际情况，将五善、七恶、顺证、逆证作为中医外科基本术语。

3. 治疗与调护的统一

调护是临床医疗不可或缺的重要环节，俗话说“三分治，七分养”，《外科正宗》中“凡人无病时，不善调理而致生百病，况既病之后，若不加调摄而病岂能得愈乎”。遗憾的是，以往的教材对中医外科的调护原则均未作系统阐述。本教材在总论中专列一章，详细介绍中医外科调护的内容，使其理论体系更加完整。

4. 内外治的统一，增加新的外治法

中医外科治疗讲究内外治结合，尤重外治，该教材在继承传统治疗方法的基础上，与时俱进，将冷冻疗法和激光疗法等新方法纳入中医外科外治法的范围，且对每种外治法都详细介绍其适应证、具体操作方法及应注意的问题，丰富了中医外治法的内容。

（二）凝集八方智慧，博采各派精华

此教材参编人员阵容之强大，覆盖面之广，是以往教材所无法比拟的。编写者以北京、上海、广州、成都等知名中医药大学为核心，从东北的辽宁吉林到西南的云贵川，从东南沿海到西北边陲，汇集了四面八方的各派学者的学术精华。中医外科疾病有明显的地域性，有些病南方常见而北方罕见，有些病北方常见而南方几乎没有。以往的教材由于编写人员过少，难免出现作者所写内容并非其专长，产生片面性甚至错误。该教材的一大特色是作者来源广泛，每位作者所写内容均为其专长，具有权威性。因此此教材适用面广，东南西北的学生都可应用。

（三）突出实用性

该教材自始至终贯彻从当前实际出发，强调临床实用性的思想。

1. 选病方面，有增有舍

如今的疾病谱与既往相比已经发生了很大的变化，而且同一种疾病的治疗手段也在不断变化，有些疾病目前在中医外科临床上已经很少见，有些已归属其他学科，有些疾病中医治疗效果不佳，而有些疾病目前临床上发病率增加迅速，中医治疗有优势。此教材舍弃了脂瘤、骨瘤、舌菌等疾病，增加了生殖器疱疹、艾滋病、男性不育症、尿石症等疾病，使其更切合临床需要。

2. 写作方面，简明扼要

该教材在写作过程中，紧紧围绕临床，对疾病源流和古代文献论述的介绍少而精，前后内容之间基本无重复，对疾病病因病机的介绍不作过多的展开，重在归纳其要点，使学生易于掌握，减轻了学习负担。

3. 诊断治疗，要点突出

该教材在疾病诊断方面简述临床表现和辅助检查方法，条理清晰，可操作性强；增加和充实了鉴别诊断的内容，使学生能尽快适应临床诊治和病历书写的要求。治疗上首先强调每个病的治疗原则，各种治疗方法的合理选择和疗效特点，具有很强的临床指导作用。这一点不同于以往教材，以往教材中只罗列出各种治疗方法，学生学习后如坠云雾之中，临床治疗中抓不到要领。教材中既有完整的辨证论治体系，同时也广纳其他有效的治疗方法，其中也包括一些西医治疗方法，以满足临床需要。

总之，新世纪《中医外科学》教材在既往教材的基础上，有了较大的改进和提高，特色鲜明，实用性强，在国内外产出了深远的影响，得到学术界的广泛认可，并被国家中医药管理局中医师资格认证中心定为考试指导教材编写的依据。

（张书信）

九、中医性医学的学科理论与实践

1998 年 10 月召开的中国传统性医学大会上，北京中医药大学康力升教授代表中国性学专业委员会做了《论中医性医学的学科理论与实践》的学术报告，较系统地论述了中医性医学的学科理论，总结了 4 年来中医性医学学科发展的医学实践。

（一）中医性医学的学科理论的提出与其主要内容

1. 中医性医学的学科概念

中医性医学以人类性与生殖及其性关系为研究对象，有自己独特的基础医学理论，临床中有相对独立的病种和独特的诊治疾病的方法，所以从这样一个学术标准说，中医性医学是一门相对独立的临床医学。

中医性医学是中医学的二级学科，其中医男性学、中医女性学、中医性病学、中医性养生学等则是中医性医学所属的三级学科。

2. 中医性医学的学科特点与优势

中医性医学不同于西医性医学，它有自己独特的基础医学理论，以阴阳五行学说为核心；以中医基本理论认知和研究人类的性与生殖及两性的关系变化；辩证论治为基本的医学诊治方法；以传统的中医中药为基本治疗手段。此外，中医性医学与西医性医学相比，中医房室养生学、中医性药学等更是中医性医学特有的内容。

3. 中医性医学的学科形成及历史分期

秦汉——中医房室养生学形成时期。汉代马王堆出土的《五十二病方》是中医房室养生学的代表著作，标志着中医房室养生学的形成。秦汉时期中国社会进入和正进入大封建社会，生产关系发生了重大变革，生产力获得很大解放，自然科学和社会科学都获得了较大进步，这为中医房室养生学的形成造就了历史条件。

明清——中医性医学的学科已见雏形。明清时期，中国出现了资本主义的萌芽，生产力不断进步，中医性医学所属的一些分支学科，如中医男科、中医女科都有了专著，中医性病学也有了梅疮等性病的记载，中医房室养生学在子嗣方面也取得不少进步。这一时期的中医男科、中医女科在临证医学方面取得了很大进步。

改革开放后——中医性医学的学科形成。新中国的建立，有了崭新的生产方式，为中医性医学的形成提供了基本条件。但由于种种原因，在性人文学方面，我们在很大程度上沿袭封建社会的性禁锢，现代性医学没有介绍到国内。直至 1978 年，中国再次发生社会的深刻变革，1983 年吴阶平先生编译《性医学》，中国的性医学开始得到迅猛发展，出现了大量的学术论文和著作，也出了中医男科等专业的学术团体。1994 年国内一些著名中医学者发起召开首届中国传统性医学大会，并在会上第一次就中医性医学的学科主要问题进行论述。至此，可以认为中医性医学作为一个学科已经形成。

（二）中医性医学的学科实践与构想

20 世纪 90 年代初，建立中医性学专业委员会，中医性医学开始逐步成为中医的二级学科。1994 年 10 月首届中国传统性医学大会上，中医界学者发起筹备成立中医性医学专业委员会。1994年12月24日在中国性学会成立大会上，与会中医学者再次倡议成立中国性学会中医性学专业委员会。

1996年5月在青岛召开中国性学会第一次学术会议，通过了申请设立中国性学会中医性学专业委员会的报告。

1996年1月23日，国家中医药管理局办公室正式批复设立中国性学会中医性学专业委员会。中医性学专业委员会依据其学科范畴，设立中医男性学、中医女性学、中医性病学、中医性养生学、中医性药学、中医性教育学、中医性文献学和基础医学等八个专业学组学科设置与系统教育。中医性医学的快速发展出现一个尖锐的矛盾：即医疗市场的快速增长，相应的医务人员特别是训练有素的专业人员严重不足，与之相关的高等医学教育体系严重滞后。

从根本上说，解决这一问题，需要研究、设置和建立中医性医学的高等医学教育体系，进而培养和建立一支受过中医性医学教育的高水平的专业人才梯队。基于这种观点，专业性医学的系统医学教育应当在三个层面展开。①设置中医性医学的继续教育课程，提高中医性医学的医务人员的专业素质。②专业性医学的本科医学教育的研究和设置。目前，在现行的中医高校教学体系中，没有系统的性医学课程的设置，无法适合现在中医性医学临床发展的需要。刚刚展开的性医学的继续教育事实上也没有本科教育的基础。把中医性医学作为中医学的二级学科，把男性学、女性学及性病学等作为三级学科，重新设置现有的中医高校教学体系，已是一个有待解决的大问题。③中医性医学的研究生专业设置。我们建议为中医性医学所属的研究生专业设置向中医性医学过渡，这样培养的研究生的专业覆盖更广博，更符合中医性医学临床发展的走向。性医学教材的编写是中医性医学教育的核心内容。中医性学专业委员会第三次全会建议，1999年北京中医药大学第一临床医学院协同全国部分中医高校的委员编写《中医性医学》，作为中医性医学的系统医学教育的参考教材。而后，在中医性医学的临床教学研究的基础上，开展该学科的实验教学。

（李曰庆）

十、叙事医学在男科疾病中的应用前景

随着社会经济的快速发展，生活、工作方式的变革，慢性前列腺炎、勃起功能障碍等男性疾病的发病呈现逐渐升高的趋势，其临床表现也从单纯以躯体症状为主转向躯体症状与心理症状并重。在现代医学“时空—生理—心理—社会”医学模式的普及之下，叙事医学在男科疾病中具有广大的应用前景，本文即探讨叙事医学与男科疾病的关系及其理念在男科疾病诊疗中的应用。

（一）叙事医学与男科疾病

1. 叙事医学的含义

2001 年，哥伦比亚大学丽塔·卡蓉首先提出了“叙事医学”这个概念。叙事医学要求医生具有一定的叙事能力，通过对医生的训练增强其对患者的理解、共情、亲和能力，同时要求医生在医疗过程中不断总结并反思自身医疗行为。因此，叙事医学的意义在于其弥补了现代医学的不足，随着对疾病认识的不断加深，西医学的局限性越发凸显，单纯依靠现代医学技术无法抵达患者灵魂深处，方法论、还原论、统计学更是无法对灵魂世界进行还原。叙事医学产生后，医生从患者的叙事中找证据，深入患者内心，在医患之间构建一个精神、情感共同体，而不仅仅只是单纯的利益共同体，让医患双方共同承担诊疗中可能存在的风险。

2. 男科疾病的特点

随着社会的进步、经济的发展，人们生活节奏的加快以及不健康的生活方式，勃起功能障碍、慢性前列腺炎等男性疾病的发病率正逐渐上升。且男性疾病本身多具有病情复杂、缠绵难愈、易于复发等特点，给男性患者带来较大生理、心理以及经济上的负担。躯体症状长期反复的存在，给患者的生活工作带来极大的困扰，进一步发展则引起患者心理症状的产生，其中以焦虑抑郁状态最为多见。临床上越来越多的男科疾病患者往往同时存在生理和心理的双重障碍，这些问题对于患者生活质量和疾病疗效的提高带来了极大的挑战。

伴随男科疾病患者广泛性焦虑抑郁状态而来的是患者病耻感的产生，病耻感作为一种负性情绪体验，其产生的心理机制和影响因素包括自尊水平、自我效能感、社会支持及疾病症状水平等。其产生的主要原因包括患者自身对于疾病认知的错误、社会的歧视以及传统文化观念的影响。

如何正确应对男科疾病患者在疾病发生发展过程中出现的焦虑抑郁状态以及病耻感，已成为影响男科疾病疗效的重要因素之一。这提示每个男科医务工作者在治疗患者生理上疾病的同时，也应重视焦虑抑郁等精神心理上的障碍，并采取相应措施解除患者身心痛苦，达到身心同治的目标。故此，叙事医学作为一种新的医学模式和手段，如果将其运用到伴有焦虑抑郁等精神障碍的男科疾病患者中，将有助于这类患者的康复。

3. 中医认知下的叙事医学

中医学“天人相应”“心身合一”的整体医学诊疗模式与叙事医学的核心不谋而合。“整体观念”作为中医学一大主要理论观点，认为人体内外环境是统一的整体，心理与生理之间亦是相互影响。而辨证论治作为另一大理论观点，这其中既提出同病异治，也提到异病同治，凸显了中医学对人的差异性的重视。叙事医学作为一门新兴学科，不但强调发挥医患双方的主观能动性，以获得更多的、更全面的与疾病相关的个体信息，同时强调并重视个体的差异性，重视心理因素和患者认知因素对患病经历的影响，主张医护人员应善于聆听患者的述说，收集患者个体化经验，用开放性的态度接受个体间的异质性。此外，叙事医学要求接诊者通过叙事的方法书写平行病历，以达到与患者的共情以及对个人诊疗过程中的反思，这与中医之医案医话不谋而合。医案医话作为古代中医记录病情、分析个案的工具，在其整个过程中贯穿着“叙事医学”的方方面面，如《治验回忆录》提到“医案，乃临床经验之记实，非借以逞才华尚浮夸也……叙之方案，揆合法度。俾读之者俨然身临其证……”。医案医话作为中医记录患者病情的手段，通过语言的整理与凝练，包含了个人心得与临床体会，也体现了对诊疗过程个人行为的反思，既体现了医学人文关怀，又体现了叙事医学在传统医学中的具体运用。

中医学并没有“焦虑抑郁状态”的病名，中医学教材一般将其归属于“郁证”范畴；但是中国古代医家对情志所致疾病给身体所造成的影响却有着较为深刻的认识，从《内经》开始就有全面的论述，如《素问·举痛论篇》中提到“思则心有所存，神有所归……故气结矣”“忧思则心系急，心系急则气道约，约则不利”“悲哀愁忧则心动，心动则五脏六腑皆摇”。又如朱丹溪在《丹溪心法·六郁》中指出“治郁之法，顺气为先……多分少而治”，并创立了气、血、湿、痰、食、火郁的通治六郁的越鞠丸，进而创立了从六郁的角度治疗郁证的先河。这些理论丰富了人们对于郁证的认识，即使在当今也对焦虑抑郁状态的治疗发挥着较大的临床指导意义。

（二）叙事医学在男科疾病诊疗中的应用

1. 倾听患者病情，提高就医依从性

男性疾病本身具有的病情复杂，缠绵难愈，易于复发的特点以及患者本身对于疾病的羞耻感和自卑感，往往伴随依从性低，对于医生的信任感丧失，甚至可能引发严重的医患矛盾。有研究认为通过叙事医学可以增强医患之间的互动，让医生更理解患者患病的痛苦，给予其更多的尊重与慰藉，同时也让患者给予医生充分的信任，进而提高其依从性。

叙事医学强调聆听的重要性，让医务者专注于患者诉说的疾病故事本身，避免了医护工作者潜意识下以“专家”的身份去给患者贴“标签”。认真倾听患者的故事、感受患者的痛苦、理解患者的心情、同情其生活遭遇、明白疾病的意义，通过这样做可以提高抑郁症患者在诊疗过程中的就医依从性。不同的抑郁症患者，有自己独特的疾病故事，只有认真倾听和理解患者的叙事，才能走入其真实的内心，帮助患者找到人生的闪光处，树立起战胜病魔的信心。让病人在叙述的同时重新体验和梳理生命历程，促进患者观念的积极转变，摆脱思想上的包袱，改善生活质量，进一步提高就医的依从性。

2. 建立平行病历，打破医患隔阂，促进医患沟通

由于传统观念的影响以及男科疾病的隐晦性，患者往往在疾病的初级阶段伴随讳疾忌医的心理，即使在就医过程中也往往因为对于疾病的羞耻感而不能充分地叙述个人病史，这对医务工作者正确把握患者病情并采取适当的诊疗方法带来了一定困难。然而叙事医学开创的平行病历以及双轨临床书写模式，让医生以一个聆听者的角度给予患者更多平等与尊重，有效解决了男

科疾病患者在叙述病情时难以启齿的情况，让患者充分地叙述个人疾病发生发展的进程。

平行病历是指在临床接诊病人的过程中医生为同一患者准备两份病例。一份是临床使用的标准病例，体现的是客观的、详实的生理、病理特点；另一份则是人文平行病历，是由医师在患者的叙事过程中，通过文学的手法，记录患者患病过程中的体验及疾苦，站在患者的角度，通过倾听故事，开展叙事对话，寻找故事中的积极因素，通过叙事了解患者真实的内心想法，理解患者真实的处境，寻找隐藏在患者叙事中人性的故事，这些故事与情节应由医生与患者共同完成，医生不再是单纯的高高在上的形象，而更像是一个积极的“倾听者”。改变以往单纯的专业性的决策态度，充分体恤并同情患者的病痛，临床医生对于“叙事医学”的看法以及对于“平行病历”的书写方式，直接影响了患者的就医体验。医师在看诊过程中是否会有自我评价及反思更是会对“医患关系”的健康持续发展产生重大影响。平行病历的书写要求医师使用非技术性语言记录患者的病情，以文学叙事的方法书写病历，以叙述故事的方法分析疾病发生发展的内在因素，阐释疾病的内在含义，给予患者充分的尊严，尊重个人生命价值所在。对于平行病历在男科中应该如何书写，大致整理如下案例，以供参考。“一日男科门诊来了一名 32 岁青年男性，主诉会阴及小腹疼痛不适感已有 2 年，之前都是在本地医院按照慢性前列腺炎治疗，一直未见好转，各项检查也无明显异常。在诉说病情的过程中，一个大男子汉竟然在我们面前掩面痛哭，经过一番安慰后了解得知，他原本是一名 IT 工作者，正处于事业上升期，也快要步入婚姻的殿堂，但为了治病已经辞去工作 1 年多了，为此女朋友也弃他而去，即使当地医生告诉他现在一切检查都是正常的，他仍然不相信，他说他一定要完完全全治好自己的病才会去重新找工作。谈到病好之后的生活规划，他的眼神中闪出与他现在状态不一样的光亮，仿佛康复后的美好生活他也已憧憬良久……”。这是一个真实的病人，在诊断时我们发现他的 PHQ–9 以及 GAD–7 量表（焦虑抑郁自评表）评分接近满分，说明他焦虑抑郁状态已经非常严重，除了传统的中药治疗外，心理上的治疗也非常重要。在经过 3 个月的治疗后，他已经觉得身体上的不适明显好转了许多，PHQ–9 以及 GAD–7 量表评分也基本正常，但有时仍然有会阴部的疼痛感。对此，我们希望他尽快重新回到正常的社会生活中。后来，他来门诊的频率越来越低，最后一次来门诊已是半年后，不过这次不仅仅是来看病，更多的是表示感谢，让他能够回归正常的生活。

书写平行病历，在男科疾病的诊疗过程中，对于伴有精神抑郁或焦虑状态的患者，通过患者的叙事，医务者可了解到其生存环境、负性生活事件对其抑郁焦虑的具体影响，还原抑郁症患者的社会生活史，了解患者脾气性格、个人成长经历、职业特点以及行为习惯，了解其心理状态、情感类型、信仰与观念旨向，为心理干预和认知矫正寻找价值支点。医生同时还可借此与患者建立情感、精神的共同体，取得其信任。相互信任的医患关系有利于与患者的心理沟通和共情，这些都是治疗焦虑抑郁的关键，为治愈焦虑抑郁提供保障。

3. 树立正确的疾病观，破除陈旧观念

焦虑抑郁状态作为一种常见的精神障碍性疾病，在以往的观念中被认为是“想不开”“心眼小”甚至是“心胸狭隘”的表现，人们并未体会到这种状态给患者本身带来的痛苦和无助感。由于社会的不认同与歧视，患者往往讳疾忌医，这在男科疾病中的体现更加显著，在多数人的观念中，男科疾病如勃起功能障碍等多是由于个人私生活“不检点”引起，甚至患者家人以及其本身也抱有这种观点，由此伴随而来的是患者对于疾病的病耻感。病耻感主要来源于患者自尊水平、对疾病的认知水平以及社会的支持度水平。而这种病耻感的产生常使得个体在对于疾病本身或疾病相关的预防和治疗时出现抵触等负面情绪，延误诊断时机和治疗时间。而在男科疾病的诊疗过程中，患者出于病耻感，往往并不能完整地叙述自身病情，甚至对于部分关键内容隐瞒，这对医生在临床上做出正确判断带来了一定的难度，而叙事医学的产生恰好能够从一定程度上弥补这些不足。

叙事医学的本质是为了缩短医生与患者之间的距离感，让患者在与医生的交流中感受到其同理心，同时也要求医生在其医疗过程中通过不断总结并反思自身医疗行为，从而促进疾病的整体诊疗效果。这对于治疗男科疾病患者出现的心境障碍、依从性差等具有一定优势。

叙事心理学家认为，叙事者通过将患者零散的、片段的患病过程运用文学的手法串联成一个相对完整的故事，这是一个由被动到主动的过程，对于患者具有积极的治疗作用。因此，让患者诉说自身患病的经历与过程，有助于其重新审视疾病中的自己，促进患者的康复。

（三）小结

焦虑抑郁等精神心理上的障碍在男科疾病中的表现愈发受到医务工作者们的关注，单纯由于焦虑抑郁紧张等精神心理上的障碍引起的男科疾病亦不在少数。例如新婚期阳痿，这类病人往往并没有实质性器官的病变。运用叙事医学，通过与患者的充分沟通并了解病史，让患者本人重新认识疾病中的自己，并且快速树立自信，往往只需要少量甚至不借助药物的帮助便可达到治愈的效果。

故此在“时空—生物—心理—社会”医学模式的指导下，重视叙事医学，特别是将其运用于伴有焦虑抑郁等心理障碍的男科疾病中，有利于促进临床医生对患者病情的掌握，也有利于促进患者对于医生的信任感，这种信任感带来的是患者就医依从性的提高，提高了临床诊疗效率，促进患者的全面康复。同时建议医学院校重视并推广叙事医学，培养医务工作者的叙事能力，从而加强医患沟通，促进医患间的融合，践行医学人文关怀，真正实现医患关系的和谐发展，更好地为人类健康服务。

（鲍丙豪　王继升　李曰庆）

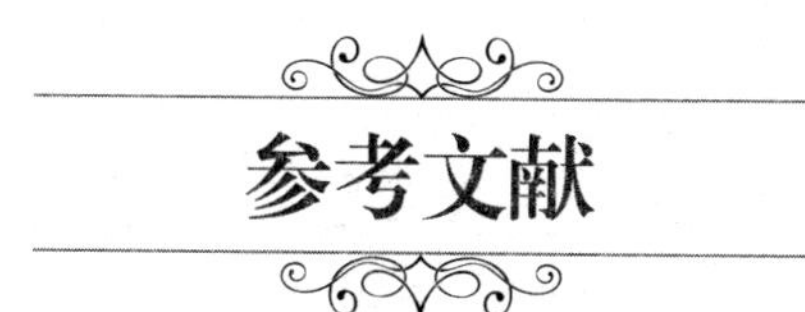

参考文献

[1]李曰庆. 实用中西医结合泌尿男科学[M]. 北京：人民卫生出版社，1995.

[2]李曰庆，李海松. 新编实用中医男科学[M]. 北京：人民卫生出版社，2018.

[3]李曰庆. 中医外科学[M]. 北京：中国中医药出版社，2002.